小肠疾病的诊断

DIAGNOSIS OF SMALL INTESTINAL DISEASES

小肠疾病的诊断

DIAGNOSIS OF SMALL INTESTINAL DISEASES

主　编　王爱英

副主编　宋志强
　　　　石雪迎
　　　　陈　明

北京大学医学出版社

图书在版编目（CIP）数据

小肠疾病的诊断 / 王爱英主编 . – 北京：北京大学医学出版社 , 2023.7

ISBN 978-7-5659-2685-3

Ⅰ . ① 小⋯　Ⅱ . ① 王⋯　Ⅲ . ① 小肠 — 肠疾病 — 诊断　Ⅳ . ① R574.504

中国国家版本馆 CIP 数据核字 (2023) 第 034778 号

小肠疾病的诊断

主　　编：王爱英

出版发行：北京大学医学出版社

地　　址：（100191）北京市海淀区学院路 38 号　北京大学医学部院内

电　　话：发行部 010-82802230；图书邮购 010-82802495

网　　址：http：//www.pumpress.com.cn

E — mail：booksale@bjmu.edu.cn

印　　刷：北京信彩瑞禾印刷厂

经　　销：新华书店

责任编辑：刘　燕　　责任校对：靳新强　　责任印制：李　啸

开　　本：889 mm × 1194 mm　1/16　印张：16.75　字数：433 千字

版　　次：2023 年 7 月第 1 版　2023 年 7 月第 1 次印刷

书　　号：ISBN 978-7-5659-2685-3

定　　价：165.00 元

本书由
北京大学医学出版基金资助出版

编者名单

（以姓氏拼音排序）

陈　明　金　珠　李彩玲　李　军
刘作静　孟灵梅　聂尚姝　石雪迎
宋志强　孙　涛　索宝军　田雪丽
王爱英　王　烨　王迎春　闫秀娥
张耀朋　张雨欣

序

　　小肠疾病的检查方法经过了漫长的发展过程，从 20 世纪最早应用的吞线法诊断小肠出血和传统的口服钡剂小肠造影等检查方法，到插管法气钡双重对比造影，后者能够清晰地显示小肠隆起性、凹陷性和狭窄性病变，在一段时间内是小肠疾病诊断的主要方法。21 世纪逐渐应用于临床的胶囊内镜和气囊辅助小肠镜以及 CT 和 MR 小肠造影技术，使小肠疾病的诊断水平有了突破性的提高。

　　随着小肠疾病检查手段的多样化，小肠疾病的诊断受到临床医师的普遍重视。临床工作中急需能比较全面介绍各种小肠疾病的诊断方法，且便于理解和掌握的图书。

　　《小肠疾病的诊断》内容丰富，几乎包括了对各种小肠疾病的描述，特别是每章后边附有病例介绍，图文并茂，病例典型，更有利于临床医师理解和掌握。本书无疑是一部值得推荐给消化科医师的重要参考书，同时它对普通外科、影像科等相关学科的医师也有重要参考价值。

林三仁

2023 年 5 月 26 日

前　言

　　小肠疾病的诊断曾经被认为是消化道疾病检查的盲区。1929 年 Pesquera 首次应用插管法进行小肠造影。20 世纪 70 年代，小肠插管法双重对比造影在国际上广泛应用，80 年代开始在国内普遍应用，为小肠疾病的诊断提供了重要依据。2000 年以后逐渐开展的胶囊内镜和双气囊小肠镜检查、CT 和 MR 小肠造影检查，为小肠疾病的诊断提供了广阔的空间。1983 年北京大学第三医院消化科开展了第 1 例插管法小肠双重对比造影，经过近 40 年工作的积累，已检查了 7000 多例患者。为了使这些有价值的资料及较高质量的图片能够帮助临床医师对小肠疾病有更多的认识，经过两年多的编写工作，《小肠疾病的诊断》一书终于完成。

　　全书内容分为 10 章 46 节，内容包括各种小肠疾病的概述、病因和病理、临床表现、实验室检查、影像学（主要是小肠造影和 CT）检查、内镜检查、诊断和鉴别诊断等，每章后边都附有病例介绍。这些病例来源于北京大学第三医院诊断的各种类型小肠疾病，每例均有简要的临床资料，以便于读者掌握。

　　在编写过程中，我的导师林三仁教授给予了热情的指导和帮助，并得到了宋志强教授、石雪迎教授和陈明医师的密切配合。每位作者对本书的撰写都给予了极大的支持。临床资料的积累得到了北京大学第三医院消化科、外科、放射科、病理科和病案科等有关老师的大力帮助。本书的编写和出版得到了北京大学医学出版社的大力协助。我的家人对我的工作也给予了极大的支持和鼓励，在此对他们表示衷心的感谢。

　　由于作者水平有限，本书不足之处在所难免，敬请广大读者批评指正。

王爱英

2023 年 3 月 20 日

目 录

第一章

小肠先天性疾病

王爱英　石雪迎　陈　明　宋志强

第一节　Meckel 憩室

Meckel 憩室是一种最常见的胃肠道先天性畸形，是一种特殊类型的憩室，属于真性憩室。1809 年由 Johann Meckel 首先提出，为卵黄管在肠管侧退化不全所致，发病率为 1%～3%。本病以儿童多见，如果在儿童期未出现症状，或没有对并发症进行治疗，也可遗留到成人期出现症状。本病男性多于女性，40 岁以下多见。

一、病因和病理

正常情况下，卵黄管在胚胎期第二个月末自行闭合，并逐渐萎缩后消失。如果卵黄管退化不全，可遗留不同类型的畸形，最常见的是卵黄管连接脐端退化闭合，或残留成索条，而小肠端的一侧继续保持与肠腔相通，即形成 Meckel 憩室。

Meckel 憩室一般位于距回盲瓣 20～100 cm 的回肠远端，多数长 50 cm 左右；95% 位于肠系膜对侧缘，为肠壁上的肠管状或指状突起。一端与肠管相连，另一端为盲端游离，长短不一，长度多为 2～5 cm。Meckel 憩室具有独立的血供，由来自肠系膜上动脉的末梢支供血。

近年，也有 Meckel 憩室位于肠系膜缘的报道。

这类患者更易出现临床症状，且症状较为明显。如果憩室向肠腔内翻转，则形成内翻型 Meckel 憩室。憩室的黏膜面突向回肠腔内，形成肠管内隆起，表面光滑或有溃疡。

Meckel 憩室的组织学表现具有全层小肠壁结构，90% 为回肠黏膜，黏膜层可有慢性炎症细胞浸润，也可有异位组织，最常见的是胃黏膜和胰腺组织异位，也可为十二指肠和结肠黏膜等异位。在有症状的患者中，约 50% 有异位黏膜或组织，消化液和消化酶刺激憩室黏膜或憩室口部邻近肠黏膜产生溃疡，可引起出血、穿孔等并发症。

二、临床表现

Meckel 憩室多数无症状，有症状者多为 10 岁以下的儿童，部分 30 岁以下成年人也可出现症状。主要临床表现有不明原因的消化道出血，为无痛性、间断便血，根据出血量的多少可呈鲜红色、酱紫色或黑便。出血的原因主要是憩室内异位的胃黏膜、胰腺组织分泌消化酶，引起溃疡性出血。部分患者有腹痛，为右下腹或中腹部疼痛，也可有压痛和腹肌紧张，与阑尾炎不易鉴别，还可伴有呕吐、发热等表现。肠梗阻是 Meckel 憩室的并发症，引起梗阻的主要原因是憩室向回肠腔内翻转，形成内翻型憩室，引起肠套叠，出现恶心、呕吐、腹痛及腹胀等症状。憩室的炎症和溃疡均可导致憩室穿孔。穿孔大多急性发作，表现为剧烈腹痛、呕吐和发热，部分表现为慢性穿孔，憩室周围有炎症包裹、粘连。穿孔后腹部查体有腹膜炎体征。

三、实验室检查

消化道出血患者有血红蛋白和红细胞减少等贫血表现。大便潜血试验阳性。伴发肠梗阻、肠套叠患者可有白细胞数值升高。

四、影像学检查

1. 小肠造影　小肠造影对 Meckel 憩室的诊断具有重要价值，典型表现为回肠中下段突出肠管腔外的囊袋状或条形影，一端与肠管相连，另一端为游离的盲端。憩室口部呈"三岔口"或 T 字形。透视下憩室可收缩、蠕动、排空，具有一定张力。憩室腔内黏膜皱襞类似于回肠黏膜皱襞，盲端为憩室的底部，底部光滑。部分患者由于炎症反复刺激，憩室可发生变形、狭窄，形态不规则，或使憩室不能完全充盈。憩室腔内、口部或邻近回肠黏膜可发生溃疡，底部可见息肉或结节样充盈缺损。

Meckel 憩室一般发生于肠系膜对侧缘，发生于近系膜侧的 Meckel 憩室也有个案报道，发生在系膜缘的 Meckel 憩室更多出现症状，更容易引起破裂，导致出血、穿孔等严重并发症。造影表现往往不典型或容易漏诊。

内翻型 Meckel 憩室比较少见，是憩室向肠腔内翻转，黏膜面突向肠腔表面，浆膜面翻入憩室腔内，临床常常引起肠套叠而导致肠梗阻。术前鉴别诊断比较困难，小肠双重对比造影表现为突向肠腔内的息肉样、长条形充盈缺损，表面光滑，较柔软，容易误诊为息肉、脂肪瘤等隆起性病变。在小肠双重对比造影时发现距离回盲瓣 20～120 cm 回肠腔内的条状或指状充盈缺损，应该想到内翻型 Meckel 憩室的可能。

小肠双重对比造影诊断 Meckel 憩室的关键是显示憩室与回肠之间的相连部位（三岔口）和憩室的游离端（盲端）。如果憩室口部因为黏膜充血水肿、狭窄，甚至闭塞，使造影剂不能进入憩室内，或憩室与肠管重叠、粘连，不能显示憩室的开口及游离端，则易导致憩室的漏诊和误诊。

2. CT 检查　CT 诊断 Meckel 憩室有一定困难。内翻型 Meckel 憩室 CT 平扫图像可见带有系膜结构的 Meckel 憩室逆行进入肠管内，具有双层脂肪结构，增强扫描可见被牵连入肠管内的小肠系膜脂肪结构及憩室的供血动脉。

五、内镜检查

胶囊内镜检查时常能发现憩室开口，口部黏膜肿胀、充血或糜烂，如果不能充分显示憩室的开口则易漏诊。双气囊小肠镜可对憩室进行诊断并可在内镜下行止血治疗，内镜发现回肠中下段憩室开口，部分患者憩室底部或口部可见溃疡，表面被覆白苔。内翻型 Meckel 憩室表现为回肠肠腔内隆起性病变，黏膜表面光滑或有溃疡，需要和其他隆起性病变进行鉴别。

六、诊断和鉴别诊断

诊断 Meckel 憩室最直观的检查方法是小肠造影，对于 30 岁以下有间断发生消化道出血的患者，应该选择小肠造影。B 超和 CT 检查对内翻型 Meckel 憩室的诊断有一定价值。小肠镜在距离回盲瓣 20～100 cm 的回肠远端发现憩室开口也可确诊。病理组织学可确定 Meckel 憩室是否伴有异位黏膜和组织。

Meckel 憩室需要与以下疾病进行鉴别。

1. 小肠重复畸形　比较少见，具有消化道结构，并与主肠管有共同的血管供血，主要具有以下特征：① 与小肠某一段肠管邻接，并共有原来的消化道肌层；② 有一层或多层平滑肌；③ 内面被覆肠道上皮。

2. 急腹症　部分 Meckel 憩室患者临床表现类似于急性阑尾炎和肠梗阻，鉴别诊断非常困难，行急诊 CT 检查时应想到 Meckel 憩室并发症的可能。

3. 小肠息肉、脂肪瘤和血管瘤　内翻型 Meckel 憩室表现为肠腔内隆起性病变，参考病变发生的部位，小肠造影、CT 和超声检查有助于鉴别。

4. 回肠末段或末端憩室　为发生于距离回盲瓣 20 cm（末段回肠）或 5 cm（末端回肠）的类圆形或椭圆形囊袋状影，类似于十二指肠和空肠的憩室，一般无临床症状，很少发生消化道出血，多因其他疾病进行检查时偶尔发现。

第二节　小肠重复畸形

小肠重复畸形（duplication of small intestine）是一种少见的消化道胚胎发育畸形（先天异常），为正常消化道上的球形或管状空腔器官，具有消化道结构，并与主肠管有共同的血管供血。多发生于回肠，其次为空肠和回盲部。

一、病因和病理

胚胎脊索与原肠分离障碍是导致本病发生的原因。胚胎期脊索发育形成之后，将要发育成神经管的外胚层与内胚层之间发生粘连，粘连处逐渐形成一索带状或管状物，即为神经管 - 原肠，被粘连的内胚层受管状物的牵拉形成憩室样突起。随着胚胎期消化道的发育，憩室样突起发展为各种类型的消化道重复畸形。

小肠重复畸形按其形态分为三种类型：① 肠外囊肿型：较多见，约占 80%，位于肠管旁系膜侧，多数不与主肠管相通，少数有孔道与肠管相通。② 肠内囊肿型：位于肠壁肌层或黏膜下层，囊腔向肠管内突出。③ 管状型：畸形肠管附着于系膜侧，与主肠管平行并相通，根据形态又分为：A. 长管状畸形：呈长管状，与主肠管并列而行，具有完全正常的肠管结构，并与主肠管共有系膜和血供。B. 憩室状畸形：畸形呈憩室状，从主肠管系膜内伸向腹腔任何部位，末端游离，可与所接触的肠管或脏器粘连，近端畸形肠管与主肠管相通。

小肠重复畸形具有发育正常的消化道组织结构，多数畸形与所依附的主肠管融合成一共同的肌壁，有共同的浆膜、肠系膜和血供，但具有独立的、相互分隔或有交通的黏膜腔。少数畸形有单独的系膜和血管分支，衬以与主肠管相同的黏膜。约 25% 有异位胃黏膜和胰腺组织等。

二、临床表现

临床症状无特异性，以便血和腹痛最常见。囊内压升高可引起腹痛、腹胀，囊腔堵塞肠腔可引起肠梗阻或诱发肠套叠，出现腹痛、腹胀、恶心、呕吐、停止排气、排便等，发生肠套叠时腹部可触及包块。畸形肠管内异位的胃黏膜和胰腺组织可引起溃疡，发生便血等消化道出血症状。

三、实验室检查

可有贫血和大便潜血试验阳性。

四、影像学检查

1. 小肠造影 根据病理类型而出现各种表现。肠外囊肿型多表现为相邻肠管的弧形或条形压迹，边缘光滑，肠壁柔软。肠内囊肿型表现为肠腔内椭圆形或条状充盈缺损，表面光滑，加压后柔软可变。管状型造影剂流入畸形肠管，表现为与主肠管并列而行的一段肠管，一端或两端与主肠管相通。

2. CT 检查 可见小肠壁内或肠管旁类圆形或管状积液囊肿样改变，囊腔大小不一，腔内为低密度影。如果合并出血，可见高密度影；如果与主肠管相通，则腔内可见气体影。囊壁与邻近肠壁相近或较薄或更厚，少数囊壁可见钙化。增强扫描囊壁有轻度强化，囊内无强化。

五、内镜检查

如果畸形肠管与主肠管相通，内镜检查时可发现双腔管道，小肠镜进入双腔管道中可探查黏膜是否有溃疡和出血，并进行黏膜活检。肠内囊肿表现为突向肠腔内的黏膜下囊肿，表面为正常肠黏膜结构，柔软。肠外囊肿型小肠镜诊断困难。

六、诊断和鉴别诊断

小肠重复畸形多在婴幼儿时期发病。成年人往往由于肠套叠、肠梗阻或其他疾病进行检查或手术时偶尔发现。术前诊断比较困难，CT 检查有助于诊断，表现为低密度的囊肿样块状影，与小肠壁相连，界限清楚，增强扫描囊壁可有强化。手术是确诊的重要手段。

小肠重复畸形应主要与 Meckel 憩室和肠系膜囊肿进行鉴别。与肠管相通的小肠重复畸形与 Meckel 憩室影像学表现非常类似。Meckel 憩室多发生在回肠的特定部位，且多位于肠系膜缘的对侧；小肠重复畸形可发生于小肠任何部位，位于肠系膜缘。肠系膜囊肿临床少见，囊壁为结缔组织，无肌层和黏膜，CT 表现为囊性肿块，囊壁很薄，也可有分隔，小肠造影显示肠管外压性改变，不与肠管相通。

第三节 小肠异位胰腺

胰腺正常解剖部位以外的胰腺组织称为异位胰腺（ectopic pancreas）或迷走胰腺（aberrant pancreas），与正常胰腺组织之间无任何解剖和血管关系，拥有独立的血供和神经支配，发生率为 0.5%~13%。多见于胃和十二指肠，也可见于回肠、Meckel 憩室内和空肠等部位。多为单发。男性多于女性，以 40~60 岁多见。

一、病因和病理

在胚胎发育期，胰腺组织和邻近的胃肠壁及肠系膜愈着。在胚胎生长过程中，愈着部分和胰腺本身分离而移植于胃肠壁或系膜上，继续发育成为异位胰腺组织。

小肠异位胰腺多位于黏膜下层，少数位于肌层或浆膜下，为淡黄色类圆形或不规则形，多数 < 2 cm，质地较硬，无包膜，有腺管开口。

组织学分为四种类型：Ⅰ型：与正常胰腺组织类似，具有腺泡、导管和胰岛。Ⅱ型：以腺泡为主，有少量导管，无胰岛，此型最多见。Ⅲ型：以导管为主，有少量腺泡，无胰岛。Ⅳ型：仅含有胰岛，很少见。

异位胰腺恶变少见，肿瘤可起源于腺泡或导管成分，与胰腺肿瘤类似。

二、临床表现

小肠异位胰腺多无临床症状，可于手术时偶尔发现，主要有以下临床表现：① 消化道出血：异位胰腺周围黏膜充血、糜烂导致消化道出血。② 溃疡：异位胰腺组织分泌胰蛋白酶等消化液引起肠黏膜溃疡，位于黏膜下的异位胰腺压迫黏膜引起黏膜溃疡，出现腹痛和消化道出血。③ 肠梗阻：小肠异位胰腺可引起肠梗阻或肠套叠，出现腹痛、腹胀等肠梗阻症状。④ 肿瘤样表现：异位胰腺位于肠道黏膜下层，使黏膜局部隆起；位于肌层，可使肠壁增厚，恶变时出现小肠癌的表现。⑤ 憩室样表现：异位胰腺组织位于先天性憩室如 Meckel 憩室内，出现憩室炎或出血等症状。⑥ 隐匿型：异位胰腺属于先天性发育异常，有些病例可无症状，手术时偶尔发现。

三、实验室检查

可有血红蛋白减少等贫血表现。大便潜血试验可以呈阳性。部分患者血糖降低。

四、影像学检查

1. 小肠造影 表现为小肠黏膜下肿瘤的特征，局部黏膜皱襞分离或消失，显示类圆形充盈缺损，边缘光滑，界限清楚，表面可见钡斑，称为"凹脐征"，切线位显示细管状，为"导管征"。可继发肠套叠。

异位胰腺癌变造影表现类似于小肠癌，肠管狭窄，肠壁僵硬破坏，黏膜皱襞破坏中断，可见不规则充盈缺损或龛影。

2. CT 检查 较小者 CT 不易显示。部分患者表现为小肠腔内结节样软组织块影，局部肠壁增厚，表面可有凹陷。增强扫描呈明显均匀强化，强化程度与胰腺组织一致。部分患者可见胰腺导管，表现为细管状结构延伸到肿块表面，"导管征"是异位胰腺的特征性 CT 表现。较大者可引起肠套叠。

五、内镜检查

小肠镜下表现为肠腔内结节样隆起肿物，类似黏膜下肿物，表面可有凹陷，部分黏膜表面可有充血、糜烂或溃疡。局部可有管腔狭窄。

六、诊断和鉴别诊断

小肠异位胰腺比较少见，临床症状无特异性，小肠造影表现为肠腔内的充盈缺损，CT 显示黏膜下肿块影，虽然"凹脐征"和"导管征"为其特征性改变，但不易显示，术前诊断比较困难，确定诊断需要手术后病理检查。小肠异位胰腺需要与小肠息肉及胃肠道间质瘤进行鉴别。这两种疾病相对多见，临床表现和影像学征象都非常类似，较小的异位胰腺容易误诊为小肠息肉，较大者易误诊为小肠间质瘤。

病例介绍

病例1 男，30岁。

病史：间断黑便6个月，每日2~3次，成形便，偶有鲜血便，症状反复出现，无腹痛、腹泻等。体格检查：生命体征平稳，未见异常体征。实验室检查：血红蛋白下降（89 g/L），大便潜血试验阳性，肝和肾功能、术前免疫八项等检查正常。辅助检查：小肠造影提示 Meckel 憩室。行腹腔镜探查，开腹粘连松解及小肠憩室切除术。术中见右下腹粘连。分离粘连，距离回盲瓣 50 cm 处可见小肠对系膜缘憩室，长约 7 cm，直径 4 cm，憩室根部闭合，完整切除憩室。术后病理诊断：回肠憩室，可见异位胃黏膜（图 1-1）。

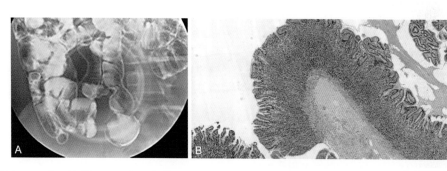

图 1-1　Meckel 憩室。A. 小肠造影显示距离回盲瓣 50 cm 处可见约 7 cm 长条形囊状影，粗细不均，近端与回肠相连，远端游离，边缘不光滑，局部活动度差。B. 病理提示 Meckel 憩室，伴胃黏膜异位（HE 染色）

病例 2　男，29 岁。

病史：患者 5 年前无诱因出现黑便，无黏液、脓血，持续 1 周，伴右下腹隐痛，便后缓解，偶有头晕、乏力。体格检查：生命体征平稳，心、肺无异常，腹部腹软，右下腹压痛，无肌紧张及反跳痛。实验室检查：血红蛋白下降（110 g/L），大便潜血试验呈弱阳性。辅助检查：结肠镜未见异常。胃镜提示贫血胃黏膜。小肠造影诊断 Meckel 憩室，伴憩室底部隆起。CT 提示回肠憩室？小肠镜提示回肠下段溃疡。行腹腔镜探查，开腹小肠部分切除术。术中见距离回盲瓣 60 cm 处小肠增宽，其上见约 5 cm 长憩室，憩室开口处肠黏膜可见约 2 cm 溃疡。病理诊断：Meckel 憩室，伴胰腺异位（图 1-2）。

病例 3　男，16 岁。

病史：患者 3 个月前无诱因出现上腹痛，为肚脐上方持续性绞痛，伴腹胀、恶心、呕吐。外院诊断"肠梗阻"，保守治疗后好转。以后腹痛间断发作。体格检查：生命体征平稳，心、肺及腹部无异常体征。实验室检查：血常规正常，大便潜血试验阴性，肝和肾功能等正常。辅助检查：小肠造影提示 Meckel 憩室。行腹腔镜粘连松解，小肠憩室切除术。术中见右下腹肠管与腹壁粘连，距离回盲瓣 50 cm 处可见小肠憩室，尖端粘连于腹壁，长约 6 cm，直径 1.2 cm，松解粘连，闭合憩室根部，完整切除憩室。术后病理诊断：Meckel 憩室，伴胰腺异位（图 1-3）。

病例 4　男，25 岁。

病史：患者 2 个月前无明显诱因排棕黑色大便 1 次，此后间断排黑便，每 3～5 天一次，量不多，无其他伴随症状。1 个月前再次排暗红色血便，为便中带血，量约 500 ml，伴头晕、乏力、心悸、出汗，无腹痛、腹胀。体格检查：未见异常体征。实验室检查：血红蛋白下降（89 g/L），大便潜血试验阳性。辅助检查：胃镜和肠镜未见异常。小肠造影和小肠镜诊断 Meckel 憩室。行腹腔镜小肠憩室切除术。术中于回肠距离回盲瓣 30 cm 处系膜缘侧可见小肠憩室样突起，长约 7 cm，直径 1.4 cm，与肠腔相通。完整切除憩室，憩室黏膜面可见溃疡。术后病理诊断：Meckel 憩室，伴胃黏膜异位（图 1-4）。

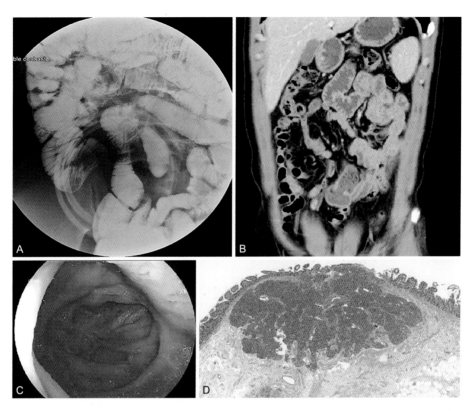

图 1-2　Meckel 憩室，伴溃疡。A. 小肠造影显示距离回盲瓣 60 cm 处可见 5 cm 条形管状影，远端为盲端，底部结节不平，近端与回肠相连，口部狭窄，近开口处回肠黏膜可见椭圆形龛影，相邻肠管扩张。B. CT 提示回肠中段见囊袋样影突出，与肠管相通。C. 小肠镜可见回肠下段溃疡。D. 病理符合 Meckel 憩室伴胰腺异位（HE 染色）

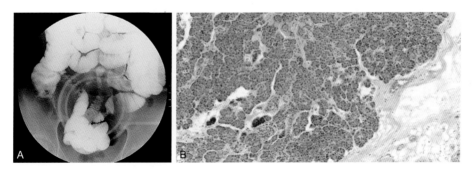

图 1-3　Meckel 憩室，伴粘连。A. 小肠造影显示回肠距离回盲瓣约 50 cm 处可见约 6 cm 长游离肠管，近端与回肠相连，口部较宽，黏膜皱襞与回肠延续，远端为游离盲端，位置较固定，管腔狭窄、变形。B. 病理提示 Meckel 憩室，可见异位胰腺组织（HE 染色）

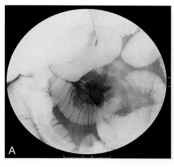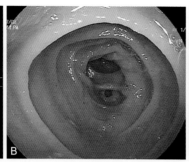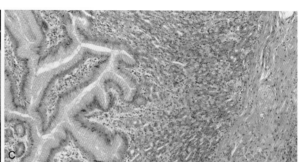

图 1-4　Meckel 憩室，伴狭窄、变形。A. 小肠造影显示回肠下段可见长条形影，粗细不均，有狭窄、变形，近端与回肠相连，远端为盲端，黏膜皱襞紊乱。B. 小肠镜检查回肠下段可见憩室开口，底部较深，口部狭窄。C. 病理提示 Meckel 憩室，伴胃黏膜异位（HE 染色）

病例 5　男，44 岁。

病史：患者 3 年前无明显诱因出现间断便血，每天数次，为鲜血便，量约 300 ml，伴心悸、乏力、头晕，无腹痛、腹胀、恶心、呕吐。在当地医院做胃镜和结肠镜，未见明显异常，给予止血等对症治疗后好转。5 个月前再次便血，共 3 次，每次量约 50 ml，服用云南白药等治疗后好转。1 个月前再次出现间断黑便和鲜血便。体格检查：体温 36.6 ℃，脉搏 64 次 / 分，呼吸 20 次 / 分，血压 130/90 mmHg。无异常体征。实验室检查：血、尿、大便常规、肝和肾功能、凝血功能等正常。辅助检查：小肠造影

诊断 Meckel 憩室。小肠镜诊断 Meckel 憩室伴溃疡形成（图 1-5）。行腹腔镜部分小肠切除术。术中可见距离回盲瓣 70 cm 处系膜缘憩室，长 6 cm。术后病理诊断：符合 Meckel 憩室。

病例 6　男，26 岁。

病史：患者 1 周前无明显诱因排黑色不成形大便，每天 2～4 次，伴腹胀、乏力，无腹痛。后间断出现黑蒙、头晕。3 天前排黑便后出现晕厥。1 天前再次排大量柏油样便。体格检查：生命体征平稳，未见异常体征。实验室检查：血红蛋白下降

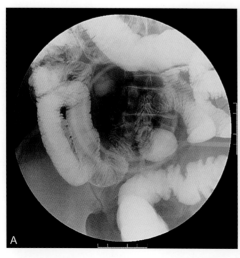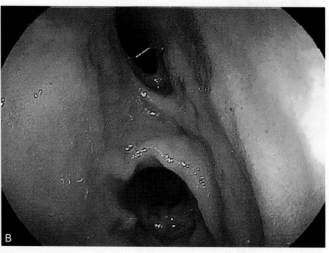

图 1-5　Meckel 憩室。A. 小肠造影显示回肠下段球形囊状影突向腔外，近端与回肠相连，远端游离、较宽，腔内黏膜皱襞与回肠延续。B. 小肠镜回肠下段见一广口憩室，憩室内侧壁见椭圆形溃疡，约 0.4 cm，底覆薄白苔

（89 g/L），大便潜血试验阳性。辅助检查：外院胃镜及结肠镜未见异常。小肠造影诊断 Meckel 憩室可能。行腹腔镜探查，小肠憩室切除术。术中见回肠距离回盲瓣 50 cm 处憩室。松解粘连，切除憩室。术后病理诊断：符合 Meckel 憩室，憩室内衬异位胃黏膜（图 1-6）。

病例 7 男，19 岁。

病史：患者 3 年前吃生冷辛辣食物后出现黑便，为黑色稀便，每天 2 次，无黏液，伴上腹部绞痛，伴呕吐，呕吐胃内容物，无咖啡样物，无发热、心悸、出汗等，外院胃镜检查未见异常，对症治疗后症状缓解。后饮食不规律，再次出现上腹部隐痛，约 2 个月发作一次。20 天前剧烈运动饮水后再次出现黑便，每天 2 次，伴上腹部隐痛，无恶心、呕吐。体格检查：未见异常体征。实验室检查：血红蛋白略有下降（129 g/L），大便潜血试验阴性，余未见异常。辅助检查：胃镜和结肠镜未见异常。小肠造影诊断回肠隆起性病变，内翻型 Meckel 憩室可能。行腹腔镜探查及小肠部分切除术。术中见距离回盲瓣 80 cm 处小肠腔内隆起肿物，直径 4 cm，为内翻型 Meckel 憩室，位于对系膜缘，憩室长 8 cm，与肠腔相通，顶部有 2 cm 溃疡。术后病理诊断：Meckel 憩室，伴溃疡形成及异位胰腺（图 1-7）。

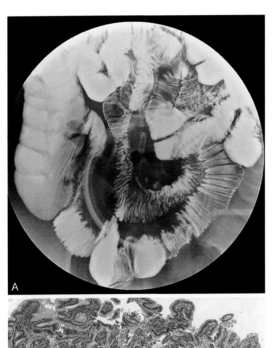

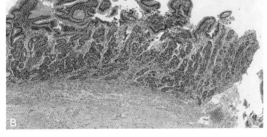

图 1-6 Meckel 憩室（不典型）。A. 小肠造影显示回肠下段 1 cm 细线状影，邻近有两个不规则点状钡斑，为不典型 Meckel 憩室。B. 病理提示 Meckel 憩室，伴胃黏膜异位（HE 染色）

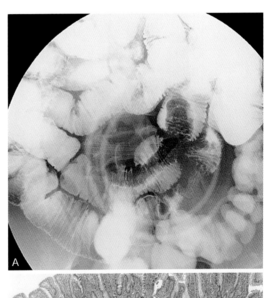

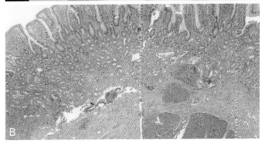

图 1-7 内翻型 Meckel 憩室。A. 小肠造影显示回肠下段管腔内 8 cm 长条状充盈缺损，边缘光滑、锐利。一端附着于肠壁，另一端加压后可活动。B. 病理提示 Meckel 憩室，伴胰腺异位（HE 染色）

病例 8 男，34 岁。

病史：患者 2 年前无明显诱因出现右下腹隐痛，进食及活动后发作，休息后可自行缓解，无恶心、呕吐、腹泻、便血等。半个月前腹痛加重，伴大便颜色加深。体格检查：生命体征平稳，无异常体征。实验室检查：血常规及肝、肾功能等正常。辅助检查：CT 示回肠内翻憩室伴发肠套叠可能。小肠造影提示回肠隆起性病变，内翻型 Meckel 憩室？脂肪瘤？行腹腔镜探查，开腹小肠部分切除术。术中见右下腹小肠内肿物，直径约 3 cm，局部近端肠管套入远端肠管内，近端小肠壁增厚、质韧，相应肠系膜水肿、增厚，近端肠管扩张。切除病变小肠，两断端之间可见隆起样物，大小约 6.0 cm×3 cm，表面为肠黏膜，浆膜面翻入管腔内，附着大量脂肪组织。术后病理诊断：组织形态符合内翻型憩室，伴浅表溃疡形成（图 1-8）。

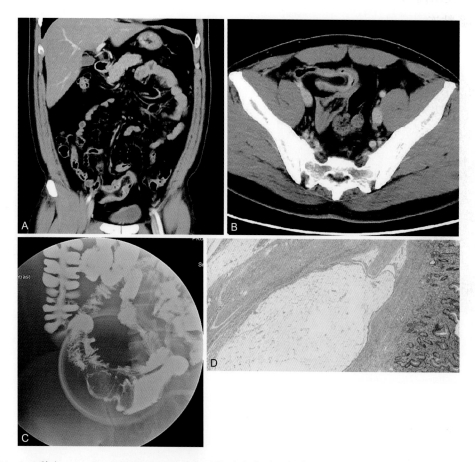

图 1-8　内翻型 Meckel 憩室。A、B. CT 显示回肠腔内可见脂肪密度影，长约 5.5 cm，与腹腔脂肪相连，可见壁强化。C. 小肠造影显示盆腔内回肠 6 cm×3 cm 条状充盈缺损，充满肠腔，粗细不均，加压后柔软，可活动。D. 病理提示内翻型 Meckel 憩室，可见陷入的肠系膜脂肪（HE 染色）

病例 9　男，18 岁。

病史：患者 3 年前无明显诱因出现便血，为鲜红色或暗红色血便，每次量 150～200 ml，伴脐周绞痛，便血间断发作。5 天前再次便血，性质同前，每次量约 300 ml，共 3 次，伴头晕、心悸、出汗、晕厥。体格检查：生命体征平稳，皮肤、结膜略苍白，心、肺无异常，右下腹见手术瘢痕（阑尾术后 5 年），腹软，无压痛及反跳痛。实验室检查：血红蛋白下降（95 g/L），大便潜血试验阳性。辅助检查：胃镜示慢性浅表性胃炎，结肠镜提示末端回肠淋巴滤泡。小肠造影提示回肠病变，小肠重复畸形（图 1-9）？局部小肠粘连。行剖腹探查，小肠部分切除

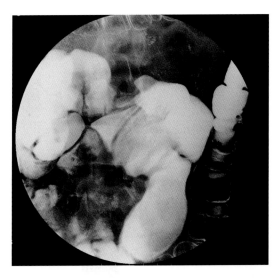

图 1-9　小肠重复畸形。小肠造影显示回肠下段局部肠管扩张，可见一个长条形肠管影与回肠并行，一端与回肠相通

术。术中见距离回盲瓣 40 cm 处小肠肠管粘连，可见 8 cm 长肠管膨大，相邻肠管扩张，剖开见黏膜光滑，膨大处与肠腔有一层黏膜相隔，但两侧相通。术后病理诊断：符合小肠重复畸形。

病例 10　女，21 岁。

病史：3 个月前无明显诱因出现恶心、呕吐，呕吐物为胃内容物，夜间出现乏力、头晕，晨起排 3 次黑色糊状便，总量约 600 ml，无晕厥。体格检查：体温、呼吸、脉搏、血压正常，贫血面容，余无异常体征。实验室检查：血红蛋白下降（97 g/L），大便潜血试验阳性。辅助检查：外院胃镜、结肠镜和胶囊内镜检查均未见异常。小肠造影提示空肠隆起性病变。行腹腔镜探查及小肠部分切除术。术中见空肠远端对系膜缘浆膜面局限增厚，范围 2 cm×1 cm，质柔软，将肿物局部切除。术后病理诊断：小肠异位胰腺（图 1-10）。

病例 11　男，51 岁。

病史：患者 6 个月前无明显诱因出现乏力，伴肌肉酸痛，无头晕、心悸，无腹痛、腹泻。2 个月前症状加重。体格检查：生命体征平稳，无异常体征。实验室检查：血红蛋白下降（112 g/L），血清铁下降（5.3 μmol/L），总铁结合力下降（59.3 μmol/L），不饱和铁结合力升高（54 μmol/L）。辅助检查：胃镜、

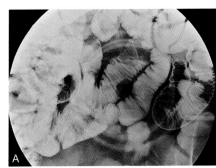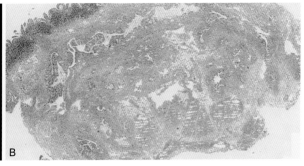

图 1-10　小肠异位胰腺。A. 小肠造影显示空肠下段半圆形充盈缺损，表面光滑、柔软。B. 病理提示小肠胰腺异位，以导管成分为主（HE 染色）

结肠镜未见异常。小肠造影提示回肠隆起性病变。腹部CT未见明显异常。行腹腔镜探查及小肠肿物切除术。术中见回肠中段腔内肿物，大小1.6 cm×1.2 cm，切除病变肠管。术后病理诊断：回肠异位胰腺（图1-11）。

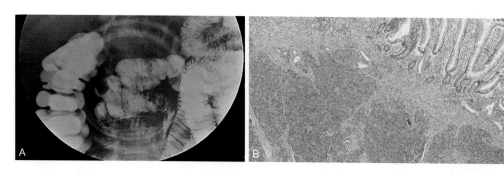

图1-11　小肠异位胰腺。A. 小肠造影显示回肠中段类圆形充盈缺损，边界清楚。B. 病理提示小肠异位胰腺，可见腺泡和导管（HE染色）

病例12　女，38岁。

病史：患者1个月前无明显诱因出现腹痛，为左下腹疼痛，无乏力、消瘦、发热、腹泻等。体格检查：生命体征平稳，无异常体征。实验室检查：血红蛋白下降（112 g/L），大便潜血试验阴性。CEA略升高（18.28 ng/ml），CA19-9升高（2513 U/ml），CA242升高（506.67 U/ml），AFP正常，CA125正常。辅助检查：CT诊断空肠肿物。小肠造影诊断空肠癌（图1-12）。行腹腔镜探查，开腹小肠肿瘤切除术。术中可见空肠肿瘤，累及浆膜，盆腔腹膜、小肠系膜及大网膜可见转移灶，切除小肠肿瘤以及累及的网膜和系膜。术后病理诊断：起源于小肠壁内异位胰腺的导管内乳头状黏液性肿瘤伴浸润癌，浸润癌呈黏液腺癌，少数呈印戒细胞癌分化。

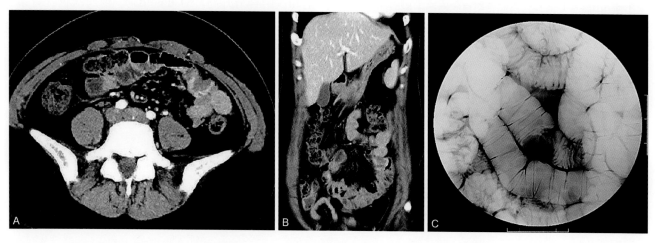

图1-12　小肠异位胰腺导管内乳头状黏液癌。A、B. CT显示空肠长约3 cm软组织影，增强扫描可见强化，局部肠腔狭窄。C. 小肠造影显示空肠中段局部肠腔狭窄，肠壁僵硬破坏，边缘不整，可见2.5 cm半圆形充盈缺损，黏膜皱襞破坏

参考文献

[1] 八尾恒良, 饭田三雄. 小肠疾病临床诊断与治疗. 韩少良, 郑晓风, 周宏众主译. 北京: 人民军医出版社, 2008, 80-88.

[2] 缪飞. 小肠影像学. 上海: 上海科学技术出版社, 2013, 117-125.

[3] Seo-Youn C, Sook HS, Jeong PH, et al. The many faces of Meckel's diverticulum and its complications. J Med Imag and Radiat Oncol, 2017, 61(2): 225-231.

[4] Singh DR, Pulickal GG, Lo ZJ, et al. Clinics in diagnostic imaging(162). Meckel's diverticulum. Singap Medl J, 2015, 56(9): 523-527.

[5] Carl-Christian H, Kjetil S. Systematic review of epidemiology, presentation, and management of Meckel's diverticulum in the 21st century. Medicine, 2018, 97(35): e12154.

[6] Kuru S, Kismet K. Meckel's diverticulum: clinical features, diagnosis and management. Rev Esp Enferm Dig, 2018, 110(11): 726-732.

[7] Alina P, Matthieu B, Thibault V, et al. Complicated Meckel's diverticulum: presentation modes in adults. Medicine, 2018, 197(38): e12457.

[8] Levack MM, Fiedler AG, Kaafarani H, et al. Perforation of a mesenteric Meckel's diverticulum. J Surg Case Reports, 2018, 2018(6): e1-2.

[9] Abbas SH1, Akbari K1, Mason J1, et al. Mesenteric Meckel's diverticulum: an unusual cause of small bowel intussusception. BMJ Case Rep, 2016: bcr2016214830.

[10] Mani VR, Kalabin A, Dinesh A, et al. Inverted Meckel's diverticulum: rare etiology of an intestinal obstruction. Cureus, 2017, 9(10): e1806.

[11] Hong S, Jang HJ, Ye BD, et al. Diagnosis of bleeding Meckel's diverticulum in adults. PLOS ONE, 2016, 11(9): e0162615.

[12] Srisajjakul S, Prapaisilp P, Bangchokdee S. Many faces of Meckel's diverticulum and its complications. Jpn J Radiol, 2016, 34(5): 313-320.

[13] 孟晶晶, 刘建中, 武志芳. 小肠重复畸形1例. 中国医学影像技术, 2009, 25(11): 2145.

[14] 万新月, 邓涛, 陈明锴, 等. 双气囊内镜诊断成人小肠重复畸形. 中华消化内镜杂志, 2009, 26(3): 152-153.

[15] 王宇充, 王景宇, 徐卫玲, 等. 小肠重复畸形1例. 中国医学影像技术, 2012, 28(3): 443.

[16] AI-Qahtani HH. Enteric duplication cyst as a leading point for ileoilieal intussusception in an adult: a rare cause of complete small intestinal obstruction. World J Gastro Surg, 2016, 8(6): 472-475.

[17] 林鸿, 郑雪雁, 陈爱锦, 等. 小肠异位胰腺致消化道出血1例. 胃肠病学, 2015, 21(12): 763-765

[18] 刘慧芳, 王孟春. 空肠异位胰腺致反复消化道出血1例报告. 中国实用内科杂志, 2017, 37(12): 1123-1125.

[19] 奚世文, 杨家骅. 异位胰腺致肠套叠病例报道一例. 中华医学杂志, 2017, 97(12): 944.

[20] Hirasaki S, Kubo M, Inoue A, et al. Jejunal small ectopic pancrease developing into jejunojejunal intussusception: a rare cause of ileus. World J Gastroenterol, 2009, 15(31): 3954-3956.

[21] 田亮, 邢荣格, 苗玉, 等. 空肠异位胰腺癌变一例. 中华病理学杂志, 2018, 47(3): 217-218.

第二章

小肠恶性肿瘤

王爱英　宋志强　石雪迎　陈　明　金　珠

小肠约占胃肠道长度的 75%，而发生在小肠的肿瘤仅占胃肠道肿瘤的 1%～5%。其中恶性肿瘤约占 3/4，良性肿瘤占 1/4。小肠恶性肿瘤的发病率为 0.3/10 万～2.0/10 万，近年来发病率有上升趋势。小肠恶性肿瘤占胃肠道全部恶性肿瘤的 1%～5%。男性多于女性，男女比例约为 3∶2，在 45 岁以后患病率上升，60～70 岁较多。小肠恶性肿瘤预后差，术后 5 年生存率为 19%～31%。

一、病因和病理

小肠恶性肿瘤发病原因不明，主要致病的高危因素为：① 饮食和生活习惯的改变，如高脂肪、高蛋白、低纤维素饮食，长期大量饮酒和吸烟等习惯。② 肥胖、体质量指数（body mass index，BMI）增高可以促进小肠恶性肿瘤的发生与发展。③ 职业因素：农民、码头工人、电焊工人等小肠恶性肿瘤的发病率较高。

国外文献报道小肠恶性肿瘤主要以腺癌最多见，其次为小肠神经内分泌肿瘤（类癌）、淋巴瘤和胃肠道间质瘤。我国的资料以小肠腺癌、胃肠道间质瘤和淋巴瘤较多见，神经内分泌肿瘤少见。

二、临床表现

小肠恶性肿瘤早期常无症状，临床表现缺乏特征性，易被误诊或漏诊。进展期的主要临床表现有消化道出血、腹痛、腹部肿块和肠梗阻等。小肠腺癌多由于肠道浸润狭窄而引起腹痛等肠梗阻症状；小肠间质瘤常以原因不明的消化道出血而就诊；肠道淋巴瘤临床表现复杂、多样，可有腹痛、腹泻、发热等症状。

1. 消化道出血　常表现为反复、间断便血或柏油样便。部分患者的消化道出血常以大便潜血试验开始，对持续大便潜血试验阳性的患者应提高警惕。长期少量出血表现为慢性贫血。小肠肿瘤的消化道出血率可达 75.7%，其中以胃肠道间质瘤和腺癌出血最多见。出血主要是由于肿瘤糜烂、溃疡、坏死所致。

2. 腹痛　腹痛是小肠恶性肿瘤最常见的症状之一，占 55.6%～89.3%，腹痛具有慢性、间歇性和进行性加重的特点。初起为隐痛或钝痛，随着病情发展可出现阵发性痉挛性绞痛。疼痛部位与肿瘤位置有关，多位于中腹部、脐周围及下腹部，进食后可加重，呕吐或排便后缓解。多由肠梗阻、肿瘤的牵拉、肠管蠕动失调、瘤体中心坏死继发炎症、溃疡或穿孔等引起。

3. 小肠梗阻　多数表现为反复发作肠梗阻。当肿瘤引起肠管狭窄或肿瘤向腔内生长达到一定程度时，可出现腹痛、腹胀、恶心、呕吐和停止排气、排便等肠梗阻的各种表现。当肿瘤伴有肠套叠或肠扭转时，可引起急性肠梗阻表现。

4. 腹部包块　肿瘤较大时可以触及腹部包块。如果与周围组织粘连，则包块位置固定。

三、实验室检查

实验室检查对小肠恶性肿瘤的诊断提示较少。当有消化道出血表现时，血红蛋白不同程度减少，大便潜血试验阳性。目前尚无特异性诊断小肠恶性肿瘤的肿瘤标志物，部分患者的 CEA、CA19-9、CA125 及 CA72-4 水平可有不同程度的升高。

四、影像学检查

1. 腹部平片　了解有无肠梗阻、钙化等。

2. 小肠双重对比造影　经口或鼻插入带有导丝的小肠导管至空肠上段，经导管灌入钡剂和气体，使小肠顺次显影，适时拍片。小肠双重对比造影是小肠肿瘤诊断的首选方法之一，操作相对简单快捷，价格便宜，诊断比较准确，患者容易接受，有较好的实用价值。钡剂和气体在通过肠腔时，使肠管充分扩张，可发现肠管有无狭窄、扩张，有无充盈缺损、龛影，黏膜皱襞有无破坏中断、皱襞分离，肠襻有无推移、肠套叠或肠梗阻等病变征象，从而判断小肠肿瘤的部位和性质，其检查结果也可为双气囊小肠镜检查选择经口腔或经肛门的进镜方式提供参考。但是，小肠双重对比造影对于腔外生长肿瘤的诊断能力低，较大肿瘤仅显示无肠管充盈的"空白区"，也不能为病理检查提供活检组织。

3. CT/CT 小 肠 造 影（computed tomography enterography，CTE）　腹部 CT 扫描通过横断面、冠状面及矢状面等图像重建技术对小肠壁和邻近器官、肠系膜等进行多方位、立体式显示。可了解小肠恶性肿瘤的位置、大小、生长方式及肿瘤与周围组织

的关系，显示肿瘤对周围血管结构和脏器的压迫侵犯、淋巴结及肝等是否有转移，为小肠恶性肿瘤的术前评估提供更多信息。CTE 是用 2.5% 甘露醇等作为肠腔内对比剂，使小肠充分扩张，用螺旋 CT 进行扫描，通过图像重建等后处理技术，使病变显示得更加充分和清晰。CT 不能很好地显示微小黏膜病变，对部分小肠肿瘤的定位诊断有一定的偏差。

4. MR/MR 小 肠 造 影（magnetic resonance enterography，MRE）　由于小肠肠管较长，迂曲盘绕，加之蠕动等因素，使小肠的 MRI 图像显示受到一定影响。MRE 结合 MRI 和小肠灌肠造影的优点，利用肠壁和肠腔内对比剂所产生的差异信号，可清晰地显示肿瘤形态与肠壁厚度，对小肠恶性肿瘤的诊断具有一定价值。

5. PET-CT　采用代谢标记 FDG（氟脱氧葡萄糖）测定 SUV 值来评价肿瘤的代谢活性，能清楚地显示肿瘤的形态及分布范围，反映肿瘤的功能及代谢状态，对微小的转移灶和监测治疗效果更有优势。

五、内镜检查

1. 胶囊内镜（capsule endoscopy，CE）　CE 是患者通过口服内置摄像与信号传输装置的智能胶囊，借助胃肠道的蠕动，使胶囊在小肠内运动，并拍摄图像，医师利用体外图像记录仪和影像工作站，对图像进行阅读、整理、分析，从而做出诊断。胶囊内镜能直观地检查出小肠黏膜的病变，观察范围广，可覆盖整个小肠，对小肠肿瘤及癌前病变等的诊断有一定的优势。胶囊内镜操作简单，属于无创性检查，检查过程安全，且患者无痛苦，对小肠疾病的整体检出率为 45%～75%，但无法进行组织活检。如果存在肠梗阻、狭窄或瘘管的可能，则会引起胶囊滞留。

2. 双气囊小肠镜（double-balloon enteroscopy，DBE）　具有直观、图像清晰、操作可控性和进行组织活检等优点，可作为小肠恶性肿瘤的重要检查

方法。在内镜能达到的区域，大部分病变均能发现，总体诊断率为83.3%。但是，也存在检查时间长，部分患者耐受较差的不足，同时DBE检查也存在一定的盲区，对肠外生长型肿瘤的检出有一定限度。需要小肠双重对比造影和CT等其他检查方法作为补充。

3. 腹腔镜　腹腔镜是一种安全的微创检查。由于双气囊小肠镜不能检测到小肠浆膜面生长的恶性肿瘤，腹腔镜能够从小肠腔外的视角对整个小肠进行充分探查，从而弥补双气囊小肠镜和其他影像学检查的不足。更重要的是，腹腔镜在明确诊断的同时，可以进行相应的手术治疗。

第一节　小肠腺癌

小肠腺癌（adenocarcinoma）占小肠肿瘤的25%～40%，其中以十二指肠最多见，约占55%，其次为空肠，回肠相对少见。发生在空肠的腺癌有一半以上是在Treitz韧带附近，回肠腺癌则以末段回肠多见。小肠腺癌多见于50岁以上的男性患者。小肠腺癌以狭窄型多见，肠梗阻症状出现较早。预后差，5年生存率不到20%。

一、病理

小肠腺癌起源于小肠黏膜上皮组织，组织学上根据细胞形态可分为腺癌、黏液癌及未分化癌，其中以分化较好的腺癌为多见。

小肠腺癌的大体形态分为：①狭窄型：最多见，肿瘤环周浸润性生长，使肠壁增厚，肠管狭窄，容易引起小肠梗阻症状。②肿块型：为突向肠腔内的不规则息肉样肿块，较大肿块可引起肠套叠或肠梗阻；③溃疡型：肿瘤表面坏死、破溃，形成溃疡，常伴有肠壁浸润、增厚，易引起消化道出血。

二、临床表现

早期可无症状，中晚期可出现肠梗阻、消化道出血及消瘦等症状。腹痛是最多见的症状之一，疼痛多位于上腹部和脐周围，开始为钝痛和胀痛，并逐渐加重，常于进食后发生，致使食欲减退及体重下降。小肠腺癌常呈浸润性生长，引起肠腔狭窄，出现不同程度的肠梗阻症状，如腹痛、腹胀和呕吐。呕吐物多为胃内容物，可带有胆汁或血液。肿块型腺癌也可以引起肠套叠。约1/5的小肠腺癌发生消化道出血，多为慢性失血。除少数位于十二指肠的腺癌可呕血外，一般以黑便为主，呈间断性发作，可伴有继发性贫血。十二指肠腺癌可有黄疸的表现。

体格检查可见患者多消瘦，呈贫血貌，腹部可有压痛，晚期可触及腹部包块。肠梗阻患者有胃肠型及蠕动波，可触及梗阻近端扩张的肠管，可听到肠鸣音亢进。

三、实验室检查

血常规可有血红蛋白和红细胞减少，显示不同程度贫血。大便潜血试验可以阳性。部分患者可有CEA和CA19-9等肿瘤标志物的升高。

四、影像学检查

1. 小肠造影　狭窄型表现为肠管局限性狭窄，肠壁僵硬破坏，边缘不整，病变两端与正常肠管分界突然，显示"果核征"，黏膜皱襞破坏、消失，狭窄近端肠管不同程度扩张。肿块型表现为不规则充盈缺损突向管腔内，局部肠管狭窄，肠壁僵硬、破坏。溃疡型表现为黏膜皱襞破坏、消失，显示不规则龛影，龛影边缘不整，局部肠管狭窄，管壁僵硬、破坏。

2. CT检查　狭窄型表现为肠壁不规则环形增厚，局部肠腔狭窄、变形，管壁僵硬，其近端肠管不同程度扩张。肿块型表现为小肠腔内息肉状或分叶状软组织团块影。肿块较小时，主要向腔内生长，密度均匀；如果肿块较大，可向肠腔外突出，且病灶内部可有低密度液化坏死区域，病变区肠壁有不规则增厚，肠壁僵硬，肠腔狭窄，可合并肠梗阻表现。溃疡型表现为肠壁不均匀增厚，肿块表面黏膜面不连续，凹凸不平，可显示不规则溃疡。部分肿瘤直接向周围侵犯，累及肠系膜及血管，引起腹腔内种植转移、腹膜后淋巴结转移及其他脏器（肝、肺等）转移。

增强扫描后，动脉期强化程度相比静脉期显著，延迟扫描后病变强化程度明显减退，为快进快出改变。

五、内镜检查

小肠镜检查时狭窄型表现为肠管环形或偏心性狭窄，肠壁僵硬，近端（口侧）肠管可有扩张。隆起性小肠腺癌表现为突向肠腔内的局限性肿块，表面不平，显示不规则结节状或糜烂和溃疡，局部肠腔狭窄。溃疡型可见黏膜表面不规则较大溃疡，边缘不整，底部不平，表面有污苔，周围有环状隆起。活检质地韧，易出血。

六、诊断和鉴别诊断

小肠腺癌早期无特殊症状，诊断有一定困难。中晚期可出现腹痛、腹胀、呕吐等不完全性小肠梗阻症状和体征，部分患者有贫血或大便潜血试验阳性。小肠造影表现为肠管的不规则狭窄，狭窄两端界限清楚、突然，范围局限，肠壁僵硬破坏，显示"果核征"。CT可显示肠壁的不规则环形增厚及肠系膜淋巴结和脏器有无转移。小肠镜可见肠腔内不规则息肉样肿块或溃疡，肠腔狭窄，活检质硬，易出血。内镜活检和手术后病理是小肠腺癌的确诊依据。

小肠腺癌的诊断需要与以下疾病进行鉴别。① 胃肠道间质瘤：临床表现以消化道出血多见。小肠造影表现为类圆形或椭圆形充盈缺损，边缘光滑，周围黏膜皱襞受压移位。CT显示类圆形肿块，增强扫描示肿瘤实质明显强化，淋巴结转移少见。小肠镜检查见黏膜下肿瘤表现，普通活检不易取到肿瘤组织。② 小肠淋巴瘤：临床表现复杂多样，影像学特征性表现为"动脉瘤"样扩张，较少引起肠梗阻，病变范围较广，肠系膜或腹膜后淋巴结肿大，部分患者肿块与淋巴结融合。③ 小肠息肉：肿块型小肠癌需要与小肠息肉进行鉴别。息肉一般较小，影像学表现为突向肠腔内的软组织肿块影，密度均匀，周围黏膜及邻近肠壁正常。小肠镜显示为息肉样隆起，表面光滑，质地柔软。④ 肠结核：临床有腹痛、发热、盗汗以及腹泻与便秘交替等表现。小肠造影显示肠管环形狭窄，但无果核样表现，黏膜表面结节样增生。CT检查显示肠壁均匀增厚，黏膜面强化明显。

第二节 小肠间质瘤

胃肠道间质瘤（gastrointestinal stromal tumour，GIST）是一种起源于胃肠道 Cajal 细胞或与 Cajal 细胞同源的间叶干细胞的梭形细胞肿瘤，在 1983 年由 Mazur 等首次提出。GIST 是消化道最常见的间叶性肿瘤，人群发病率为 1/10 万 ~1.5/10 万，占胃肠道肿瘤的 2%~3%，小肠间质瘤占胃肠道间质瘤的 20%~30%，仅次于胃。GIST 主要发生于 40 岁以上的人群，男性略多于女性。小肠 GIST 的好发部位多见于空肠，其次为回肠，十二指肠较少见。肿瘤一般为单发，偶尔为多发。

一、病理

根据肿瘤的主体位置及生长方式可分为腔内型、壁内型、腔内 - 腔外型（哑铃型）及腔外型。大多数肿瘤呈膨胀性生长，为境界清楚的单发类圆形或椭圆形肿块，偶呈分叶状。肿瘤切面呈灰白色或鱼肉状，肿瘤较大者可见局灶性出血、坏死和囊性变，质地较软。

小肠间质瘤组织学表现可分为三类：梭形细胞型（70%）、上皮样细胞型（20%）和梭形细胞 - 上皮样细胞混合型（10%）。梭形细胞的形态和其他梭形细胞类肿瘤相似，有时显微镜下难以鉴别，免疫组化检查有助于鉴别诊断。

GIST 的免疫组化检测推荐采用 CD117、DOG-1 及 CD34 标记，组织形态学符合 GIST，且 CD117（＋）和 DOG-1（＋）的病例可诊断 GIST。GIST 患者大约 5% 的 CD117 和 2% 的 DOG-1 表达阴性，通过 c-kit 及 PDGFRA 基因检测可帮助确诊。

小肠 GIST 的危险度划分：① 极低危险：肿瘤最大直径 <2 cm，有丝核分裂象 <5 个 /50 HPF。② 低度危险：肿瘤最大直径在 2~5 cm，有丝核分裂象 <5 个 /50 HPF。③ 中度危险：肿瘤最大直径 <5 cm，有丝核分裂象 5~10 个 /50 HPF；或肿瘤最大直径在 5~10 cm，有丝核分裂象 <5 个 /50 HPF。④ 高度危险：肿瘤最大直径 >5 cm，有丝核分裂象 >5 个 /50 HPF；或肿瘤最大直径 >10 cm，有丝核分裂象任何个数 /50HPF；或肿瘤任何大小，有丝核分裂象 >10 个 /50 HPF。

二、临床表现

小肠 GIST 的临床表现缺乏特异性，早期肿瘤较小时通常无症状，近 1/3 的患者是在体格检查、影像学检查、内镜检查，或者是因其他疾病做手术而发现的。临床症状与肿瘤部位、大小及生长方式有关。消化道出血是小肠间质瘤的常见症状之一，表现为间断黑便、血便，慢性少量失血引起贫血。也可表现为腹痛、腹部包块、无规律的间歇性腹痛或可触及腹部肿块。部分患者伴有发热、食欲减退及体重减轻等。向腔外生长的 GIST，尽管体积较大，但对肠管无压迫，因此肠梗阻症状少见。十二指肠的 GIST 可引起梗阻性黄疸。

三、实验室检查

因反复间断出血，可引起贫血，血红蛋白和红细胞减少，大便潜血试验阳性。

四、影像学检查

小肠 GIST 部位隐匿，临床症状无特征性，早期诊断困难，影像学检查是小肠 GIST 的主要初步诊断方法。

1. 小肠造影　表现为小肠肠腔内类圆形、椭圆形或半圆形充盈缺损，形态规则，边缘光滑或略呈分叶状，表面光滑或有龛影。主要向腔外生长的肿瘤可表现为局部肠腔弧形或半圆形压迹，肠管移位改变，显示轮廓清晰的肠管外"空白区"。局部黏膜皱襞推移、展平，周围黏膜皱襞到达病变边缘，可有弧形移位，但无连续性中断，有时可见桥形皱襞。

2. CT 检查　CT 平扫显示边界清楚的肿块，多呈椭圆形或类圆形，少数呈不规则形，边界清楚，中等密度，常与小肠关系密切，相邻的胃肠壁无明显增厚，极少侵犯邻近器官，肿瘤较大者可与邻近器官粘连，边缘可呈分叶状，密度不均匀，中央可见坏死、囊性变和出血。

增强扫描示肿瘤血管丰富，肿瘤内部多呈中等或明显强化，坏死、囊变区无强化，向腔外生长肿块，黏膜面完整，肿瘤明显强化。CT 检查有助于发现原发于胃肠浆膜层或肠系膜部位的肿瘤，同时了解肝和腹腔等处有无转移灶。

五、内镜检查

小肠镜是发现小肠 GIST 的方法之一，适用于向肠管内生长的肿瘤，显示黏膜下隆起性病变，呈球形或半球形隆起，质稍硬，色泽正常，黏膜表面光滑或有脐样溃疡。活检很难取到肿瘤组织，一般不推荐术前常规活检。

六、诊断和鉴别诊断

小肠 GIST 的临床症状以消化道出血最常见。诊断常依据影像学和小肠镜检查方法。小肠造影显示肠腔内或部分凸向肠腔外的类圆形或椭圆形充盈缺损，表面光滑或有溃疡，周围黏膜皱襞到达病变边缘，局部肠壁无僵硬。CT 显示类圆形或分叶状肿

块，增强扫描示，动脉期明显强化，肿瘤较大合并坏死和囊性变者，强化密度不均匀。小肠镜下可见突向肠腔内的半圆形或类圆形肿块，具有黏膜下肿瘤的特点。术后病理组织学表现和免疫组化标记是确诊小肠 GIST 的标准。

小肠 GIST 需要与以下疾病进行鉴别。① 小肠平滑肌肿瘤：以前文献报道的小肠平滑肌肿瘤较多，随着免疫组化的开展，使大部分平滑肌肿瘤归类为 GIST 范畴，真正的小肠平滑肌肿瘤非常少见。平滑肌肿瘤的临床表现、影像学和内镜检查所见与 GIST 基本相同，肿瘤主要由平滑肌束组成，细胞呈梭形，被血管和纤维分隔成结节状。免疫组化可对平滑肌肿瘤和 GIST 进行鉴别，平滑肌肿瘤 SMA 和 Desmin 表达多为阳性，而 GIST 局灶表达 SMA，通常不表达 Desmin。② 小肠腺癌：小肠腺癌临床上以腹痛和肠梗阻表现多见。小肠造影表现除了不规则充盈缺损外，还伴有肠管不规则狭窄，肠壁僵硬破坏，周围黏膜皱襞破坏中断。CT 显示肠壁不规则增厚，肠腔狭窄，近端肠管扩张。小肠镜活检较易取到肿瘤组织。③ 小肠淋巴瘤：淋巴瘤的临床表现多种多样。影像学和小肠镜检查显示多彩性。小肠造影显示肠管"动脉瘤"样扩张具有相对特征性，也可显示多发溃疡和多发结节状充盈缺损，病变范围较广。CT 显示肠壁增厚，肿块形态不规则，肠管扩张更多见，肠壁失去柔软性，多伴有肠系膜和腹膜后淋巴结肿大，甚至包绕肠系膜血管及周围脂肪，形成"三明治征"。小肠镜活检病理组织学及免疫组化有助于确定诊断。④ 小肠息肉：为小肠黏膜的增生性病变，一般较小，多无症状，随着肠管的蠕动，表面可有糜烂或溃疡，临床表现为贫血或大便潜血试验阳性。小肠造影显示黏膜表面的充盈缺损。CT 显示肠腔内类圆形团块影，肠壁无增厚。小肠镜可见突向肠腔内的隆起性病变，表面光滑或可有充血、糜烂，小肠镜活检有助于病理诊断。⑤ 小肠血管瘤：临床上患者也常以消化道出血就诊，患者一般年龄相对较小，30 岁以下多见。小肠造影与 GIST 表现类似。

CT 增强扫描和小肠镜检查有助于诊断。⑥ 小肠脂肪瘤：临床表现以腹痛及肠套叠多见。小肠造影表现为单发或多发充盈缺损，柔软、加压后形态可变。CT 显示脂肪密度肿块影。

第三节 小肠淋巴瘤

原发性胃肠道淋巴瘤（primary gastrointestinal lymphoma，PGIL）占所有胃肠道恶性肿瘤的 1%～8%，是最常见的结外淋巴瘤，占 30%～40%。小肠淋巴瘤仅次于胃，占胃肠道淋巴瘤的 20%～30%。

小肠淋巴瘤在临床上分为原发性和继发性两种，原发性小肠淋巴瘤（primary small intestinal lymphomas，PSIL）是原发于小肠壁淋巴组织的恶性肿瘤，绝大多数为非霍奇金淋巴瘤，占全部非霍奇金淋巴瘤的 2.5%～5.0%，占全部小肠恶性肿瘤的 10%～20%。小肠淋巴瘤可发生于任何年龄，以 50～60 岁多见，男性多于女性。好发于回肠，其次是空肠，十二指肠少见。常以腹痛、腹胀及腹部不适或偶然发现腹部包块等为首发症状。

一、病理

小肠淋巴瘤大体分型为：① 溃疡型：可表现为巨大的单一溃疡，也可为多发不规则溃疡，易引起肠穿孔。② 肿块型：表现为肠壁内肿块，向肠腔隆起呈息肉状肿块，中央可有溃疡形成，易引起肠梗阻；也可表现为黏膜表面多发结节样隆起，表面伴糜烂或浅溃疡，回肠多见。③ 浸润型：局限性或弥漫性浸润，使肠壁增厚，黏膜皱襞隆起，肠管呈"动脉瘤"样扩张，部分显示肠管狭窄，病变范围较广，或肠管狭窄和扩张并存。

病理组织学 90% 是 B 细胞来源的非霍奇金淋巴瘤，仅少数为 T 细胞淋巴瘤和霍奇金淋巴瘤。弥漫大 B 细胞淋巴瘤（diffuse large B-cell lymphoma，

DLBCL）是最常见的类型，其次为黏膜相关淋巴组织淋巴瘤（mucosa-associated lymphoid tissue lymphoma，MALToma）。

1. 弥漫大 B 细胞淋巴瘤 是胃肠道淋巴瘤中最多的一型，为高度恶性。肿瘤细胞弥漫分布，体积较大，细胞质常呈嗜碱性，细胞核具有多形性及异型性。免疫组化各种 B 细胞标记 CD19、CD20、CD22、CD79a 阳性，CD5、CD10 部分为阳性。

2. 黏膜相关淋巴组织淋巴瘤 也称为 MALT 型边缘区 B 细胞淋巴瘤（marginal zone B-cell lymphoma，MALT-type），属于边缘区 B 细胞淋巴瘤的一种特殊类型，为小 B 细胞性的低度恶性肿瘤。肿瘤细胞由中心细胞样细胞、小淋巴细胞及单核细胞样 B 细胞等构成，中心细胞样细胞有浆细胞分化的倾向。免疫组化 B 细胞标记 CD19、CD20、CD22、CD79a 阳性，CD5、CD10 及 CD23 阴性。

3. 滤泡性淋巴瘤（follicular lymphoma，FL）较少见，肿瘤组织由特征性的滤泡形成，失去极性，面积较大，分布密集，滤泡间无或仅有很薄的套区。肿瘤细胞主要由中心细胞及中心母细胞构成。

4. 套细胞淋巴瘤（mantle cell lymphoma，MCL）少见，高度恶性。肿瘤细胞来自淋巴滤泡套区细胞，呈弥漫或结节性生长，可见非肿瘤性滤泡中心周围环绕大片肿瘤细胞，向外侵袭边缘区及滤泡间区，向内植入生发中心，肿瘤细胞高度单一，体积中等偏小，染色质浓聚，核仁不明显，有核分裂象。

5. Burkitt 淋巴瘤（Burkitt's lymphoma，BL）少见，常伴 EB 病毒感染，是人类恶性肿瘤中生长最

快的侵袭性肿瘤之一，主要发生在回肠和回盲部。肿瘤细胞中等大小，核圆，染色质细，核仁细小，核分裂象多。弥漫分布的肿瘤细胞之间可见较多分散的巨噬细胞，胞浆空泡状，吞噬脂质，构成特征性的"星空"现象，肿瘤组织周围可见较多坏死。

6. 非特异性外周T细胞淋巴瘤（unspecified peripheral T cell lymphoma，UPTCL） 少见，属于高度恶性肿瘤。肿瘤细胞形态多样、大小不一，细胞核形态多样、深染，核分裂象多见，透明细胞及R-S细胞常见。肿瘤组织内血管丰富，可见分支样血管。

7. 结外NK/T细胞淋巴瘤（extranodal NK/T-cell lymphoma，ENTCL） 肿瘤大部分来源于NK细胞，少数来源于细胞毒性T细胞，多发生于鼻及周围组织，小肠少见，为高度恶性肿瘤。本病多数与EB病毒感染有关。肿瘤细胞呈多形性，以中、大细胞为主，细胞质淡染或透明，细胞核不规则，可见核分裂象。

二、临床表现

小肠淋巴瘤临床表现多种多样，缺乏特异性。常见的症状包括腹痛、腹胀、腹部包块、大便性状改变、消化道出血、恶心、呕吐及腹泻等消化道非特异性症状，也可伴有发热、消瘦等全身症状。部分表现为急腹症，包括肠梗阻、肠套叠和肠穿孔等。腹痛一般呈间歇性疼痛，多为脐周和下腹部疼痛。消化道出血多呈间歇性黑便及慢性贫血，消化道大出血者少见。弥漫性小肠淋巴瘤可有明显的小肠吸收不良、低蛋白血症、体重下降及水电解质紊乱。

三、实验室检查

血常规可显示血红蛋白减少，大便潜血试验阳性。血清肿瘤学指标（CEA、CA19-9及CA125等）常无明显变化，部分患者显示升高。还可有营养物质缺乏、血清蛋白降低及电解质紊乱等。

四、影像学检查

1. 小肠造影 主要有以下改变：① 肠管扩张，呈动脉瘤样或腊肠样改变，是小肠淋巴瘤相对特征性表现，肠壁欠柔软，黏膜皱襞消失。② 肠管不规则狭窄，黏膜皱襞破坏、消失，结节不平，狭窄范围较广，或肠管狭窄和扩张同时出现。③ 肠管巨大龛影，或显示充气、充钡的不规则囊腔与肠管相通。④ 多发不规则龛影，界限清楚。⑤ 较大不规则充盈缺损，边缘不整，表面可有龛影，伴有肠管的狭窄或扩张。⑥ 多发结节状充盈缺损，黏膜皱襞粗大、紊乱，或破坏消失。⑦ 黏膜皱襞增宽、紊乱、欠柔软，肠壁边缘不整，呈"锯齿状"改变；或呈绒毛状、网格状改变，伴有多发小龛影。⑧ 肠管周围淋巴结肿大，可引起小肠受压移位。小肠淋巴瘤的造影表现复杂多样，每一种形态可单独出现，也可多种形态同时出现。

2. CT检查 能观察肿瘤与肠壁及周围组织的关系，显示肿瘤的形态、大小、密度、内部结构及边界，肿瘤对周围组织的浸润及腹腔、腹膜后肿大淋巴结，有利于肿瘤的诊断、分期和鉴别诊断。主要表现为：① 弥漫浸润型：肠壁弥漫均匀增厚，肠管呈动脉瘤样扩张。② 结节型或息肉型：为单发或多发突向腔内的肿块。③ 溃疡型：肿块本身的缺血坏死形成溃疡，溃疡巨大时可引起肠道穿孔，对应肠管大多无明显狭窄，反而有轻度扩张。脂肪层密度增高且模糊不清，提示肿瘤向邻近器官侵犯。增强扫描肿瘤呈轻至中度强化。

五、内镜检查

胶囊内镜可对小肠进行较为全面的观察，但不能对病变活检，并且容易受到胃肠蠕动、拍摄效果不佳等的影响。双气囊小肠镜提高了小肠原发性淋巴瘤的术前检出率，可直观显示肿瘤形态，并进行活检，成为术前诊断的主要检查手段。

小肠镜下表现主要分为结节型、溃疡型（单发或多发）、肿块型和弥漫浸润型。病变可呈多段性，上述病变可同时出现在患者的不同肠段，同一病灶处亦可出现两种或两种以上形态。结节型表现为病变处肠管黏膜绒毛显示不清甚至消失，部分黏膜皱襞粗大、僵硬、蠕动差，黏膜表面多发结节样或息肉样隆起。溃疡型表现为不规则环形或纵行溃疡，边缘不整齐，周边隆起呈耳郭样或环堤样隆起。肿块型表现为不规则黏膜下隆起，显示为盘状隆起，表面凹陷，边缘被覆正常黏膜。浸润型表现为肠管狭窄或扩张，肠壁蠕动差，黏膜皱襞消失或粗糙不平。

六、诊断和鉴别诊断

小肠淋巴瘤临床表现复杂多样，如果出现不明原因的腹痛、消化道出血、腹部包块和肠梗阻，应警惕小肠淋巴瘤的可能，避免误诊或延迟诊断。小肠造影相对特征性表现为肠管呈动脉瘤样或腊肠样改变，CT 显示肠壁增厚，以黏膜下层和肌层增厚为主，而肠管狭窄不明显，或有肠管扩张。小肠镜取活组织或手术后行病理检查是确定诊断小肠淋巴瘤的金标准。

原发性小肠淋巴瘤诊断标准为：① 无浅表淋巴结肿大。② 无纵隔淋巴结肿大。③ 白细胞计数及分类正常。④ 肝、脾无异常发现。⑤ 病变主要位于小肠肠管及相应肠系膜区域淋巴结。

小肠淋巴瘤应主要与以下疾病进行鉴别。① 克罗恩病：克罗恩病和小肠淋巴瘤均好发于回肠和回盲部，克罗恩病多部位病变更常见，起病隐匿，呈慢性病程。临床表现除腹痛、腹泻及肛门周围病变外，可有肠外症状，如结节性红斑、关节炎及口腔溃疡等。影像学和小肠镜检查病变呈节段性、偏心性分布，纵行溃疡和"卵石征"，肠管多为偏心性狭窄，可有瘘管和窦道形成。小肠镜活检和病理检查是鉴别诊断的关键。② 肠结核：病变也好发于回盲部和回肠。患者有腹痛、腹泻，或腹泻与便秘交替出现，可有发热、盗汗等结核中毒症状。PPD 试验和 T-SPOT.TB 阳性。小肠造影示肠管呈环形狭窄，病变范围相对比较局限，有环形溃疡和结节样增生。CT 扫描肠壁以黏膜层增厚为主，黏膜面强化明显。小肠镜活检和病理检查有助于鉴别诊断。③ 肠型白塞病：好发于回盲部。以反复发作口腔溃疡、外阴部溃疡和眼部疾病为特点，有腹痛、腹泻等消化道症状和皮肤损害。一般以深凿样、硬币样溃疡为相对特征性表现，溃疡边界清楚、锐利，周围黏膜皱襞较柔软。黏膜活检或术后病理可见血管炎表现。④ 小肠癌：临床以腹痛、腹胀等不全肠梗阻表现多见。影像学显示肠管局限性狭窄，肠壁不规则增厚，狭窄两端界限突然、清楚，近端肠管有不同程度扩张。病理检查是鉴别诊断的关键。

第四节 小肠其他恶性肿瘤

一、小肠神经内分泌肿瘤

小肠神经内分泌肿瘤（neuroendocrine tumor of small intestine，NET）是起源于小肠黏膜或黏膜下层的神经内分泌细胞的一类恶性或潜在恶性的肿瘤。国外文献报道较多，约占小肠原发性恶性肿瘤的 25%，国内文献报道相对较少。发病年龄多在 50～70 岁，男性多于女性。回肠多见，占 80%～90%。

（一）病理

小肠神经内分泌肿瘤主要包括神经内分泌瘤（neuroendocrine tumor，NET）和神经内分泌癌（neuroendocrine cancer，NEC）。NET是高分化小肠神经内分泌肿瘤，低度恶性，临床过程比较缓慢。细胞轻到中度异型，核分裂象较少（<20个/10 HPF），相当于以前的类癌和非典型类癌。NEC是低分化NET，包括大细胞NEC和小细胞NEC。高度恶性，侵袭力强，临床发现时多有转移。细胞异型性明显，核分裂象活跃（>20个/10 HPF），相当于以前的大细胞、小细胞神经内分泌癌。混合性腺神经内分泌癌（mixed adeno-neuroendocrine carcinoma，MANEC）为形态学上由腺上皮和神经内分泌细胞两种成分构成的恶性肿瘤。

小肠神经内分泌肿瘤需要免疫组化确诊，具有特异性的是嗜铬蛋白A（chromogranin A，Cg A），其他常用的有突触蛋白（synaptophysin，Syn）、神经元特异性烯醇化酶（neuronal specific enolase，NSE）及CK等。

（二）临床表现

临床表现无特异性。主要表现有上腹部不适、腹痛、腹胀、消化道出血及体重下降等。小肠NET常常引起广泛纤维化，部分患者有肠梗阻表现，也可引起肠系膜根部肿块形成。有类癌综合征（carcinoid syndrome）表现者不足10%。

类癌综合征表现为颜面发红、腹痛、腹泻（腹泻为阵发性水样泻）、哮喘样发作、四肢抽搐及右心功能不全等。出现类癌综合征表明肝灭活5-羟色胺的能力下降，提示类癌可能已经发生肝转移。

（三）实验室检查

血清NSE升高，尿液5-羟吲哚乙酸（5-HIAA）含量升高，外周血5-羟色胺含量升高。

（四）影像学检查

1. 小肠造影　神经内分泌瘤的小肠造影表现类似黏膜下肿瘤，显示小肠腔内类圆形充盈缺损，边界清楚光滑。肿瘤较大时可向腔内外同时生长，显示腔内不规则充盈缺损，局部管腔狭窄，腔外邻近肠管受压移位。腔外生长的肿瘤较大，邻近肠管受压分离，局部小肠显示"空白区"，肠系膜牵拉可引起肠管呈轮辐状排列或肠管扭曲狭窄。神经内分泌癌表现类似小肠癌，可表现为肠管狭窄，肠壁僵硬破坏，黏膜皱襞破坏中断，显示不规则充盈缺损或龛影，局部肠管较固定。

2. CT检查　肿瘤较小时，仅表现为肠壁内小的结节影，容易漏诊。肿瘤较大时，表现为局部肠腔或肠壁内密度不均匀的肿块影，界限不清。也可表现为局限性肠壁不规则增厚、僵硬及肠腔狭窄。当肿瘤侵犯到浆膜和肠系膜时，肠系膜结缔组织反应性增生，在肠壁或肠腔软组织肿块周边出现星芒状索条影。

CT平扫时多为与肠壁相似均匀软组织密度，有时可见小片状稍低密度，钙化少见。增强扫描时病变有不同程度强化。

小肠神经内分泌肿瘤均具有恶性潜能，肿瘤的大小及浸润深度与局部转移及远处播散有关。CT检查可显示病变大小、形态以及肠系膜、腹膜后淋巴结和肝等有无转移。

（五）内镜检查

突向肠腔内的息肉样肿块，表面光滑或不平，或表现为脐样凹陷的黏膜下肿物，局部肠腔有不同程度狭窄，恶性度较高者表现为肠腔不规则狭窄，肠壁僵硬，黏膜表面破坏，结节不平，或有大小不等的溃疡形成。

（六）诊断要点

1. 临床表现　腹痛、腹胀、消化道出血及类癌综合征相关症状等。

2. 血清 NSE 升高。

3. 尿液中 5-HIAA 增多。

4. 病理组织学改变及免疫组化嗜铬蛋白（CgA）阳性，突触蛋白（Syn）阳性是最后确定诊断的依据。

二、小肠黑色素瘤

黑色素瘤是一类起源于神经嵴黑色素细胞的罕见的高度恶性肿瘤。小肠黑色素瘤（melanomas of small intestine）非常罕见，在临床上极易引起误诊和漏诊。本病好发于中老年人，以 50~70 岁多见，也可见于青年，男性多于女性。

小肠黑色素瘤术前诊断困难，误诊率高，恶性程度高，预后差，5 年生存率低于 10%。

（一）病理

当小肠黑色素瘤黑色素含量很少或无色素时，病理诊断易误诊为癌或肉瘤，肿瘤细胞内可见色素颗粒，但出现率仅占 30%~70%，多巴氧化酶反应可证实黑色素的存在。电子显微镜下在肿瘤细胞胞质内找到黑色素小体和黑色素前体。

免疫组化检查可进一步鉴别和明确诊断，最常用的有 HMB-45、S-100 和 Vimentin，三者联合能够提高确诊率。HMB-45 是恶性黑色素瘤的特异性抗体，在诊断方面具有较高的特异度，可达 100%，S-100 的敏感度较高，但特异度不强，对无色素性黑色素瘤有诊断价值。HMB-45 阴性时，Melan-A 阳性也有助于诊断。

（二）临床表现

小肠黑色素瘤的临床症状缺乏特异性，术前诊断困难。以腹痛为主要症状，可伴有恶心、呕吐、果酱色大便及肠套叠等。

（三）实验室检查

有消化道出血时大便潜血试验阳性、血红蛋白降低等贫血表现。

（四）影像学检查

1. 小肠造影 与 GIST 等黏膜下肿瘤表现类似，表现为肠管内类圆形或椭圆形充盈缺损，表面光滑或有溃疡，周围黏膜皱襞直达病变边缘。

2. CT 检查 可见小肠腔内软组织密度影。黑色素瘤典型 CT 表现为"靶心征"或"牛眼征"，肠腔内息肉样肿块，中心有类似溃疡的凹陷性改变。通过图像后处理，多方位观察，可判断肿瘤与周围组织的关系。

（五）内镜检查

小肠黑色素瘤内镜下表现为伴有溃疡及黑色素沉着的结节或黏膜下肿瘤。

（六）诊断要点

原发性小肠黑色素瘤的诊断标准为：① 活检证实小肠黑色素瘤病灶单发；② 确诊时无其他器官原发灶证据，亦无原发性黑色素瘤退化证据；③ 确诊后无病生存期至少 12 个月。

三、胃肠神经外胚层肿瘤

胃肠神经外胚层肿瘤（gastrointestinal neuroec-todermal tumor，GNET）是近年来报道的一种高度恶性肿瘤，可能来源于胃肠道和神经外胚层前体细胞。本病是一种发生在胃肠道、具有与软组织透明细胞肉瘤相似、但缺乏黑色素分化特征的肿瘤，具有独特的形态学、免疫组化及分子学特征，可能为神经外胚层肿瘤的一个特殊类型。

本病罕见，文献报道不足百例。好发于成年人，多数年龄 < 50 岁，平均年龄 35 岁。男女无明显差异。以小肠多见，其次是胃和结肠。肿瘤高度恶性，

预后差，平均生存期 32 个月。

（一）病理

肿瘤大体形态呈息肉样生长的实体性肿块，质硬，切面灰红色，可伴有黏膜溃疡、灶状出血及坏死。组织学表现上肿瘤细胞呈上皮样、卵圆形、梭形，细胞质嗜酸或透明，细胞核呈圆形或卵圆形，核仁不明显或有小核仁，部分病例肿瘤组织内有破骨细胞样多核巨细胞。肿瘤细胞呈弥漫片状或巢状分布。

免疫组化检查肿瘤细胞 vimentin、SOX10 和 S-100 蛋白弥漫阳性表达，部分神经内分泌标志物 Syn、NES 及 CD56 不同程度阳性。黑色素标志物 HMB-45、melan-A 阴性，间质瘤标志物 CD117、DOG-1、CD34 阴性，神经元分化标志物 NeuN 抗体阴性。

（二）临床表现

患者临床表现无特殊性，表现为腹痛、腹胀、呕吐等肠梗阻表现，也可出现腹部肿块、体重减轻、贫血、乏力、低热、腹部不适及黑便，易出现肝和淋巴结转移。

（三）实验室检查

无特殊报道。

（四）影像学和内镜检查

类似于 GIST 等黏膜下肿瘤。小肠造影表现为肠管内类圆形或椭圆形充盈缺损，表面光滑或有溃疡。CT 表现为小肠腔内软组织密度肿块样影。

第五节　小肠转移瘤

全身其他脏器的原发性恶性肿瘤细胞可通过直接侵犯、腹腔内播散、血行转移和淋巴转移途径而侵及小肠，形成小肠转移瘤（small bowel metastases），以血行转移和腹腔内播散较多见。直接侵犯转移的恶性肿瘤常来源于结肠、胰腺、胃和卵巢，肿瘤细胞通过组织间隙向周围蔓延，侵犯邻近肠道。腹腔内播散或腹膜种植转移的恶性肿瘤亦常来源于胃、结肠、胰腺、卵巢和子宫等。肿瘤累及浆膜层后脱落到腹水中，随着腹水的流动存积在腹腔和盆腔的陷窝或皱褶处继续生长，而产生腹膜、网膜种植转移，继而侵及小肠。血行转移比淋巴转移更多见，一般来自远隔脏器的恶性肿瘤，如肺癌、乳腺癌和黑色素瘤等。

一、病理

腹腔其他脏器的恶性肿瘤直接侵犯小肠，腹膜和网膜种植性转移也可累及小肠，病理可见与原发肿瘤一致的组织学和免疫组化改变。

二、临床表现

临床表现有腹痛、肠梗阻、消化道出血、腹部包块、肠穿孔和腹膜炎等。

腹痛是最常见的症状，多位于中下腹部及肚脐周围，亦可见于上腹部。腹痛为钝痛、隐痛或胀痛，餐后可加重。随着病情进展，肿瘤浸润肠管，导致肠腔狭窄，引起肠梗阻，患者出现持续性剧烈绞痛，阵发性加重，并出现腹胀、恶心、呕吐以及停止排气、排便等肠梗阻症状。

消化道出血较常见，由肿瘤表面糜烂、溃疡或坏死所致。可表现为大便潜血试验阳性，较大量出血时可见黑便、柏油样便。

部分患者可触及腹部包块，大小不一，形态多不规则，有轻度压痛。随着病情进展，活动度逐渐减小，最后完全固定。

肠穿孔和腹膜炎少见，多在肠梗阻的基础上发展为肠穿孔，部分患者由于肿瘤病变坏死、破溃、感染而致穿孔。急性穿孔可引起弥漫性腹膜炎，病死率极高。慢性穿孔可发生肠管之间粘连、脓肿、肠瘘等。

小肠转移瘤患者可有低热、乏力、贫血、纳差、腹胀、腹泻、消瘦等，晚期出现恶病质。

三、实验室检查

血常规检查可显示贫血、红细胞沉降率（erythrocyte sedimentation rate，ESR）加快、大便潜血试验阳性及低蛋白血症等异常表现。肿瘤标志物可升高。如果有腹水，实验室检查可见肿瘤细胞。

四、影像学检查

1. 小肠造影　可表现为单发或多发结节状类圆形或半圆形充盈缺损；单发或多发肠管偏心性狭窄，肠壁僵硬，伴节段性扩张；多发弧形压迹，相邻部位肠管显示大小不等的"空白区"，肠管粘连固定；广泛的腹膜转移可使肠管大范围粘连固定，如冰冻状。

2. CT检查　肿块与肠壁间隙消失，肠壁增厚，边缘不光滑；肠壁内大小不等结节，增强扫描病变可强化，多为与小肠等密度的病灶，也可为低密度和高密度；小肠壁肠系膜侧可见压迹或软组织肿块影；肠壁增厚，肠腔狭窄，伴有不同程度肠梗阻；腹膜种植转移多表现为肠壁增厚、僵硬的肠袢被包绕在较大的肠系膜肿块内，呈网膜饼状改变；腹腔内积液，腹膜、网膜及肠系膜广泛增厚、结节样肿

块；原发肿瘤的征象，以及与原发肿瘤相连的不规则团块影。

五、内镜检查

对于十二指肠和近端空肠转移瘤可选用小肠镜进行检查并取活检。远端空肠和回肠由于位置较深，加之小肠转移瘤多伴有肠粘连，小肠镜检查难以到达病变部位，诊断较为困难。远端回肠可用结肠镜检查。腹腔镜检查可直观地发现腹腔内病变，并取活检确诊。

小肠转移瘤的内镜表现为肠管内多发形态相似的隆起性病变，中央可有凹陷；肠腔内单发隆起，表面多被覆正常黏膜，部分表面可见溃疡；环周生长的肿物可引起肠腔狭窄，肠壁僵硬，表面可被覆正常黏膜，内镜通过困难。

六、诊断要点

小肠转移性肿瘤的诊断标准为：① 原发肿瘤部位明确；② 临床表现提示小肠病变的症状和体征；③ 原发和转移性肿瘤属于不同器官；④ 经腹腔镜或剖腹探查证实；⑤ 经病理组织学证实，原发性和转移性肿瘤的组织学特征相同。多数小肠转移瘤患者的组织学证据较难获得，主要依靠影像学诊断。

病例介绍

病例1　女，75岁。

病史：间断大便潜血试验阳性2年，加重2周，伴乏力、气短，无腹痛、腹泻。体重下降5 kg。体格检查：无异常表现。实验室检查：血红蛋白下降（104 g/L）。辅助检查：消化道造影提示十二指肠与空肠交界处隆起性病变，癌可能。CT提示十二指肠与空肠交界处恶性占位病变。小肠镜提示十二指肠升部隆起、狭窄，癌可能。行开腹探查，空肠肿瘤

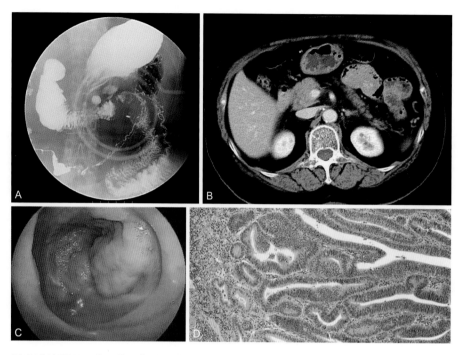

图 2-1 小肠癌。A. 消化道造影显示十二指肠与空肠交界处半圆形充盈缺损。B. CT 示空肠起始处不规则团块突向腔内，大小约 4.3 cm × 2.5 cm，密度均匀，增强后明显强化。C. 小肠镜可见十二指肠升部偏心性狭窄，黏膜表面结节不平。D. 病理提示高分化管状腺癌（HE 染色）

根治术。术后病理诊断：十二指肠与空肠交界处高分化腺癌，侵及黏膜肌层（图 2-1）。

病例 2 女，52 岁。

病史：间断上腹痛 11 个月，加重 2 周，为上腹部烧灼样疼痛，伴反酸、呕吐，有时向背部放射，多于进食后出现。体格检查：未见异常。实验室检查：血红蛋白下降（107 g/L）。辅助检查：小肠造影提示空肠癌。CT 提示空肠癌可能，可疑肠系膜淋巴结转移。行腹腔镜探查，空肠癌根治术。术后病理诊断：中低分化腺癌，部分呈黏液腺癌结构，周围淋巴结可见癌转移（图 2-2）。

病例 3 男，54 岁。

病史：间断腹痛 7 年，为右上腹隐痛，进食后加重。体格检查：右中腹部有压痛。实验室检查：

血红蛋白下降（117 g/L），大便潜血试验呈弱阳性。辅助检查：CT 示空肠局部增厚，空肠癌可能。小肠造影提示空肠癌。行腹腔镜探查，开腹小肠癌根治切除术。术后病理诊断：空肠溃疡型中分化腺癌，肠周淋巴结未见癌转移（图 2-3）。

病例 4 男，61 岁。

病史：间断便血 20 年，腹痛伴大便性状改变 1 年。腹痛为脐周疼痛，多于进食后发生，伴腹胀，体重下降 10 kg。体格检查：生命体征平稳，下腹部有轻压痛，未触及包块。实验室检查：血红蛋白下降（106 g/L），大便潜血试验呈阳性。辅助检查：小肠造影提示回肠癌可能。CT 示右下腹小肠病变。小肠镜提示回肠下段癌。行腹腔镜探查，开腹小肠癌根治术。术后病理诊断：回肠溃疡型中分化腺癌，部分呈黏液腺癌分化，周围淋巴结可见癌转移（图 2-4）。

图 2-2 小肠癌。A. 小肠造影显示空肠上段管腔狭窄，管壁僵硬、破坏，边缘不整，病变两端界限突然，呈"果核征"。B、C. CT 示左上腹空肠起始段局部管壁增厚，肠腔可见软组织密度影，增强扫描可见不均匀强化，肠系膜可见肿大淋巴结。D. 病理提示中低分化腺癌，部分呈黏液腺癌结构（HE 染色）

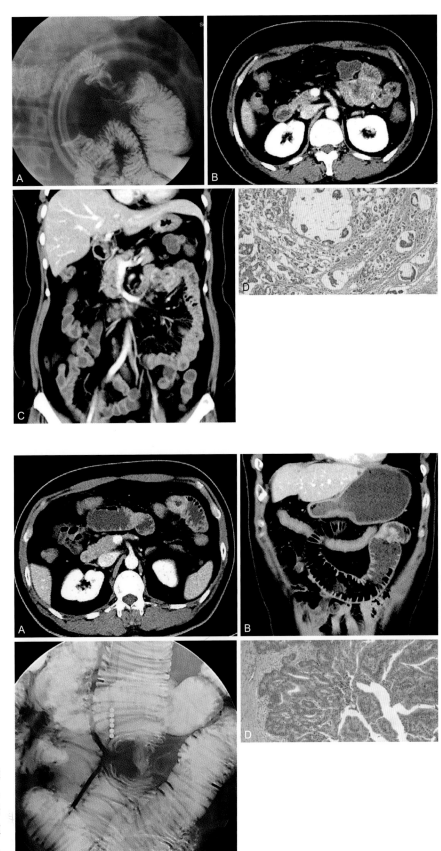

图 2-3 小肠癌。A、B. CT 示空肠上段肠壁局限性增厚，增强扫描呈中度强化，病变近段空肠扩张。C. 小肠造影显示空肠中段狭窄，管壁僵硬，黏膜皱襞破坏，病变两端界限突然，呈"果核征"。D. 病理提示中分化腺癌（HE 染色）

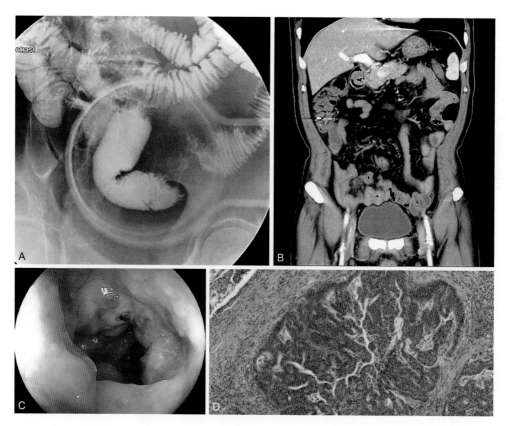

图 2-4　小肠癌。A. 小肠造影显示回肠下段管腔狭窄，管壁僵硬、破坏，见不规则龛影，周围黏膜皱襞破坏、中断，病变两端界限突然，近端肠管扩张。B. CT 显示右下腹局部小肠肠壁增厚、强化，浆膜面光整。C. 小肠镜可见回肠环周肿物，表面见不规则溃疡形成，覆污秽苔，周边黏膜隆起，肠腔狭窄。D. 病理提示中分化腺癌（HE 染色）

病例 5　男，50 岁。

病史：患者半年前无明显诱因出现上腹部胀痛，持续半小时可自行缓解，进食生冷、辛辣刺激食物后腹痛加重，当地医院对症治疗后略有好转。此后腹痛反复发作，偶有嗳气。2 周前出现黑便，每天 1 次，为成形黑便，体重下降 3 kg。体格检查：未见异常。实验室检查：血红蛋白下降（91 g/L），血清铁下降（1.6 μmol/L）。辅助检查：小肠造影提示空肠癌。CT 提示空肠局限肠壁增厚。小肠镜提示空肠癌。行开腹探查，粘连松解，小肠癌根治术。术后病理诊断：空肠溃疡型中分化腺癌（图 2-5）。

病例 6　女，56 岁。

病史：间断黑便 9 天。体格检查：眼结膜略苍白，余无异常。实验室检查：血红蛋白下降（67 g/L）。辅助检查：胃镜示十二指肠升部隆起，诊断十二指肠 GIST。小肠造影提示十二指肠升部黏膜下肿瘤。CT 示左上腹肿物，与十二指肠关系密切，GIST 可能。行腹腔镜十二指肠肿物切除。术后病理诊断：GIST，梭形细胞型，NIH 危险度分级：低度危险（图 2-6）。

病例 7　男，36 岁。

病史：反复黑便 20 余天，为成形黑便。伴晕厥、心悸、乏力、出汗。体重下降 3 kg。体格检查：体温 36.9 ℃，脉搏 72 次 / 分，呼吸 21 次 / 分，血压 127/72 mmHg，贫血貌，心、肺及腹部无异常体征。实验室检查：血红蛋白下降（57 g/L），大便

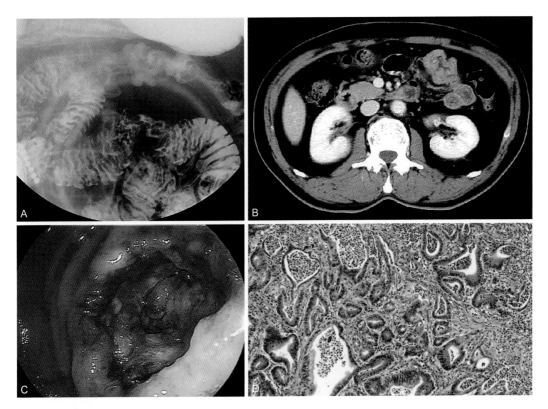

图 2-5 空肠癌。A. 小肠造影显示空肠上段不规则狭窄，管壁僵硬破坏，边缘不整，黏膜皱襞破坏、紊乱，可见不规则龛影和结节状充盈缺损。B. CT 显示左上腹空肠上段肠壁不规则增厚、强化。C. 小肠镜可见空肠上段浸润性病变，环周生长，表面见不规则深大溃疡，底部结节不平，覆黄白苔，活检质硬、脆。D. 病理提示中分化腺癌（HE 染色）

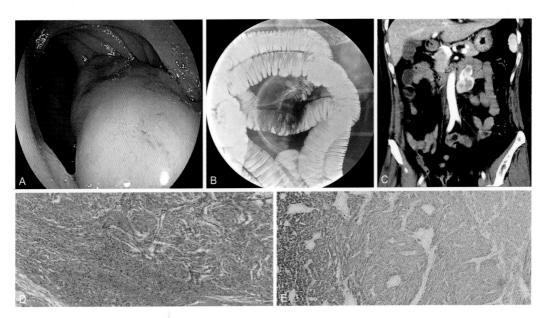

图 2-6 十二指肠 GIST。A. 内镜见十二指肠升部椭圆形隆起，表面见红斑，未见溃疡，活检质软，易出血。B. 小肠造影显示十二指肠升部椭圆形充盈缺损，部分突向腔外，相邻肠管受压。C. CT 示左上腹见分叶状肿物向肠腔内外生长，边界清晰，增强扫描不均匀强化。D、E. 病理提示 GIST（HE 染色，图 D），CD117（＋）（免疫组化染色，图 E）

潜血试验阳性。辅助检查：小肠造影提示空肠GIST可能。CT提示空肠占位，间质瘤可能。小肠镜提示空肠上段黏膜下隆起伴溃疡形成和出血，GIST可能。行腹腔镜探查，开腹小肠GIST切除术。术后病理诊断：胃肠道间质瘤，梭形细胞型，NIH危险度分级：低度危险（图2-7）。

病例8　男，71岁。

病史：患者1周前无明显诱因出现黑色水样便，每天3～4次，伴出汗。体格检查：体温37.2℃，脉搏106次/分，呼吸16次/分，血压139/62 mmHg。贫血貌，心、肺及腹部无异常体征。实验室检查：血红蛋白下降（65 g/L），大便潜血试验阳性。辅助检查：小肠造影提示空肠上段GIST可能。CT考虑空肠GIST可能。行腹腔镜探查，开腹小肠部分切除术。术后病理诊断：GIST，上皮样型，NIH危险度分级：低度危险（图2-8）。

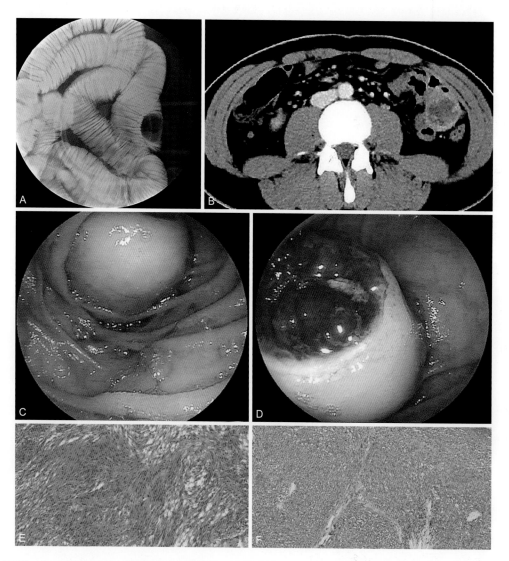

图2-7　空肠GIST。A. 小肠造影示空肠椭圆形充盈缺损，边缘光滑。B. CT示左腹部空肠可见分叶状软组织肿物向腔内外生长，边界清，增强扫描明显不均强化。C、D. 小肠镜空肠上段可见黏膜下肿物，顶端有深大溃疡及鲜红色血迹。E、F. 病理提示GIST（HE染色，图E），DOG-1（＋）（免疫组化染色，图F）

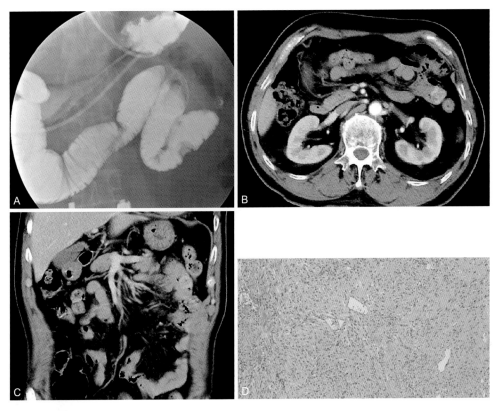

图 2-8　空肠 GIST。A. 小肠造影示空肠起始段半圆形充盈缺损，边缘光滑。B、C. CT 示左上腹空肠局部腔内可见结节影，不均匀强化。D. 病理提示 GIST（HE 染色）

病例 9　女，82 岁。

病史：间断黑便 3 个月，为成形黑便，伴里急后重、恶心、头晕、心悸。体格检查：生命体征平稳，结膜略苍白，心、肺及腹部无异常体征。实验室检查：血红蛋白下降（81 g/L），大便潜血试验阳性。辅助检查：小肠造影提示空肠上段隆起性病变，间质瘤可能。CT 示小肠占位性病变，间质瘤可能。行腹腔镜探查，开腹空肠肿瘤切除术。术后病理诊断：GIST，NIH 危险度分级：中度危险（图 2-9）。

病例 10　女，42 岁。

病史：间断黑便 2 年，为黑色柏油样稀便，伴头晕、心悸、乏力、出汗、一过性黑蒙。体格检查：生命体征平稳，结膜略苍白，余未见异常。实验室检查：血红蛋白下降（62 g/L），大便潜血试验弱阳性。辅助检查：小肠造影提示空回肠交界间质

瘤（腔外型）。行腹腔镜下小肠部分切除术。病理诊断：GIST，NIH 危险度分级：低度危险（图 2-10）。

病例 11　女，64 岁。

病史：黑便、低热 2 个月余，体温最高 38℃，伴全身乏力、贫血、食欲减退、消瘦（体重下降 20 kg）。体格检查：体温、脉搏、呼吸、血压正常，腹部手术瘢痕（既往子宫肌瘤术后），腹软，无压痛及反跳痛，右下腹可触及 10 cm×8 cm 肿物，质韧。实验室检查：血红蛋白下降（78 g/L），大便潜血试验阴性，血清白蛋白降低。辅助检查：CT 示盆腔肿物，间质瘤？盆腔结节及左上腹肿物——转移？小肠造影提示小肠外生型间质瘤可能。行开腹探查，粘连松解，腹腔多发肿物切除。术中见腹腔内少量血性腹水，下腹部实性肿物，周围被小肠、肠系膜及右侧附件包裹，大

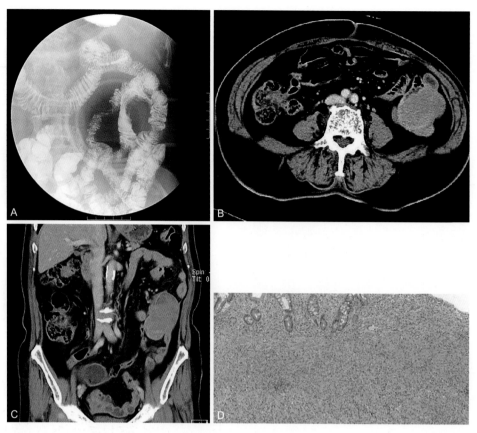

图 2-9 GIST（腔外型）。A. 小肠造影示空肠椭圆形充盈缺损，主要突向腔外，显示"空白区"，肠壁边缘欠光滑。B、C. CT 左侧小肠见软组织肿块向肠腔内外突出，边界清，呈分叶状，增强后病灶不均匀强化。D. 病理提示 GIST（HE 染色）

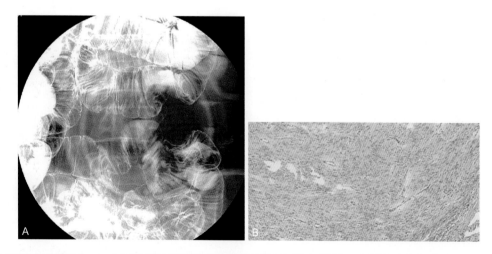

图 2-10 小肠 GIST（腔外型）。A. 小肠造影显示空回肠交界处肠椭圆形充盈缺损，主要部分突向腔外，相邻肠管受压，显示"空白区"，边缘较光滑。B. 病理提示 GIST（HE 染色）

网膜内实性肿物约 4 cm，乙状结肠系膜表面实性肿物，约 1 cm。肿物大小 12 cm×10 cm×8 cm，中心破裂，有陈旧血性液体。肿物起源于空

肠上段。术后诊断空肠 GIST 破裂，腹腔多发种植转移。术后病理诊断：空肠 GIST，NIH 危险度分级：高度危险（图 2-11）。

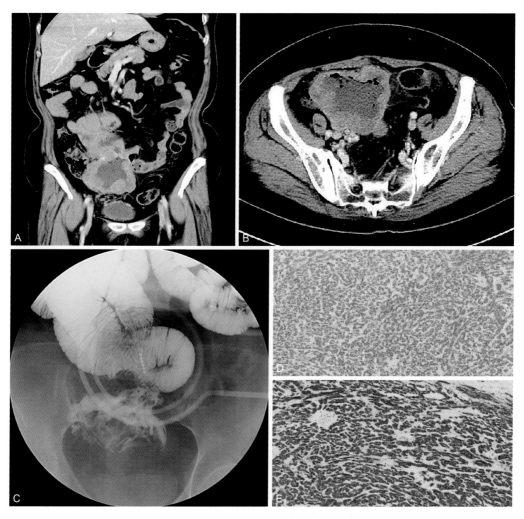

图 2-11　小肠 GIST（腔外型）。A、B. CT 显示盆腔内右侧可见不规则巨大肿块，壁厚薄不均匀，其内可见液性密度影及气体密度影，增强扫描壁呈不均匀环状强化，与周围肠管分界不清，周围脂肪间隙尚清晰。C. 小肠造影显示下腹部小肠半圆形充盈缺损，造影剂流向肠腔外，显示不规则巨大囊腔，边缘不光滑。D、E. 病理提示 GIST（HE 染色，图 D），CD117（＋）（免疫组化染色，图 E）

病例 12　男，57 岁。

病史：间断发热 8 个月，腹痛、腹胀 1 个月，体温最高达 39 ℃。5 个月前再次出现发热，伴腹泻，为黄色稀水样便，每日 4～5 次。1 个月前再次出现发热，伴右下腹疼痛、腹胀，为持续性疼痛，

体重下降 10 kg。体格检查：T 36.2 ℃，脉搏 108 次/分，呼吸 20 次/分，血压 120/70 mmHg。营养不良，全身浅表淋巴结无肿大，腹部略膨隆，右下腹可触及约 7 cm×10 cm 包块，质韧，不活动，有压痛。实验室检查：血红蛋白下降（101 g/L），大便

潜血试验阳性。ESR 加快（35 mm/h），CRP 升高（2.13 mg/L）。CA125 升高（73.79 U/ml），白蛋白下降（23.9 g/L）。腹部 B 超：肝大、脾大，腹膜弥漫增厚伴腹腔少量积液，右中下腹肠壁增厚，腹腔及腹膜后多发淋巴结肿大，考虑淋巴瘤可能。小肠造影示淋巴瘤可能。CT 考虑淋巴瘤可能（图 2-12）。手术：腹腔镜探查，腹腔内广泛粘连，行大网膜活检。病理诊断：非霍奇金淋巴瘤，成熟 B 细胞型。

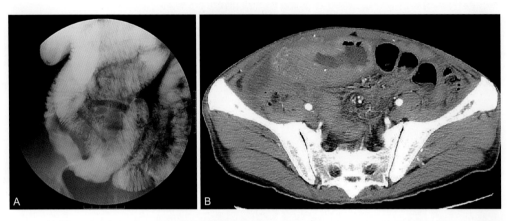

图 2-12　淋巴瘤。A. 小肠造影示空肠中下段肠管腊肠样改变，肠壁边缘不整，黏膜皱襞破坏消失，局部肠管固定，范围 10 cm。B. CT 示右下腹小肠管管壁增厚，最厚处达 1.2 cm，肠腔不窄，增强扫描可见轻度强化，局部肠系膜密度增高，见软组织密度影，肠系膜血管受包绕改变

病例 13　男，67 岁。

病史：患者 6 个月前无明显诱因出现阵发性腹部隐痛，偶有向后背放射，伴腹胀。5 个月前症状加重，当地医院诊断为"功能性胃肠病"，给予抑酸及促动力药治疗，效果不佳。此后上腹胀痛症状加重，大便次数减少，每 3～4 天一次。8 天前上腹部疼痛加重，排气、排便减少，食欲不佳，体重下降 15 kg。体格检查：体温 36.5 ℃，脉搏 88 次 / 分，呼吸 14 次 / 分，血压 108/77 mmHg。全身浅表淋巴结无肿大，心、肺无异常，腹部膨隆，上腹部深压痛，无肌紧张及反跳痛，未触及包块，肠鸣音正常。实验室检查：白细胞增多（12.04×10⁹/L），血红蛋白下降（106 g/L）。凝血酶原时间延长，凝血酶原活动度下降。ESR 加快，CRP 升高。血清总蛋白和白蛋白下降。辅助检查：CT 提示左上腹空肠病变。小肠造影提示空肠上段病变，淋巴瘤可能。小肠镜诊断空肠多发溃疡，淋巴瘤可能。小肠黏膜活检病理提示空肠恶性淋巴瘤。患者在血液科治疗。4 个月后做外科手术，行腹腔镜探查，开腹部分小肠切除术。术中可见左上腹小肠粘连，近端小肠扩张、肠壁增厚，距离屈氏韧带 50 cm 处可见直径 2 cm 肿物，将狭窄及肿瘤一起切除。术后病理诊断：小肠单形性嗜上皮性肠道 T 细胞淋巴瘤，肠周淋巴结未见肿瘤累及（图 2-13）。

病例 14　男，69 岁。

病史：患者 1 个月前无明显诱因出现右中上腹痛，进食后加重，持续约 1 小时自行缓解，每日发作 4～5 次，无发热、腹泻等症状，体重下降约 15 kg。既往史：患高血压 6 年，血压最高 150/100 mmHg，药物治疗；患 2 型糖尿病 5 年，药物治疗；慢性心衰病史 5 年。体格检查：体温、脉搏、呼吸、血压正常，全身浅表淋巴结无肿大，心、肺无异常，腹部柔软，全腹压痛，无反跳痛，未触及包块。实验室检查：血红蛋白下降（109 g/L），大便潜血试验阳性。尿酮体（+++）。凝血酶原时间延长，凝血酶

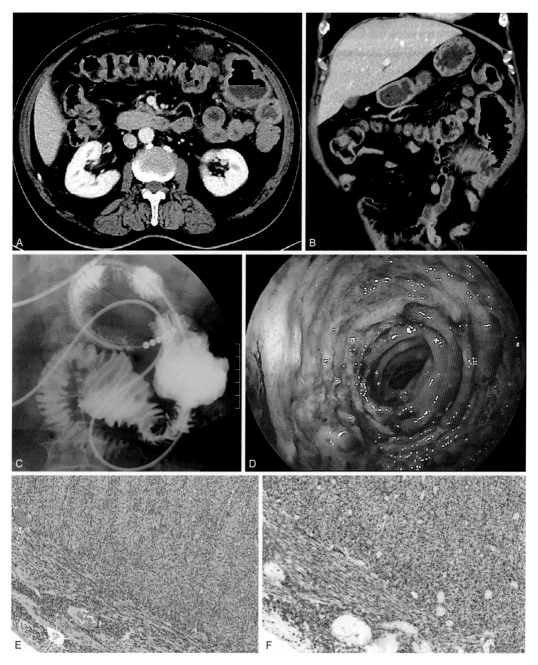

图 2-13 空肠淋巴瘤。A、B. CT 可见左上腹部空肠部分肠管扩张，管壁增厚、强化，浆膜面模糊，周围肠系膜见多发轻度肿大淋巴结。C. 小肠造影显示空肠上段两处肠管呈动脉瘤样扩张，近端轮廓不光滑，两端肠管之间管腔略窄，黏膜皱襞紊乱。D. 小肠镜可见不规则大溃疡，环周分布，被覆白苔，周边黏膜红肿，活检质脆、易出血。E、F. 病理诊断小肠单形性嗜上皮性肠道 T 细胞淋巴瘤（HE 染色，图 E），CD56（＋）（免疫组化染色，图 F）

原活动度降低，血清总蛋白和白蛋白降低。辅助检查：B 超示左颈部淋巴结肿大。胸部 CT 示双肺多发结节，纵隔及肺门多发小淋巴结。小肠造影提示空、回肠多发溃疡，性质待定。CT 提示小肠壁节段性增厚。小肠镜提示空肠多发溃疡，性质待定。小肠镜活检、颈部淋巴结活检、肺穿刺活检病理均提示 B 细胞淋巴瘤。化疗过程中发生肠穿孔，行开腹探查，小肠部分切除。术中见中等量腹水，小肠散在分布数十个肿瘤，距离屈氏韧带 20 cm 处合并穿孔，切除病变集中的肠管约 2 m。术后病理诊断：非霍奇金淋巴瘤，弥漫性大 B 细胞淋巴瘤，非特指型，生发中心起源，淋巴结可见肿瘤累及（图 2-14）。

病例 15 男，27 岁。

病史：患者 3 个月前无明显诱因出现食欲减退，伴恶心、间断呕吐。呕吐物为胃内容物，伴乏力。1 个月前纳差、乏力加重，体重下降 7.5 kg。既往史：患者 1 年前因急性阑尾炎、肠梗阻于外院行剖腹探查，术中发现回肠末端憩室穿孔。切除阑尾及肠管，病理示急性化脓性阑尾炎，伴腔内粪石，回肠溃疡组织伴穿孔，克罗恩病可能（2 周前我院病理科会诊，示回肠病变不除外淋巴瘤）。体格检查：生命体征平稳，营养不良，贫血貌，全身浅表淋巴结无肿大，心、肺无异常，右下腹见手术瘢痕，腹平软，右下腹有压痛，未触及包块。实验室检查：白细胞减少（2.7×10^9/L），红细胞减少（3.37×10^{12}/L），血红蛋白下降（73 g/L）。大便潜血试验阳性。血清总蛋白和白蛋白减少。辅助检查：CT 示末段回肠肠壁增厚，肠管扩张。小肠造影提示末段回肠淋巴瘤？肠镜见末端回肠巨大溃疡，淋巴瘤可能。住院过程中因肿瘤穿孔行手术治疗。术中见腹腔内约 500 ml 胆汁样腹水伴少量食糜，松解与网膜、腹壁粘连的肠管，见右下腹小肠聚集成团，穿孔位于肿瘤处，与乙状结肠、右侧输尿管、盆腔腹膜粘连，行病变肠管及回盲部切除。术后病理诊断：结外 NK/T 细胞淋巴瘤，鼻型（图 2-15）。

病例 16 男，71 岁。

病史：患者 15 天前无明显诱因上腹持续性疼痛。5 天前腹痛加重，伴腹胀、恶心、呕吐，呕吐胃内容物，停止排气、排便，纳差、乏力。体格检查：生命体征平稳，浅表淋巴结无肿大，腹软，右下腹可触及包块，大小约 10 cm×10 cm，质硬，加压后不活动，无压痛。实验室检查：血红蛋白下降（96 g/L），CA125 升高（112.1 U/ml），总蛋白和白蛋白降低。凝血酶原时间延长，凝血酶原活动度下降。辅助检查：CT 示右下腹占位性病变。小肠造影示末段回肠浸润性病变，淋巴瘤可能。手术：开腹探查，粘连松解，扩大回盲部切除术。术中见腹腔内较多黄色腹水，小肠广泛扩张，末端回肠病变沿着肠管及系膜浸润生长，使末端回肠粘连成团，并侵及腹壁、盆腔、膀胱及乙状结肠。下腹壁及网膜多发结节。术后病理诊断：回肠弥漫性大 B 细胞淋巴瘤，非特指型，非生发中心起源，肿瘤穿透浆膜，肠系膜淋巴结可见肿瘤累及（图 2-16）。

病例 17 女，63 岁。

病史：间断腹痛、呕吐 2 年，加重伴腹泻半年。腹痛为阵发性，伴恶心、呕吐，呕吐物为食物残渣及胆汁，偶有黑色咖啡样物，约每 4 个月发作一次。1 年半前腹痛发作频繁，每 1~2 个月发作一次。半年前腹痛阵发性加剧，持续数分钟后缓解，进食后加重，后伴有腹泻，为稀水样便，便后腹痛缓解，无发热，体重下降 8 kg。体格检查：体温、脉搏、呼吸、血压正常，浅表淋巴结无肿大，腹软，左侧腹部和右下腹有压痛，无反跳痛，未触及包块。实验室检查：CA125 升高（72.67 U/ml）。辅助检查：B 超示浅表淋巴结无肿大。小肠造影提示空肠上段病变？回肠下段淋巴瘤可能。CT 提示小肠节段性病变，淋巴瘤可能，肠系膜多发肿大淋巴结。小肠镜可见空肠上段局限性肠壁增厚，伴肠腔轻度狭窄；回肠下段狭窄，伴多发白色瘢痕。活检病理提示高度可疑淋巴瘤。行开腹探查，粘连松解，病变小肠切除。术中见空肠距离屈氏韧带 40 cm 和回肠距离回盲瓣 30 cm 两处病变，肠管弥漫增厚，病变两端相对狭窄，肠系膜根部多发肿大淋巴结。术后病理诊断：空肠、回肠非霍奇金淋巴瘤，MALT 型（图 2-17）。

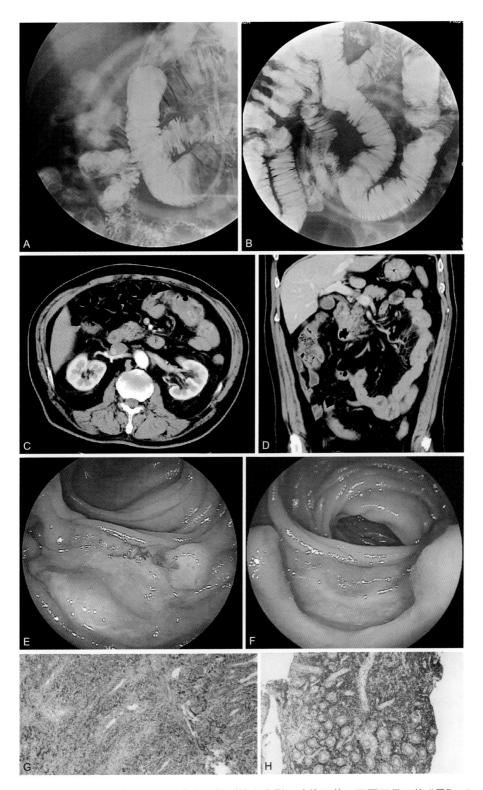

图 2-14　淋巴瘤。A、B. 小肠造影显示空肠及回肠多发不规则较大龛影，边缘不整，周围可见环状"晕"。C、D. CT 可见左侧腹部小肠多发节段性肠壁增厚，可见明显强化，局部系膜脂肪密度增高。E、F. 小肠镜可见空肠多发环形、不规则形溃疡，环1/3 或 1/2 管腔，边界清楚，周围黏膜呈环堤样隆起，底部平坦，覆黄白苔，活检质软。G、H. 病理提示弥漫性大 B 细胞淋巴瘤，非特指型（HE 染色，图 G），CD20（＋）（免疫组化染色，图 H）

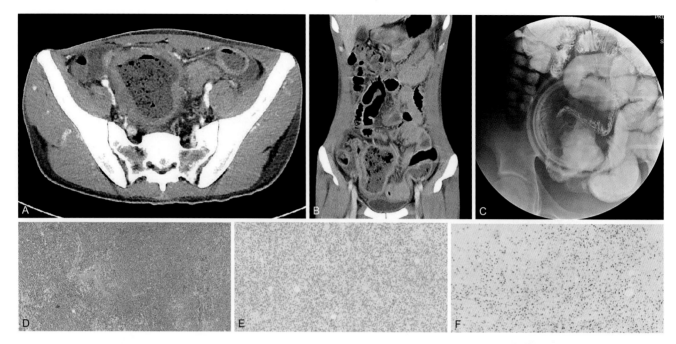

图 2-15　小肠淋巴瘤。A、B. CT 示盆腔内回肠末端局部肠管明显扩张，肠壁增厚、强化，周围脂肪间隙模糊。C. 小肠造影示末端回肠局部扩张，形成 6 cm×4.3 cm 巨大囊腔，边缘不整，与肠管相通，局部肠管固定。病理诊断：结外 NK/T 细胞淋巴瘤，鼻型（HE 染色，图 D），CD8（+）（免疫组化染色，图 E），EBER（+）（原位杂交检测，图 F）

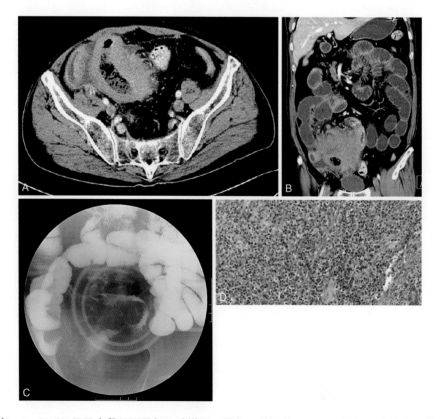

图 2-16　小肠淋巴瘤。A、B. CT 显示末段回肠局部肠壁增厚、强化，范围约 11 cm，局部肠腔扩张，浆膜面毛糙，系膜见软组织团块影。C. 小肠造影显示末段回肠不规则狭窄，肠壁边缘不整，部分黏膜皱襞破坏，局部肠管固定。D. 病理提示弥漫大 B 细胞淋巴瘤（HE 染色）

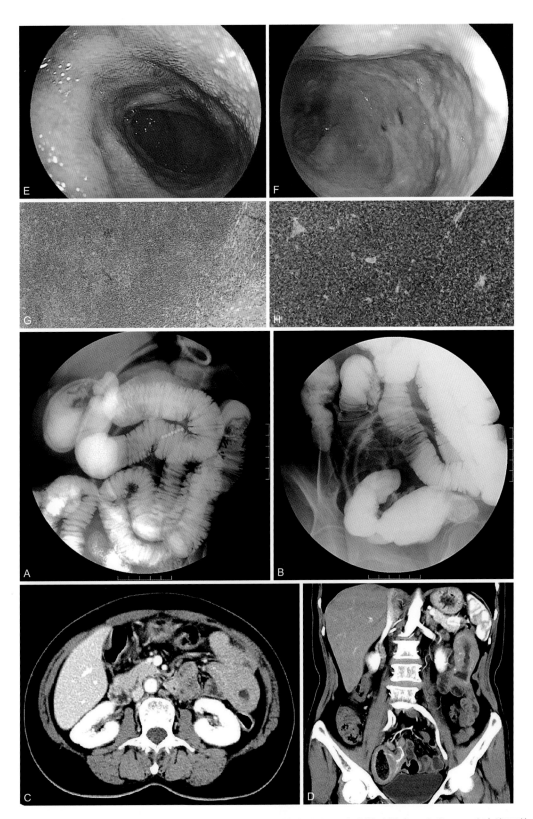

图 2-17 空肠及回肠淋巴瘤。A、B. 小肠造影显示空肠上段局部管腔略窄，黏膜皱襞增宽、紊乱，肠壁边缘不整；回肠下段肠管狭窄、扩张，轮廓不光滑。C、D. CT 显示左上腹可见较长范围肠壁均匀增厚、强化，局部系膜见片状软组织影，轻度强化；右下腹小肠局部扩张，管壁略增厚。E、F. 小肠镜空肠上段局限性肠壁环周增厚，表面不平，绒毛消失，质韧；回肠下段环周狭窄，近端黏膜粗糙不平，可见糜烂，活检质韧、易出血。G、H. 术后病理诊断非霍奇金淋巴瘤，MALT 型（HE 染色，图 G），CD20（＋）（免疫组化染色，图 F）

病例 18 男，61 岁。

病史：患者半个月前无明显诱因出现腹胀、食欲不振，伴皮肤及巩膜黄染、皮肤瘙痒，小便逐渐呈深黄色，大便偶有发白，无发热、恶心、呕吐、腹泻、便血。体重下降 10 kg。体格检查：体温 36.9 ℃，脉搏 72 次 / 分，呼吸 19 次 / 分，血压 90/68 mmHg。精神不振，皮肤、巩膜黄染。心、肺及腹部无异常体征。实验室检查：凝血酶原时间延长，凝血酶原活动度下降，国际标准化比值升高。总胆红素升高（271 μmol/L），直接胆红素升高（214.3 μmol/L），总胆汁酸升高（58.2 μmol/L），碱性磷酸酶升高

（182.0 U/L）。血清总蛋白下降（34.5 g/L），白蛋白下降（21.7 g/L），γ-GT 升高（112 U/L）。CA19-9 升高（104.1 U/ml），神经元特异性烯醇化酶略升高（18.23 ng/ml）（正常＜17 ng/ml）。辅助检查：CT 诊断十二指肠降部与胰头区病变，恶性可能，胆总管受累，继发胆系及胰管扩张，门静脉癌栓，上腹部肿大淋巴结。行腹腔镜探查，开腹十二指肠切除术。术中可见大网膜与右侧腹壁粘连，十二指肠降部质硬肿物，界限不清，固定，直径 5 cm。术后病理诊断：十二指肠神经内分泌癌，大细胞型（图 2-18）。

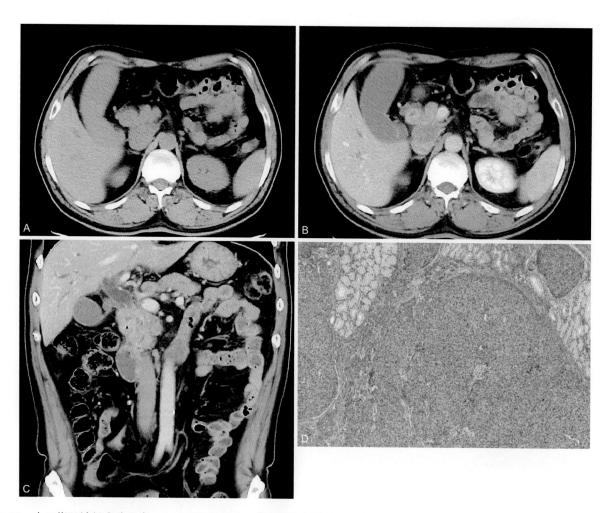

图 2-18 十二指肠神经内分泌癌。A～C. CT 显示十二指肠降部与胰头区不规则软组织块影，边界不清，增强扫描不均匀强化，局部十二指肠壁增厚，周围见肿大淋巴结，继发胆系扩张。D. 病理诊断神经内分泌癌，大细胞型（HE 染色）

病例 19　男，46 岁。

病史：患者 7 年前无明显诱因出现间断黑便，每天 1 次，为黑色不成形便。进食辛辣刺激食物后出现腹泻，每天 3 次，为黄色水样便，未诊治。12 天前患者出现便血 2 次，粪便表面附着鲜血，无头晕、乏力等。体格检查：体温 36.6 ℃，脉搏 80 次 / 分，呼吸 14 次 / 分，血压 135/78 mmHg。全身浅表淋巴结无肿大，无异常体征。实验室检查：血红蛋白下降（116 g/L）。辅助检查：腹部超声提示空肠占位。CT 诊断空肠上段占位病变。小肠镜诊断空肠上段肿物，GIST? 活检病理诊断：空肠神经内分泌瘤 2 级（NET，G2）（图 2-19）。

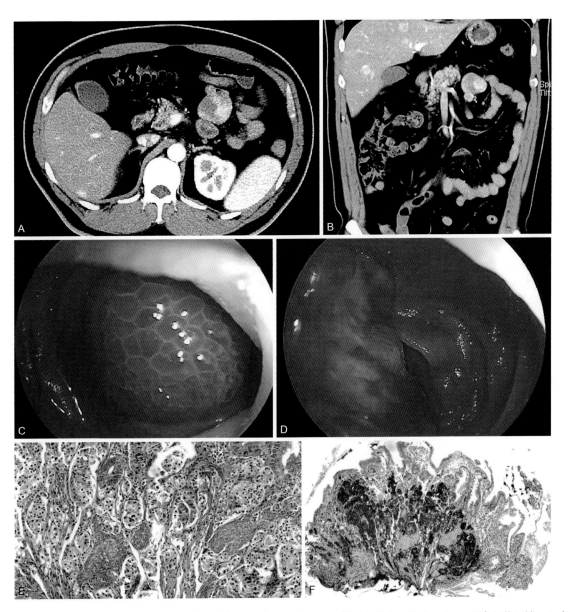

图 2-19　空肠神经内分泌瘤。A、B. CT 显示空肠上段肠腔内见软组织影，增强扫描明显强化，周围见肿大淋巴结，肝多发强化影。C、D. 小肠镜可见空肠上段山田 II 型隆起性病变，约 3 cm×4 cm，顶端见不规则溃疡形成，覆白苔，活检质韧。E、F. 病理诊断神经内分泌瘤 2 级（NET，G2）（HE 染色，图 E），Syn（ + ）（免疫组化染色，图 F）

病例 20 男，56 岁。

病史：上腹痛 2 个月，伴腹胀、恶心、呕吐，排气、排便减少 1 周。体重减轻 10 kg。体格检查：体温 36.6 ℃，脉搏 76 次 / 分，呼吸 20 次 / 分，血压 137/80 mmHg。全身浅表淋巴结无肿大。腹部膨隆，无胃肠型及蠕动波，无压痛及反跳痛，左侧腹部可触及包块，叩诊鼓音，肠鸣音活跃。实验室检查：血清总蛋白下降（53.2 g/L），白蛋白下降（33.5 g/L）。辅助检查：CT 提示小肠癌？继发肠梗阻，淋巴结肿大，盆腔少量积液。行开腹探查，小肠部分切除。术后病理诊断：小肠神经内分泌瘤 2 级（NET，G2）（图 2-20），肠系膜淋巴结可见肿瘤转移。

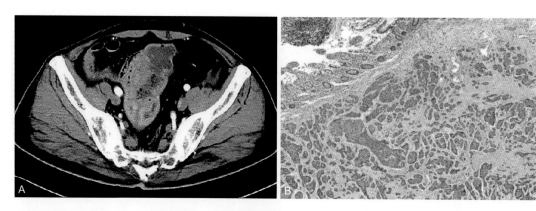

图 2-20　小肠神经内分泌肿瘤。A. CT 显示盆腔局部小肠肠壁不规则增厚、强化、肠腔狭窄。B. 病理诊断小肠神经内分泌瘤 2 级（HE 染色）

病例 21 男，60 岁。

病史：患者 3 个月前无明显诱因出现黑便，每天 1 次，量不多，后逐渐出现头晕、乏力。体重下降 10 kg。体格检查：体温、脉搏、呼吸、血压正常。贫血貌，腹部膨隆，叩诊鼓音，无压痛及反跳痛，肠鸣音活跃。实验室检查：血红蛋白下降（78 g/L），血清总蛋白和白蛋白减少。辅助检查：CT 诊断小肠占位可能。行腹腔镜小肠肿物切除。术后病理诊断：小肠神经内分泌癌，小细胞型（图 2-21）。

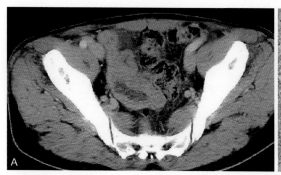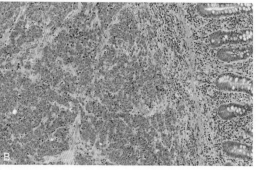

图 2-21　小肠神经内分泌癌。A. CT 可见盆腔小肠局部肠壁不规则增厚，呈不均匀强化，浆膜面模糊，与周围肠管分界不清。B. 病理诊断小肠神经内分泌癌，小细胞型（HE 染色）

病例22 男，24岁。

病史：患者7个月前无诱因出现黑便3次，每次量100~200 g，伴反酸、烧心。1个月前出现乏力、心悸，无腹痛、腹泻、呕血。体格检查：生命体征平稳，贫血貌，余无异常。实验室检查：血红蛋白下降（54 g/L），大便潜血试验阳性。胶囊内镜提示小肠黏膜下肿瘤。小肠造影提示回肠上段黏膜下肿瘤，间质瘤可能。行开腹探查，小肠肿瘤切除术。术中见距离屈氏韧带200 cm处小肠系膜缘直径2 cm肿物，质硬。术后病理诊断：小肠透明细胞型黑色素瘤（图2-22）。

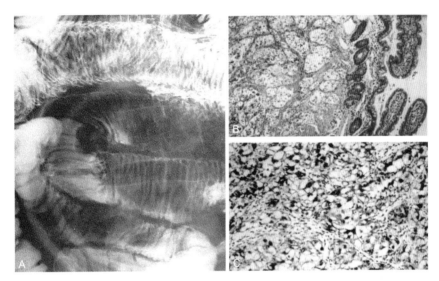

图2-22 小肠黑色素瘤。A. 小肠造影显示回肠上段直径2 cm类圆形充盈缺损，边缘光滑，周围黏膜皱襞到达病变边缘。B、C.病理提示小肠恶性黑色素瘤（HE染色，图B），HMB-45（＋）（免疫组化染色，图C）

病例23 男，33岁。

病史：患者2周前无明显诱因出现便血，伴乏力、食欲不振，体重下降4 kg。体格检查：体温、呼吸、脉搏、血压正常，浅表淋巴结无肿大，心、肺及腹部无异常体征。实验室检查：血红蛋白下降（126 g/L），大便潜血试验呈弱阳性。辅助检查：小肠造影提示回肠上段间质瘤可能。CT提示右下腹小肠占位性病变（图2-23）。行腹腔镜探查，开腹小肠部分切除术。术后病理诊断：小肠胃肠透明细胞肉瘤/恶性胃肠神经外胚层肿瘤。

病例24 男，59岁。

病史：患者10天前无明显诱因出现呕吐咖啡色胃内容物，伴黑便、头晕、乏力、出汗、黑蒙。既往史：1年半前患者行左肺癌手术治疗。体格检查：体温37.1 ℃，脉搏78次/分，呼吸16次/分，血压116/76 mmHg。贫血貌，浅表淋巴结无肿大，心、肺、腹部无异常体征。实验室检查：血红蛋白下降（79 g/L）。大便潜血试验阳性。CRP升高，ESR加快，血清白蛋白减少（35.2 g/L）。辅助检查：小肠造影提示空肠上段弥漫浸润性病变。CT诊断左上腹小肠病变，淋巴瘤？周围多发肿大淋巴结。小肠镜检查示空肠上段弥漫增厚，淋巴瘤可能。活检病理示空肠恶性肿瘤，未分化癌可能。全身骨扫描未见转移瘤。行腹腔镜探查，开腹粘连松解，小肠癌根治术，左半结肠切除术。术中见空肠上段肿瘤，10 cm×6 cm，浸透浆膜，并侵犯横结肠和降结肠系膜。术后病理诊断：肺鳞状细胞癌小肠转移（图2-24）。

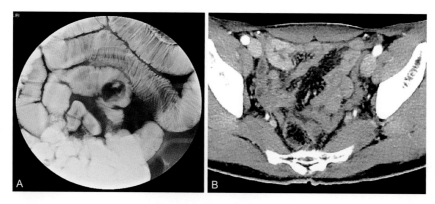

图2-23 小肠神经外胚层肿瘤。A. 小肠造影显示回肠上段类圆形充盈缺损，边缘光滑，中心见椭圆形龛影。B. CT示右下腹小肠区可见团块状软组织密度影，增强扫描可见明显强化，浆膜面毛糙

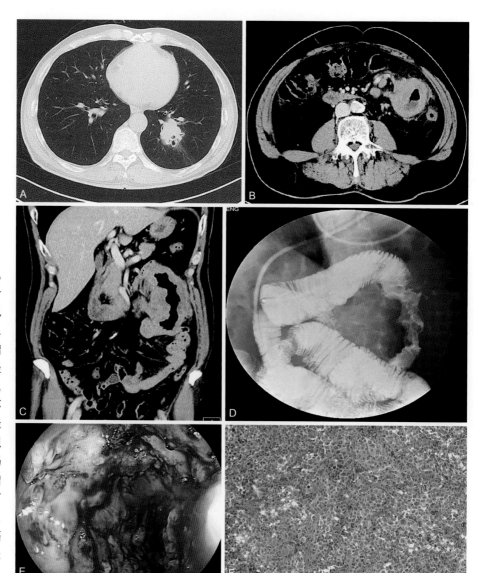

图2-24 肺鳞状细胞癌小肠转移。A. 1年半前胸部CT显示左肺下叶基底段分叶状肿块，边界清，内见空泡结构，周围见索条影。B、C. 腹部CT见左上腹小肠管壁明显增厚，浆膜面毛糙，增强扫描见轻度强化，系膜多发肿大淋巴结影。D. 小肠造影显示空肠上段肠管不规则狭窄，肠壁僵硬、破坏，边缘不整，黏膜皱襞破坏，表面见不规则结节状充盈缺损及龛影。E. 小肠镜可见空肠上段肠管弥漫性肠壁增厚，环周分布，表面结节不平，可见散在不规则溃疡，被覆污秽苔，易出血。F. 病理提示肺鳞状细胞癌小肠转移，肿瘤细胞呈多边形，未见明显角化（HE染色）

病例 25　男，63 岁。

病史：患者 1 个月前受凉后咳嗽、发热，体温 37.3 ℃，无咳痰、咯血等。体格检查：体温 37 ℃，脉搏 82 次 / 分，呼吸 16 次 / 分，血压 137/84 mmHg。营养不良，体型消瘦，双侧颈部可触及肿大淋巴结，质硬，可活动，无压痛。双肺呼吸音减低。腹软，无压痛及反跳痛，未触及包块。实验室检查：白细胞升高（20×10⁹/L），中性粒细胞百分比升高（85%），血红蛋白下降（91 g/L）。大便潜血试验阳性。ESR 加快，CRP 升高。丙氨酸氨基转移酶升高（117 U/L），乳酸脱氢酶升高（268 U/L），血清总蛋白和白蛋白降低，肌酸激酶降低（25 U/L），血糖降低（2.1 mmol/L）。凝血酶原时间延长，凝血酶原活动度下降。辅助检查：胸部 CT 示左肺下叶占位，肺癌可能。PET-CT 示左肺下叶肿块，代谢增高，癌可能；空肠多发代谢增高灶，转移瘤可能。CT 提示小肠及结肠多发息肉样病变，腹腔及腹膜后多发肿大淋巴结，右侧肾上腺占位，转移瘤可能，腹腔、盆腔积液。小肠造影提示小肠多发隆起性病变，转移瘤可能。腹腔肿块穿刺病理提示少量异型细胞，伴坏死，结合免疫组化结果，符合非小细胞肺癌 - 肺腺癌转移（图 2-25）。

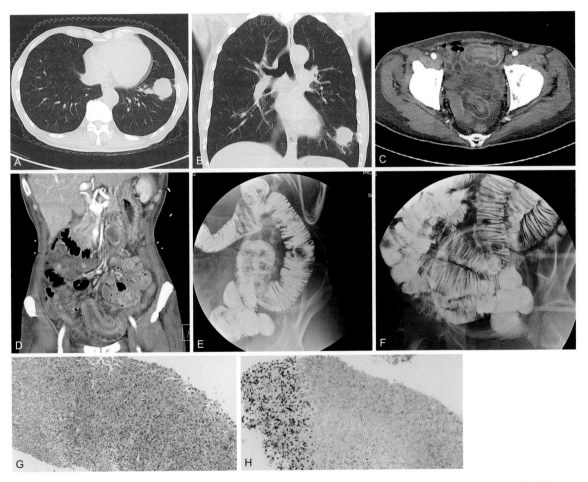

图 2-25　小肠转移瘤。A、B. 胸部 CT 显示左肺下叶不规则团块影，密度不均，边界清楚，周围见毛刺，牵拉胸膜。C、D. 腹部 CT 示小肠、结肠内见多发软组织密度影，增强后明显均匀强化，下腹部小肠管壁明显增厚、水肿，管壁强化明显，肠系膜及腹膜后见多发肿大淋巴结。E、F. 小肠造影显示小肠内多发大小不等充盈缺损，类圆形或不规则形。G、H. 病理符合非小细胞肺癌转移（HE 染色，图 G），TTF1（＋）（免疫组化染色，图 H）

病例 26 男，62 岁。

病史：间断腹痛 3 个月余，为下腹隐痛，可自行缓解。8 天前腹痛加重，伴出汗、恶心、呕吐。体重无变化。体格检查：体温 36.5 ℃，脉搏 81 次 / 分，呼吸 12 次 / 分，血压 150/90 mmHg。浅表淋巴结无肿大，心、肺无异常，腹软，无压痛及反跳痛，移动性浊音阳性，肠鸣音正常。实验室检查：大便潜血阳性。CA125 升高（226.1 U/ml），CA19-9 升高（222.9 U/ml）。辅助检查：CT 提示胰尾部占位，腹部肠管病变，累及肠系膜，转移瘤可能，腹、盆腔积液。小肠造影提示小肠弥漫粘连、多发外压浸润性改变，考虑腹膜转移瘤侵及小肠。PET-CT 诊断：① 胰尾占位，代谢升高，胰腺癌可能；继发肝转移，腹膜多发种植转移，腹水。② 左肾上腺区结节，代谢升高，考虑转移。③ 淋巴结转移。④ 回盲部代谢活跃，转移可能。⑤ 小肠壁弥漫增厚，代谢升高，考虑肠系膜种植转移可能。行超声引导腹水穿刺：血性腹水，以单核细胞为主，腹水 CEA 570.8 ng/ml，CA19-9 1000 U/ml。腹水病理提示涂片及沉渣中可见异型细胞团，符合腺癌（图 2-26）。

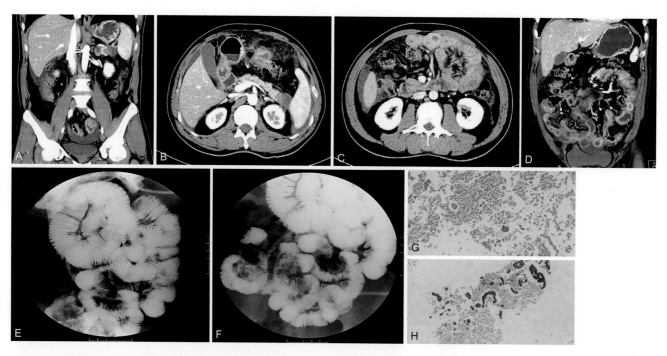

图 2-26　胰腺癌腹膜转移侵及小肠。A ~ D. CT 示胰尾部不规则低密度影，增强扫描强化不明显。腹部小肠管壁明显不均匀增厚，增强扫描明显强化，部分肠变肠管浆膜面毛糙，管腔未见明显扩张。网膜、肠系膜密度增高，多发结节，腹水。E、F. 小肠造影显示小肠多发偏心性狭窄及弧形压迹，肠管固定，加压后不活动。G、H. 腹水穿刺病理可见异型细胞团，符合腺癌（HE 染色，图 G），CK19（＋）（免疫组化染色，图 F）

病例 27 女，59 岁。

病史：患者 3 个月前无明显诱因出现排便费力，大便变细，排便次数增多，伴乏力、食欲减退、消瘦。既往史：1 年半前右眼眶肿物切除，术后病理提示乳腺癌转移可能。1 年前行左侧乳腺癌改良根治术。体格检查：体温、脉搏、呼吸、血压正常。左乳腺缺如，浅表淋巴结无肿大，心、肺无异常，腹软，无压痛及反跳痛，未触及包块，移动性浊音阴性。实验室检查：血红蛋白略下降（118 g/L），CEA 升高（35 ng/ml），CA15-3 升高（＞300 IU/ml），

CA125 升高（46.7 U/ml）。辅助检查：肠镜可见直肠环周狭窄，内镜无法通过，肿物边界不清，质脆、易出血（病理符合乳腺小叶癌转移）。结肠造影显示直肠狭窄，直肠后间隙增宽，结肠多发外压浸润性病变，转移瘤可能。小肠造影提示十二指肠、空肠多发狭窄，肠粘连，小肠转移瘤可能。CT 显示直肠、结肠、小肠、胃壁多发病变，肿瘤可能；腹膜、网膜、肠系膜多发病变，转移瘤可能。PET-CT：直肠代谢活跃，恶性可能，胃窦、升结肠、乙状结肠多发节段肠壁增厚，代谢升高，大网膜、肾前筋膜、盆腔腹膜密度增高，代谢升高，转移可能，盆腔积液。腹水穿刺液：黄色，轻微浑浊，比重 1.026，细胞总数 1770/µl，白细胞数 770/µl，多核细胞百分数 4%，单核细胞百分数 96%。白蛋白 23.6 g/L，乳酸脱氢酶 123 U/L，葡萄糖 10.2 mmol/L，氯 105 mmol/L，腺苷脱氨酶 7.0 U/L，CEA 升高（182.9 ng/ml），CA19-9 升高（1000 U/ml），CA15-3 升高（300 IU/ml）。腹水穿刺病理提示涂片中可见肿瘤细胞团。结合免疫组化，符合乳腺癌转移（图 2-27）。

病例 28　女，43 岁。

病史：中下腹痛 1 个月余，多为餐后出现，为阵发性腹痛，伴纳差、腹胀、便秘。体重下降 5 kg。

体格检查：体温、脉搏、呼吸、血压正常，体型消瘦，浅表淋巴结无肿大，腹部膨隆、柔韧，全腹压痛，无反跳痛，未及包块，肠鸣音 3 次/分，移

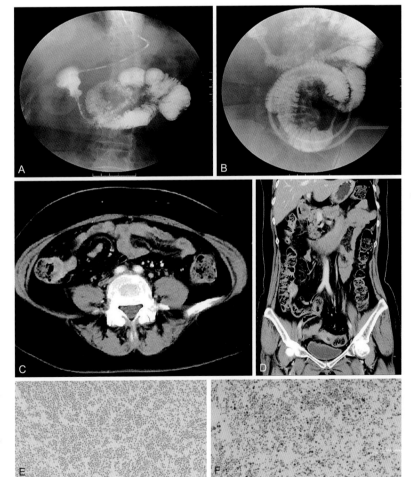

图 2-27　乳腺癌广泛转移侵及小肠。A、B. 小肠造影显示小肠广泛粘连，位置固定，肠管多发狭窄。C、D. CT 可见乙状结肠、结肠、回盲部肠管及多节段小肠壁增厚，增强扫描明显强化，肠管周围脂肪间隙密度增高。E、F. 病理提示腹水涂片中可见乳腺癌细胞（HE 染色，图 E），GCDFP-15（+）（免疫组化染色，图 F）

动性浊音阳性。实验室检查：大便潜血试验阴性。ESR 加快（17 mm/h）。CA125 升高（304 U/ml），CA19-9 升高（77.17 U/ml）。腹水实验室检查：黄色，微混浊，李氏反应阳性，比重 1.035，细胞总数 1600/μl，多核细胞百分数 40%，单核细胞百分数 60%。腹水 CA125 升高（1136 U/ml），CA19-9 升高（214.3 U/ml）。腹水蛋白质定量 1956 mg/dl。结核分枝杆菌阴性，细菌培养阴性，未见肿瘤细胞。辅助检查：B 超提示腹腔大量积液。胃镜提示胃黏膜粗大皱襞，癌可能。活检病理提示黏膜慢性炎，黏膜层增厚，间质内个别核大细胞。上消化道造影提示胃癌，Borrmann Ⅳ 型。小肠造影提示小肠广泛粘连，多发狭窄。CT 提示腹膜、网膜、系膜结节样增厚，大量腹水，肠管聚集，部分肠壁增厚，考虑腹膜病变。腹腔镜可见黄色腹水，壁腹膜增厚，可见多发扁平隆起，0.1～0.5 cm，色白，大网膜明显增厚，表面弥漫分布结节，大小不等，0.1～0.6 cm，所见肠管表面充血，散在粟粒样结节，0.1 cm，黄白色。诊断：腹膜转移瘤，腹水。网膜活检病理可见少数癌细胞。出院诊断：腹膜转移癌，胃癌来源可能（图 2-28）。

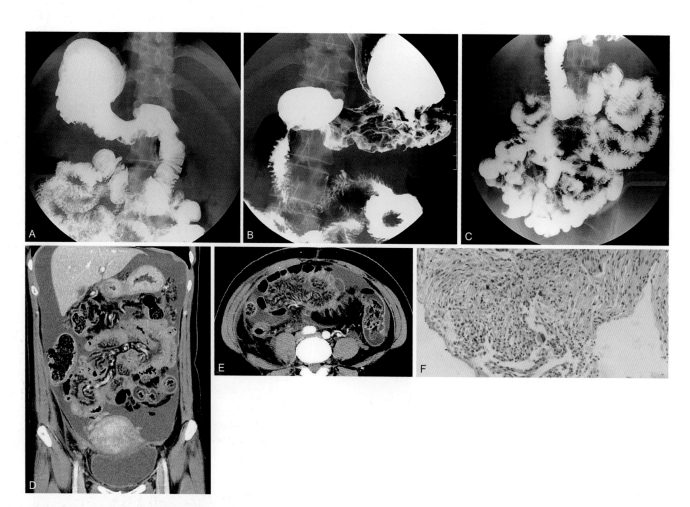

图 2-28　腹膜、网膜广泛转移肿瘤，侵及小肠。A、B. 消化道造影显示胃呈皮革状，胃体至窦部胃腔狭窄，胃壁僵硬破坏，黏膜皱襞粗大，多发不规则结节状充盈缺损。C. 小肠造影显示小肠广泛粘连、聚集，位置固定，肠壁边缘不整，见多发弧形压迹，部分肠管狭窄，黏膜皱襞紊乱。D、E. CT 显示腹膜、系膜及网膜增厚，部分呈结节样改变，可见强化，腹腔可见大量积液征象，肠管聚集，部分肠壁增厚，浆膜面毛糙。F. 网膜病理可见少量癌细胞（HE 染色）

参考文献

[1] 缪飞. 小肠影像学. 上海: 上海科学技术出版社, 2013: 247-298.

[2] 李春卫, 王道才, 黄世廷. 小肠疾病影像学检查与诊断. 河南: 山东科学技术出版社, 2017: 71-114.

[3] 松井敏辛, 松本主之, 青柳邦彦著. 小肠镜所见及疾病诊断. 张克俭, 姚树坤译. 大连: 辽宁科学技术出版社, 2013: 63-68, 165-168.

[4] 于忠麟. 小肠疾病内镜诊断. 北京: 科学出版社, 2018: 35-58.

[5] 赵志勋, 关旭, 陈英罡, 等. 原发性小肠恶性肿瘤诊疗进展. 中华胃肠外科杂志, 2017, 20(1): 117-120.

[6] 孟祥辰, 王亚楠, 阎鹏光, 等. 原发性小肠肿瘤180例的临床分析. 中华消化杂志, 2018, 38(7): 451-454.

[7] Barsouk A, Rawla P, Barsouk A, et al. Epidemiology of cancers of the small intestine: trends, risk factors, and prevention. Med Sci, 2019, 7(3): 46.

[8] Li J, Wang ZH, Liu N, et al. Small bowel adenocarcinoma of the jejunum: a case report and literature review. World J Surgi Oncol, 2016, 14(1): 177.

[9] 李亮, 隋梁, 刘静. 原发性小肠腺癌临床诊治和病理特征分析. 消化肿瘤杂志, 2017, 9(2): 112-115.

[10] 李开春, 杜杰, 程诗宇. 小肠腺癌诊治进展. 中国肿瘤临床, 2016, 43(13): 585-588.

[11] 陈庆民, 汤庆超, 王锡山. 小肠肿瘤诊治的基础与临床研究进展. 中华结直肠疾病电子杂志, 2015, 4 (5): 72-74.

[12] Fry LC, Gutierrez JP, Jovanovic I, et al. Small bowel neoplasias: current options for diagnosis, staging and therapeutic management. Gastrointestin Tum, 2014, 1(1): 9-17.

[13] Cardoso H, Rodrigues J, Marques M, et al. Malignant small bowel tumors: diagnosis, management and prognosis. Acta Med Port, 2015, 28(4): 448-456.

[14] Iangovan R, Burling D, George A, et al. CT enterography: review of technique and practical tips. Br J Radiol, 2012, 85(8): 876- 886.

[15] Nagi B, Vermak K, Vaiphei R, et al. Primary small bowel tumors: a radiologic pathologic correlation. Abdom Imag, 2001, 26(5): 474-480.

[16] Aparicio T, Zaazan A, Mary F, et al. Small bowel adenocarcinoma. Gastroenterol Clin N Am, 2016, 45(3): 447-457.

[17] Cardoso H, Radrigues J, Mrques M, et al. Malignant small bowel tumors: diagnosis, management and prognosis. Acta Med Port, 2015, 28(4): 448-456.

[18] Akce M, Jiang R, Zakka K, et al. Clinical outcomes of small bowel adenocarcinoma. Oncology, 2018, 36: e16262.

[19] Fadavi P, Zare M. Adenocarcinoma of small bowel. Rare Tum, 2015, 7(2): 4417.

[20] 刘娜, 张筱茵, 梁树辉, 等. 单气囊小肠镜在小肠肿瘤诊疗中的临床应用价值. 现代肿瘤医学, 2017, 25: 1260-1263.

[21] 王东旭, 张天宇, 冯立民, 等. 口服法MSCT小肠造影联合双气囊小肠镜对小肠肿瘤诊断价值的研究. 中国临床医学影像杂志, 2016, 27(8): 597-599.

[22] 赵丁民, 廖国庆, 刘盛, 等. 原发性胃肠道间质瘤临床病理特征及预后分析: 附314例报告. 中国普通外科杂志, 2019, 28(4): 467-473.

[23] 中国临床肿瘤学会胃肠道间质瘤专家委员会. 中国胃肠道间质瘤诊断治疗共识(2017版). 肿瘤综合治疗电子杂志, 2018, 4(1): 31-43.

[24] 俞媛洁, 赵亮, 陈继红, 等. 双气囊小肠镜诊断小肠间质瘤致消化道出血的价值. 肿瘤防治研究, 2015, 42(8): 177-180.

[25] von Mehren M, Joensun H. Gastrointestinal stromal tumors. J Clin Oncol, 2018, 36(2): 136-143.

[26] Vasconcelos RN, Dolan SG, Barlow JM, et al. Impact of CT enterography on the diagnosis of small bowel gastrointestinal stromal tumors. Abdom Radiol, 2017, 42: 1365-1373.

[27] Grover S, Ashley SW, Raut CP. Small intestine gastrointestinal stromal tumors. Curr Opin Gastroenterol, 2012, 28(2): 113-123.

[28] Sandrasegaran K, Rajesh A, Rushing DA, et al. Gastrointestinal stromal tumors: CT and MRI findings. Eur Radiol, 2005, 15(7): 1407-1414.

[29] 王焱, 周晓军. 胃肠道淋巴瘤的病理诊断. 中华消化内镜杂志, 2005, 22(3): 212-215.

[30] 李少玲, 付骞千, 张甜甜, 等. 原发性胃肠道非霍奇金淋巴瘤的临床特征及预后分析. 肿瘤防治研究, 2017, 44(1): 28-33.

[31] 张诗彤, 高倩, 邵志兵, 等. 原发性小肠淋巴瘤20例的临床表现和内镜下特征分析. 上海医学, 2017, 10(12): 423-726.

[32] 黄小梅, 高青. 原发性小肠淋巴瘤临床病理特点及诊治进展. 世界华人消化杂志, 2011, 19(28): 2947-2952.

[33] Nakamura S, Matsumoto T. Gastrointestinal lymphoma: recent advance in diagnosis and treatment. Digestion, 2013, 87(3): 182-188.

[34] 黄颖秋. 消化系统神经内分泌肿瘤的诊断和治疗现状.

世界华人消化杂志, 2016, 24(17): 2625-2636.

[35] 郑杰. 规范胃肠道和胰腺神经内分泌肿瘤的病理诊断. 中华病理杂志, 2010, 39(12): 793-795.

[36] 钟文娟, 张振东, 胡丽丽, 等. 小肠神经内分泌肿瘤的影像表现及病理特征. 中华临床医师杂志(电子版), 2013, 7(15): 7270-7272.

[37] 张盼盼, 沈琳. 多学科团队在胃肠道神经内分泌肿瘤综合诊治中的应用. 中华胃肠外科杂志, 2016, 19(11): 1205-1210.

[38] 王俊伟, 金心富, 张发强, 等. 胃肠道神经内分泌肿瘤56例的临床病理及预后. 实用医学杂志, 2015, 31(22): 3759-3762.

[39] 陈洛海, 周志伟, 陈洁. 美国癌症联合委员会(AJCC)第8版胃肠胰神经内分泌肿瘤分期解读及评价. 中华胃肠外科杂志, 2017, 20(9): 972-976.

[40] 谌亚荣, 王亚菲, 胡曙东. 原发性小肠神经内分泌肿瘤的CT表现. 实用放射学杂志, 2012, 28(8): 1231-1234.

[41] Eriksson J, Garmo H, Hellman P, et al. The influence of preoperative systems on death of patients with small intestinal neuroendocrine tumors. Ann Surg Oncol, 2017, 24: 1214-1220.

[42] Rossi RE, Conte D, Elli L, et al. Endoscopic techniques to detect small-bowel neuroendocrine tumors: a literature review. Unit Europ Gastroenterol J, 2017, 5(1): 5-12.

[43] Kloppel G, Perren A, Heitz PU. The gastroentero-pancreatic neuroendocrine cell system and its tumours: the WHO classification. Ann NY Acad Sci, 2004, 1014: 13-27.

[44] 廖谦和, 夏康. 小肠黑色素瘤一例及文献复习. 中华消化杂志, 2006, 26(6): 420-421.

[45] 顾芳, 周丽雅, 林三仁, 等. 小肠原发性黑色素瘤一例. 中华内科杂志, 2005, 44(9): 700-701.

[46] 赵英杰, 薛绪潮. 小肠原发性黑色素瘤伴胆囊转移1例. 中国普通外科杂志, 2013, 22(2): 262-263.

[47] Albert JG, Gimm O, Stock K, et al. Small bowel endoscopy is crucial for diagnosis of melanoma metastases to the small bowel: a case of metachronous small-bowel metastases and review of the literature. Melanoma Res, 2007, 17(5): 335-338.

[48] Lens M, Bataille V, Krivokapic Z. Melanoma of the small intestine. Lancet Oncol, 2009, 10(5): 516-521.

[49] Liang KV, Sanderson SO, Nowakowski GS, et al. Metastatic malignant melanoma of the gastrointestinal tract. Mayo Clin Proc, 2006, 81(4): 511-516.

[50] Schadendorf D, Fisher DE, Garbe C, et al. Melanoma. Nat Rev Dis Primers, 2015, 23(1): 1-20.

[51] 王艳芬, 刘标, 时姗姗, 等. 胃肠道恶性神经外胚层肿瘤临床病理观察. 诊断病理学杂志, 2015, 22(3): 146-149.

[52] 雍翔, 谷从友, 武世伍, 等. 恶性胃肠神经外胚层肿瘤病理观察. 诊断病理学杂志, 2015, 22(6): 347-353.

[53] Huang GX, Chen QY, Zhong LL, et al. Primary malignant gastrointestinal neuroectodermal tumor occurring in the ileum with intra-abdominal granulomatous nodules: a case report and review of the literature. Oncol Lett, 2019, 17: 3899-3909.

[54] Kansal S, Rao S. Primary malignant gastrointestinal neuroectodermal tumor: a unique rare neoplasm. Indian J Surg Oncol, 2017, 8(4): 630-633.

[55] Keditsu KK, Patkar S, Bal M, et al. Gastrointestinal neuroectodermal tumor: a diagnostic dilemma. Indian J Surg, 2017, 79(2): 166-168.

[56] Alyousel MJ, Alratroot JA, Sharkawy TEI, et al. Malignant gastrointestinal neuroectodermal tumor: a case report and review of the literature. Diagn Pathol, 2017, 12: 29.

[57] 程挺, 任翡, 叶知秋, 等. 肺癌小肠转移致消化道大出血一例及文献复习. 中华消化杂志, 2016, 36(2): 128-131.

[58] 吕丽琼, 刘辉. 双侧原发性乳腺癌小肠转移致小肠梗阻一例. 肿瘤研究与临床, 2013, 25(10): 717-718.

[59] 余佳霖, 霍介格. 肺腺癌小肠转移1例. 临床肿瘤学杂志, 2018, 23(3): 284-286.

[60] 陈庆明, 张洁民, 李明. 浸润性乳腺小叶癌小肠转移1例及临床病理学观察. 中国医药指南, 2013, 11(12): 691-692.

[61] 孙娜娜, 刘畅, 冯秋霞, 等. 胃癌腹膜腔转移CT检查的影像学表现. 中华消化外科杂志, 2017, 16(11): 1154-1159.

[62] Kim SY, Ha HK, Park SW, et al. Gastrointestinal metastasis from primary lung cancer: CT findings and clinicopathologic featuers. Am J Roentgenol, 2009, 193(3): w197-201.

[63] Yamada H, Akahane T, Horiuchi A, et a1. A case of lung squamous cell carcinoma witll metastases to the duodenum and small intestine. Int Surg, 2011, 96(2): 176-181.

第三章

小肠良性肿瘤

王爱英　石雪迎　陈　明　宋志强　金　珠

小肠良性肿瘤（benign tumors of small intestine）少见，发病原因不明。男性略多于女性，40～60岁多见。小肠良性肿瘤以空肠较多，其次为回肠，十二指肠比较少见，以腺瘤、血管瘤和脂肪瘤较多见。小肠良性肿瘤的诊断有一定困难，主要原因是小肠迂曲盘绕，相互重叠，良性肿瘤一般病变较小，临床无明显症状或缺乏特异性。

一、临床表现

小肠良性肿瘤以消化道出血、腹痛、腹部肿块和肠梗阻为主要临床表现。消化道出血以血管瘤最多见，出血因肿瘤糜烂、溃疡、坏死所致。腹痛为小肠良性肿瘤常见的症状之一，由于肿瘤的牵拉、肠管蠕动失调或肠套叠等引起。腹痛具有慢性、间歇性和进行性加重的特点。初期为隐痛或钝痛，随着病情发展，可出现阵发性痉挛性绞痛。小肠良性肿瘤向腔内生长达到一定程度时，可出现肠梗阻的各种表现。

二、实验室检查

部分患者有血红蛋白减少等贫血表现，大便潜血可以阳性。

三、影像学检查

腹部平片可了解有无肠梗阻。小肠双重造影可发现肠管内有无充盈缺损，病变的位置、大小、形态，有无相邻肠管的受压移位，局部肠管有无狭窄、套叠或梗阻。小肠造影操作简单，价格便宜，患者容易接受。

CT 和 MRI 可了解小肠肿瘤的位置、大小、肿瘤与周围组织及脏器的关系，根据 CT 值和增强扫描强化程度可判断肿瘤的性质。

选择性腹腔动脉造影对血管瘤和肿瘤伴有出血者诊断意义较大。血管造影表现为病变部位血供丰富、增多、增粗、扭曲、扩张，造影剂外溢形成团块等。血管造影不仅对小肠活动性出血有很高的诊断率，对血管瘤等病变，即使在出血间歇期也具有诊断意义。

四、内镜检查

胶囊内镜可观察到整个小肠是否有病变，操作简单，患者容易接受，但不能进行病变活检。怀疑肠梗阻的患者容易出现胶囊嵌顿，不易进行检查。气囊辅助小肠镜可以观察小肠良性肿瘤的形态及表面黏膜的情况，有无糜烂和溃疡，肿瘤的柔软度，可以活检取得病理诊断，并对较小的黏膜和黏膜下良性肿瘤进行内镜下切除。

第一节　小肠腺瘤

小肠腺瘤（small intestinal adenoma）是常见的小肠良性上皮性肿瘤，占小肠良性肿瘤的 10% ~ 30%。好发于十二指肠，其次为空肠和回肠。多为单发，大小不等，数毫米至 2 cm 多见，形态多为类圆形，较大者也可呈分叶状，有蒂或无蒂。可发生于任何年龄，中老年多见，男性略多于女性。

一、病理

小肠腺瘤属于肿瘤性息肉，有恶变倾向。病理类型分为管状腺瘤、乳头状（绒毛状）腺瘤和混合型腺瘤。管状腺瘤呈息肉样隆起，多有蒂，组织学表现为主要由增生的肠黏膜腺体组成，上皮细胞具有轻度异型性，核密集、深染，增生的腺上皮没有侵入固有膜。绒毛状腺瘤表面呈乳头状或绒毛状隆起，基底较宽，一般无蒂，组织学表现为腺瘤的主要成分是增生的绒毛状结构，中央可见由纤维组织及血管构成的中心索，上皮有不同程度的异型增生，易恶变。混合性腺瘤由管状腺瘤和绒毛状腺瘤两种结构并存。

二、临床表现

多数患者无症状，临床表现无特异性。可出现消化道出血、腹痛、腹泻，较大者引起肠套叠或肠梗阻。腹痛常间断发作，多于进餐后发生。急性腹痛常因肠套叠、肠梗阻所致，也可是息肉发生糜烂和溃疡所致。消化道出血多为息肉表面糜烂、溃疡引起的间断性出血，可表现为原因不明的贫血，大便潜血阳性，也可有黑便或便血。由于息肉堵塞肠管或发生肠套叠而引起肠梗阻，表现为腹痛、腹胀、恶心、呕吐和排气、排便停止。

三、实验室检查

可有贫血，大便带血或大便潜血试验阳性。

四、影像学检查

1. 小肠造影　表现为类圆形或椭圆形充盈缺损，边缘光滑，有蒂或无蒂。有蒂者随着肠管蠕动可呈钟摆样移动，局部肠壁柔软。较大者边缘呈分叶状，表面不平。部分患者可伴发肠套叠，表现为充盈缺损的表面见弹簧样黏膜皱襞。

2. CT 检查　CT 表现为向肠腔内生长的类圆形软组织肿块，密度均匀，边缘光滑，较大者可呈分叶状，邻近肠壁无增厚。增强扫描有明显均匀强化。伴发肠套叠者，可见"同心圆征"和肠系膜血管包埋其中的"血管卷入征"。

五、内镜检查

小肠腺瘤多为带蒂或亚蒂的隆起性病变，较小的腺瘤呈半球形，表面黏膜光滑，腺瘤较大时可呈分叶状，表面绒毛状不平，可有糜烂，溃疡少见。小肠镜可对病变进行活检或内镜下切除。

六、诊断和鉴别诊断

小肠腺瘤临床表现无特异性，影像学表现为突向腔内的肿块影，局部肠壁柔软、无增厚，CT 增强扫描有明显强化。小肠镜不仅可以显示病变的大小和形态，并可取活检进行病理组织学诊断及分类。

小肠腺瘤需要与以下疾病进行鉴别：① 小肠脂肪瘤：好发于回肠，也可以多发，较易发生肠管套叠。CT 表现为低密度肿块，CT 值与脂肪密度一致，合并肠套叠时则显示多层结构的靶样肿块。小肠镜下可见光滑、柔软的黏膜下肿物，同一部位用活检钳反复钳咬，可显示脂肪组织。② 小肠血管瘤：临床以消化道出血多见，单发或多发。CT 增强扫描示肿瘤明显强化。小肠镜可见暗红色或紫色黏膜下肿瘤。③ 小肠淋巴管瘤：淋巴管瘤是由淋巴管（内衬上皮细胞）、间质及纤维性间隔构成的良性肿瘤，比较少见，单发或多发。多数无临床症状，或因腹部不适等行影像学检查时发现。小肠造影显示边缘光滑、柔软的黏膜下隆起。小肠镜可见黄白色或灰白色、有透明感的囊性隆起，压之柔软，可变形。

第二节　炎性纤维性息肉

胃肠道炎性纤维性息肉（inflammation fibroid polyp，IFP）是一种少见的消化道良性间叶源性肿瘤。可见于胃肠道的任何部位，最多见于胃，其次为小肠，一般为单发。任何年龄都可发生，以中老年多见，女性略多于男性。临床容易引起肠套叠和肠梗阻。

一、病因和病理

病因不明，以前认为与感染、创伤等炎症反应有关，目前认为炎性纤维性息肉的发生可能与血小板源生长因子受体 α（platelet-derived growth factor receptor alpha，PDGFRA）基因激活突变密切相关。

本病大体表现为息肉样隆起，与周围正常组织分界清楚，切面呈灰黄色。肿瘤多位于黏膜和黏膜下层，息肉本身由细胞和大小不等的血管组成，肿瘤细胞为短梭形、星形或上皮样细胞，分布均匀，细胞核卵圆形或梭形，间质疏松，血管纤维基质伴有弥漫性炎症细胞浸润，如嗜酸性粒细胞、淋巴细胞和浆细胞等。免疫组化 CD34 阳性表达是诊断 IFP 的病理学依据之一，部分表达 PDGFRA 蛋白。

二、临床表现

临床症状与息肉的大小有关，较小的息肉可无症状，部分患者可有腹痛及消化道出血，腹痛常间断发作。消化道出血多为息肉表面糜烂、溃疡引起的间断性出血，可表现为原因不明贫血，大便潜血阳性，也可有黑便或便血。较大者易引起肠套叠或肠梗阻，表现为急性腹痛、腹胀、恶心、呕吐和排气、排便停止。

三、实验室检查

一般无明显异常。消化道出血患者可有贫血或大便潜血试验阳性。

四、影像学检查

1. 小肠造影　显示椭圆形充盈缺损，亚蒂或带蒂的息肉样表现，也可呈无蒂的类圆形充盈缺损，表面光滑，周围黏膜皱襞到达病变边缘，部分显示黏膜下肿瘤的特征。

2. CT 检查　CT 表现为向肠腔内生长的类圆形软组织肿块，密度均匀，边缘光滑，较大者可呈分叶状，邻近肠壁无增厚。增强扫描有明显均匀强化。

五、内镜检查

小肠镜检查肿瘤呈息肉样外观，多呈半球形，表面黏膜光滑，部分表面可有充血、糜烂，多 < 5 cm，有蒂或无蒂；也可呈质地较硬的黏膜下肿瘤特征。小肠镜可对病变进行活检或内镜下切除。

六、诊断和鉴别诊断

小肠炎性纤维性息肉临床表现无特异性，影像学表现为突向腔内的类圆形肿块影，局部肠壁柔软、无增厚。CT 增强扫描有明显强化。小肠镜不仅可以显示病变的大小和形态，并可取活检进行病理组织学诊断。

IFP 需要与 GIST 进行鉴别。GIST 是小肠最常见的间叶源性肿瘤，临床表现以消化道出血多见，影像学表现为黏膜下肿瘤，病理组织学示肿瘤细胞为梭形细胞和上皮样细胞，没有明显的小血管增生，免疫组化表达 CD117、DOG1。

第三节　小肠血管瘤

小肠血管瘤（hemangioma of small intestine）起源于小肠黏膜下层的血管丛，以小肠毛细血管增生为特征，占小肠良性肿瘤的 7% ~ 10%。可发生于任何年龄，以青壮年多见，可单发或多发。

一、病理

小肠血管瘤起源于小肠黏膜下层的血管丛，可累及肠壁各层。主要分为三型：① 毛细血管瘤：由密集的毛细血管构成，多为孤立性斑块或球形隆起于肠黏膜表面的结节，呈息肉样或悬垂状。② 海绵状血管瘤：由多个扩大的血管构成。可分为局限息肉型和弥漫扩张型。前者呈突入肠腔的暗紫色息肉样肿物，表面易发生溃疡；后者为局部小肠血管弥漫扩张，累及肠壁全层。③ 混合型血管瘤：局限息肉样肿物突向肠腔，表面黏膜可有溃疡。

二、临床表现

反复发作黑便或便血为主要症状，少量出血时患者大便潜血阳性，大量出血时患者可出现休克。如果瘤体较大，可伴发肠梗阻或肠套叠，弥漫扩张型可引起肠穿孔。部分患者出现皮肤黏膜血管病变，部分患者合并低蛋白血症。

三、实验室检查

表现为血红蛋白下降等贫血表现，大便潜血试验阳性。

四、影像学检查

1. 小肠造影　单发或多发类圆形、长条形或不规则充盈缺损，表面光滑，周围黏膜皱襞到达病变边缘，局部肠壁柔软。

2. CT 检查　CT 平扫意义不大。增强扫描见病变肠管肠壁增厚，病变呈中度或高度强化，动脉期呈斑点状改变，静脉期及实质期呈斑片状、团块状强化，以静脉期显示较明显。

五、内镜检查

血管瘤一般较小，直径 1~2 cm，无蒂或亚蒂，可见苍白或暗红色黏膜下肿物，形态多样，较柔软。较大的血管瘤可呈丘状、草莓样突起，表面呈蓝紫色、紫红色或鲜红色，易出血。一般不主张取活检，避免引起大出血。

六、诊断

临床有不明原因消化道出血，小肠造影显示黏膜下肿瘤，较柔软，CT 增强扫描示肿瘤强化明显，内镜发现柔软的紫红色或暗红色黏膜下肿瘤可明确诊断。

附：蓝色橡皮疱痣综合征

蓝色橡皮疱痣综合征（blue rubber bleb nevus syndrome，BRBNS）是一种主要累及皮肤、胃肠道及全身软组织的血管发育异常的症候群，以皮肤和消化道呈不规则蓝色斑点状静脉畸形，伴消化道出血为特征。多于幼年期发病，也可以成年后出现症状，发病率男女无明显差别。

蓝色橡皮疱痣综合征病因不明，多数为散发，可能与胎儿生长发育过程中的异常发育或基因突变有关。病理组织学改变为海绵状血管瘤或毛细血管瘤，管壁间有平滑肌纤维，皮肤血管瘤的血管腔部位有大量汗腺。

临床表现主要有以下几个方面：① 皮肤血管瘤以躯干和四肢多见，也可见于口唇和面部。表现为蓝色橡皮样皮下结节，压之变白，减压后恢复原状，可有压痛。病变的数量和大小随着年龄增加而变多、变大。② 消化道血管瘤可发生于从口腔至直肠的任何部位，以小肠最多见。主要症状为反复发作消化道出血和缺铁性贫血，表现为便血和黑便。也可出现肠扭转和肠套叠等并发症，但少见。③ 其他症状：蓝色橡皮疱痣综合征也可累及中枢神经系统、鼻、眼、肺等部位，并出现相应的症状。

实验室检查可有缺铁性贫血，大便潜血阳性。小肠造影和 CT 检查均表现为胃肠道多发血管瘤。胶囊内镜是诊断疑似小肠出血疾病的重要手段。内镜表现为胃肠道紫红色血管裸露、紫蓝色或紫红色血管瘤。

皮肤蓝色血管瘤同时伴有消化道多发血管瘤，可做出蓝色橡皮疱痣综合征的诊断。本病需要与遗传性出血性毛细血管扩张进行鉴别，后者主要有以下特征：① 是一种常染色体显性遗传性全身毛细血管壁结构异常的出血性疾病；② 表现为反复同一部位出血史，如鼻、口腔和牙龈出血；③ 皮肤和黏膜多发性毛细血管扩张病灶，如口唇和手背部簇集状的小毛细血管扩张，也可有胃肠道黏膜暗红色或鲜红色毛细血管扩张病灶。

第四节 小肠脂肪瘤

小肠脂肪瘤（lipoma of small intestine）是起源于小肠脂肪组织的非上皮性肿瘤，占小肠良性肿瘤的 12%~27%，单发多见，也可多发，以回肠多见，其次为空肠和十二指肠。小肠脂肪瘤容易引起肠套叠，任何年龄均可发病，多见于 40 岁以上，男女无明显差异。

一、病理

小肠脂肪瘤大多数位于黏膜下层，呈局限性向肠腔内突出，表面有黏膜和黏膜肌层覆盖，很少发生溃疡。少数位于浆膜下，肿瘤向肠腔外突出，表面有腹膜覆盖。肿瘤大体形态为球形或卵圆形，颜色微黄，质地柔软，有包膜，多无蒂，切面见瘤体被纤维组织分隔成叶，肿瘤组织有丰富的血管和淋巴。组织学主要为分化成熟的脂肪细胞组成，无核分裂象，可有纤维血管增生贯穿在脂肪组织中。

二、临床表现

临床症状与肿瘤部位、大小及生长方式有关。肿瘤较小时，多无症状。随着肿瘤增大，易引起肠套叠、肠梗阻，出现阵发性腹痛及恶心、呕吐等。也可以出现腹胀、腹泻，消化道出血少见。肿瘤较大时腹部可触及包块，质软，活动度大。

三、实验室检查

无特殊性，如果肿瘤表面黏膜发生溃疡，可出现贫血，大便潜血阳性，继发肠套叠时可有白细胞升高。

四、影像学检查

1. 小肠造影　单发者表现为类圆形、椭圆形或长条形充盈缺损，边缘光滑，较柔软，加压后形态可变，较大者可伴发肠套叠征象。多发脂肪瘤表现为肠腔内大小不等、形态多样的充盈缺损，表面光滑，排列密集者可互相挤压，部分伴发肠套叠。

2. CT 检查　表现为小肠腔内类圆形、椭圆形低密度肿块，边界清楚、光滑，CT 值与脂肪密度一致，肿瘤可有分隔，增强扫描无明显强化。若合并肠套叠，可显示腊肠样肿块或多层状结构的靶样肿块。

五、内镜检查

小肠镜可见单发或多发半球形隆起，隆起平缓，呈黏膜下肿瘤特征，表面光滑，呈淡黄色，质地较软、易变形，同一部位深凿活检，可见脂肪组织。脂肪瘤引起的反复肠套叠，可使肿瘤基底部或顶部充血发红、糜烂或溃疡形成。

六、诊断

脂肪瘤患者临床上多以肠套叠就诊，或因腹部不适行影像学检查时意外发现。小肠造影只能显示隆起性病变，不能对其进行定性诊断。CT 是诊断小肠脂肪瘤的最佳方法，表现为单发或多发脂肪密度肿块影，也可表现为肠腔扩张、肠壁增厚的肠管围绕在多发性脂肪密度肿块周围，部分患者出现肠套叠影像，表现为"靶环征"及"血管卷入征"等。内镜下深凿活检，见到脂肪组织可以确诊。

病例介绍

病例 1　女，63 岁。

病史：患者 1 个月前因左腰部隐痛就诊，无腹胀、腹泻或黑便等。体格检查：生命体征平稳，无异常体征。实验室检查：血红蛋白下降（108 g/L），大便潜血阳性。ESR 加快（34 mm/h）。辅助检查：腹部 CT 示左上腹肠套叠，占位待除外。小肠造影提示十二指肠水平部肿瘤。小肠镜提示十二指肠巨大息肉，山田 Ⅳ 型，行内镜下息肉切除术。病理诊断：小肠低级别绒毛状腺瘤（图 3-1）。

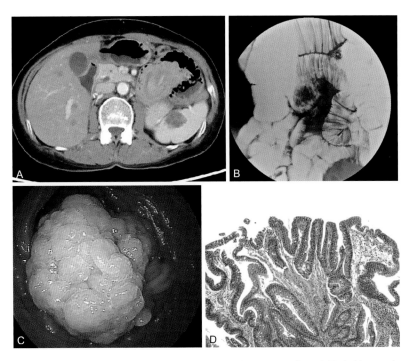

图 3-1 小肠腺瘤。A. CT 示十二指肠与空肠交界处肠腔内见软组织影，可见强化，边界清晰。B. 小肠造影显示十二指肠水平部 3.2 cm×3.5 cm 类圆形充盈缺损，边缘不光滑，表面不平。C. 小肠镜检查十二指肠见一枚山田Ⅳ型巨大息肉，表面有分叶，绒毛状不平。D. 病理提示小肠低级别绒毛状腺瘤（HE 染色）

病例 2 女，25 岁。

病史：患者 27 天前无明显诱因出现黑便，不成形，后出现晕厥 1 次，伴头晕、乏力、心悸，无腹痛、腹泻。体格检查：贫血貌，心、肺及腹部未见明显异常体征。实验室检查：血红蛋白下降（84 g/L），大便潜血阳性。辅助检查：小肠造影显示回肠上段隆起。小肠镜诊断为回肠息肉样病变，行内镜下切除。病理诊断：小肠炎性纤维性息肉（图 3-2）。

病例 3 男，24 岁。

病史：患者 11 天前无明显诱因出现黑便，为黑色稀便，次日晨起头晕，再次出现黑便，伴发热，体温 37.5 ℃，无腹痛、腹胀、恶心、呕吐。入院当日出现便血 2 次，为暗红色稀便。体格检查：贫血貌，心、肺、腹未见异常体征。实验室检查：白细胞升高（16.12×10⁹/L），血红蛋白下降（87 g/L）。大便潜血试验阳性。辅助检查：胃镜提示慢性浅表性胃炎，

贫血胃黏膜。小肠造影提示回肠隆起性病变。CT 诊断小肠血管瘤可能。行开腹小肠部分切除术。术中见距离屈氏韧带 2 m 处肠系膜对侧缘血管瘤样肿物，大小 1.5 cm×1.3 cm，肠腔内有陈旧血性液体，切除病变小肠。术后病理诊断：小肠血管瘤（图 3-3）。

病例 4 男，36 岁。

病史：患者半年前无明显诱因出现左侧腹部及腰部疼痛，为阵发性疼痛，偶有便血，无恶心、呕吐、腹泻。体格检查：生命体征平稳，未见异常体征。实验室检查：未见异常。辅助检查：CT 示左下腹肠套叠征象，内见点状高密度影。小肠造影提示空肠黏膜下肿瘤。行腹腔镜小肠肿物切除术。术中见空肠中段质软肿物，表面多发迂曲静脉，直径 2 cm，位于肠壁内。切开肿物，内有较多血液溢出，肿物缩小，呈蜂窝状、管道状结构。术后病理诊断：小肠海绵状血管瘤，累及小肠壁全层（图 3-4）。

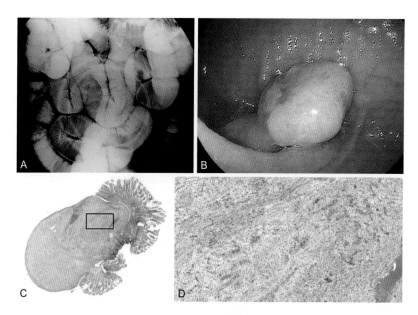

图 3-2 小肠炎性纤维性息肉。A. 小肠造影显示回肠上段椭圆形充盈缺损，边缘略呈分叶状改变。B. 小肠镜回肠上段见一枚山田 IV 型息肉，约 1.0 cm×1.3 cm，略分叶，表面见浅溃疡，覆少量薄白苔。C、D. 病理切片可见肿瘤位于黏膜下层，组织学提示小肠炎性纤维性息肉（HE 染色）

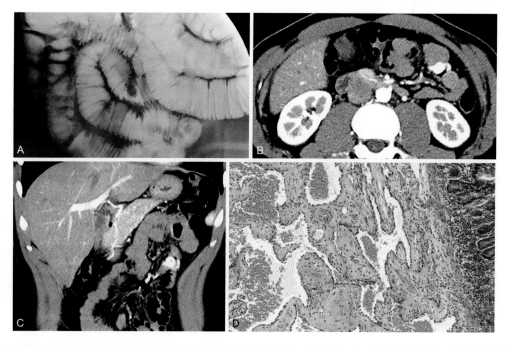

图 3-3 小肠血管瘤。A. 小肠造影显示回肠椭圆形充盈缺损，边缘光滑，较柔软。B、C. CT 显示小肠腔内结节影，明显强化，动脉期为著，基底与肠壁相连。D. 病理提示小肠血管瘤（HE 染色）

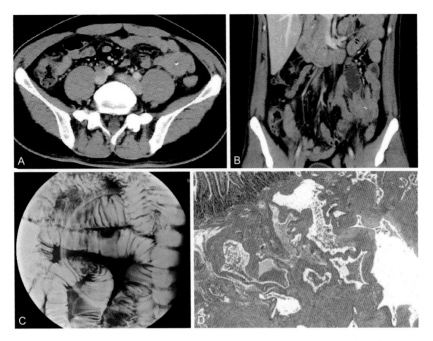

图 3-4　小肠血管瘤。A、B. CT 显示左下腹肠套叠征象，局部混杂密度，内见点状高密度影。C. 小肠造影显示空肠半圆形充盈缺损，边缘较光滑。D. 病理诊断小肠海绵状血管瘤（HE 染色）

病例 5　女，40 岁。

病史：患者 2 周前偶感左上腹疼痛，为隐痛，进食冷食后出现腹泻，无便血、恶心、呕吐。体格检查：生命体征平稳，贫血貌，心、肺无异常。腹壁可见散在皮下淤点、瘀斑，按压不退色。腹部平坦、柔软，无压痛及反跳痛。实验室检查：血红蛋白下降（75 g/L），余无异常。辅助检查：小肠造影提示回肠黏膜下肿瘤。CT 示小肠占位性病变。行开腹小肠部分切除术。术中见网膜与腹壁多处粘连。松解粘连，探查小肠，距离回盲瓣 50 cm 回肠、小肠中段和距离屈氏韧带 60 cm 三处可见血管瘤样病变，切除病变小肠。术后病理诊断：小肠混合性血管瘤（图 3-5）。

病例 6　女，5 岁。

病史：患者 1 年前间断有黑便，无呕吐，易出现活动后劳累。无家族史。体格检查：贫血貌，皮肤无异常，心、肺及腹部无异常体征。实验室检查：血红蛋白下降（104 g/L），大便潜血试验阳性。辅助检查：胃镜未见异常。结肠镜提示乙状结肠蓝紫色结节。小肠造影提示小肠多发隆起性病变。胶囊内镜提示小肠多发血管扩张性病变（图 3-6）。

病例 7　女，23 岁。

病史：患者出生时家人发现其皮肤多发血管瘤，4 岁时行同位素治疗。20 年前无诱因出现黑便，为柏油便，每日 1～2 次，每次约 200 ml，无腹痛，无头晕、心悸、出汗。10 余年前出现乏力，当地医院查血红蛋白 45 g/L，胃镜提示多发血管瘤，对症治疗后好转。后反复出现黑便、贫血，多次输血治疗。1 个月前再次出现贫血及黑便，以"蓝色橡皮疱痣综合征"收入院。无家族史。体格检查：生命体征平稳。贫血貌，全身皮肤散在大小不等、形态各异的斑块状肿物，呈紫色或蓝色，部分突出于体表，无明显触痛，以双手、前臂、双足、面颈部和臀部为多，直径 0.5～3 cm。心、肺无异常，腹部平坦、柔

图 3-5　小肠血管瘤。A. 小肠造影显示回肠中下段多发半圆形、椭圆形充盈缺损，最大约 2.5 cm。B、C. CT 显示左下腹、末段回肠肠腔内不均匀软组织密度影，内见多发点状高密度影，增强扫描轻度强化，较大者约 2.5 cm。D. 病理提示小肠混合性血管瘤（HE 染色）

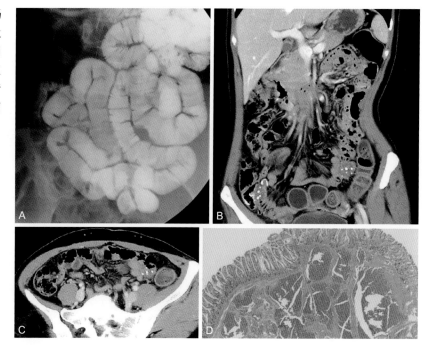

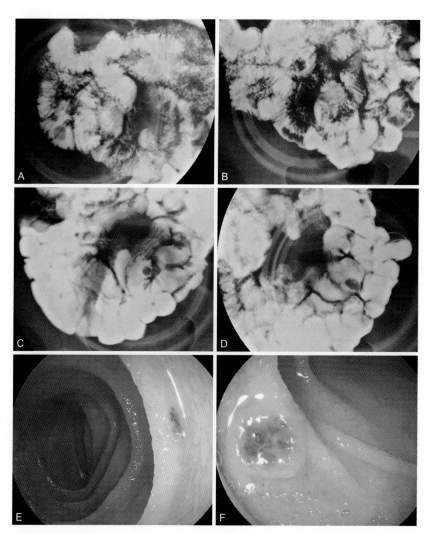

图 3-6　小肠多发血管瘤。A-D. 小肠造影显示空、回肠多发充盈缺损，呈类圆形、椭圆形、长条形，大小 0.5～2 cm，边缘较光滑，表面未见龛影。E、F. 胶囊内镜示空肠上段见 2 处病变，呈椭圆形和长条形，大小约 0.5 cm×0.6cm 和 0.2 cm×0.5 cm，色红

软，无压痛及反跳痛。实验室检查：血红蛋白下降（68 g/L）。辅助检查：胃镜可见胃底至胃窦多发扁平、半球形蓝色隆起，表面片状发红，大小 0.3 ~ 1 cm，部分融合；十二指肠球部有 0.3 cm 半丘形隆起，降部有大片团状蓝色隆起，范围 3 cm × 5 cm，表面呈丝状发红，诊断胃、十二指肠多发隆起，符合蓝色橡皮疱痣综合征。小肠造影提示多发隆起性病变（图 3-7）。体表 B 超提示皮肤及皮下可见多发低回声实性结节，大者 1.2 cm × 0.3 cm，结节内部见筛孔状无回声，未累及肌层，符合血管瘤。出院诊断：蓝色橡皮疱痣综合征。

病例 8　女，64 岁。

病史：患者 2 年前无诱因出现腹胀、嗳气，与进食无关，伴大便次数增多，每天 3 次，为成形便，体重减轻 6 kg。体格检查：生命体征平稳，全身浅表淋巴结无肿大，心、肺及腹部无异常体征。实验室检查未见异常。辅助检查：胃镜提示十二指肠降部黏膜下肿瘤，脂肪瘤可能。CT 提示十二指肠脂肪瘤。小肠造影提示十二指肠降部黏膜下肿瘤。内镜下行十二指肠降部肿物切除术（ESD）。病理诊断：小肠黏膜下层脂肪瘤（图 3-8）。

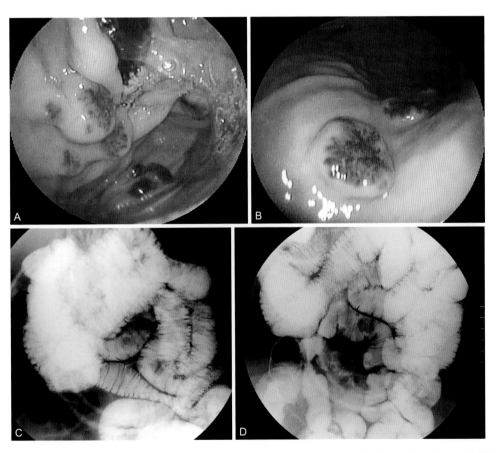

图 3-7　蓝色橡皮疱痣综合征。A、B. 胃镜显示贲门、胃底及胃体多发扁平、半球形蓝紫色隆起，表面呈丝样或片状发红，大小 0.3 ~ 1.0 cm，部分相互融合。C、D. 小肠造影显示小肠多发大小不等充盈缺损，类圆形或分叶状，边缘光滑

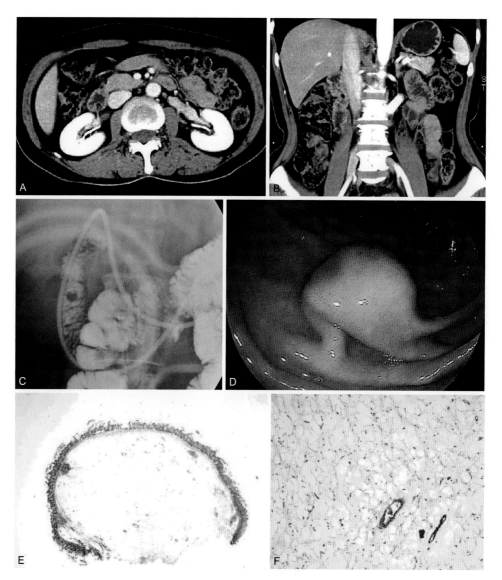

图 3-8　十二指肠脂肪瘤。A、B. CT 显示十二指肠降部后壁黏膜下结节状脂肪密度影，CT 值为 –69.1 HU，边界清，无强化。C. 小肠造影显示十二指肠降部 0.8 cm 类圆形充盈缺损，边界清，表面光滑。D. 内镜示十二指肠降部隆起，大小 1 cm×0.8 cm，黏膜表面光滑，较柔软。E、F. 病理提示小肠黏膜下层脂肪瘤（HE 染色）

病例 9　女，50 岁。

病史：患者 1 个月前无明显诱因出现黑便，无腹痛或腹泻。20 天前出现头晕、乏力。体格检查：体温、脉搏、呼吸、血压正常。贫血貌，心、肺及腹部无异常体征。实验室检查：血红蛋白下降（75 g/L）。辅助检查：CT 提示脂肪瘤、肠套叠。小肠造影提示空肠隆起性病变。行开腹空肠肿物切除

术。术后病理诊断：脂肪瘤（图 3-9）。

病例 10　男，64 岁。

病史：患者 3 年前无明显诱因出现间断上腹部疼痛，持续数分钟至半小时，为阵发性烧灼样疼痛，3～5 天后好转。每月发作 1 次，伴腹胀，与体位无关，疼痛后多出现恶心、呕吐，呕吐胃内容物，常

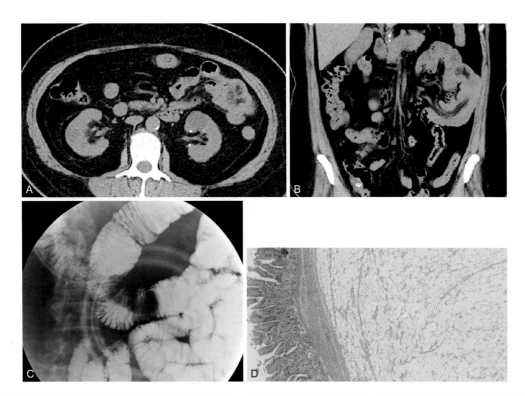

图 3-9 空肠脂肪瘤。A、B. CT 显示左上腹肠管内见约 3 cm 分叶状脂肪密度肿块影，继发肠套叠。C. 小肠造影显示空肠上段约 3.3 cm×2.8 cm 条状充盈缺损。D. 病理提示脂肪瘤（HE 染色）

于餐后发作。呕吐后腹痛好转，随后出现腹泻，为稀水便，偶有少量血丝，便后腹痛好转。近 1 年腹痛逐渐加重，持续时间延长，间断出现呕吐、腹泻。体重减轻 5 kg。体格检查：生命体征平稳，无异常体征。实验室检查：未见异常。辅助检查：小肠造影提示回肠下段隆起性病变，伴肠套叠。CT 提示盆腔内肠管脂肪瘤，继发肠套叠可能。行开腹小肠肿瘤切除术。术中见距离回盲瓣 40 cm 处小肠套叠，套叠近端 10 cm 处可及小肠占位，质韧，连接肠管处浆膜面凹陷。切除病变肠管。术后病理诊断：回肠脂肪瘤（图 3-10）。

病例 11 女，57 岁。

病史：患者 2 年前无诱因间断出现腹部包块，伴有腹痛，每次发作半小时至 6 小时，腹痛为隐痛，位于右下腹，无腹泻、便血、恶心、呕吐等。外院诊断"肠梗阻"，予保守治疗后症状缓解。体格检

查：体温、脉搏、呼吸、血压正常。心、肺无异常，腹部柔软，右下腹可触及 4 cm×4 cm 包块，质韧，可活动，局部有压痛，无反跳痛。实验室检查：血红蛋白下降（113 g/L），大便潜血试验阴性。辅助检查：小肠造影提示回肠下段隆起性病变。CT 提示回肠下段脂肪瘤可能（图 3-11）。行腹腔镜小肠肿物切除。术中见距离回盲瓣 60 cm 处回肠腔内肿物，直径 2 cm，未侵出浆膜。肿物位于系膜缘黏膜下，为脂肪结构，包膜完整。沿包膜将肿物完整剔除。术后病理诊断：脂肪瘤。

病例 12 男，48 岁。

病史：患者 1 天前饮酒后突发上腹部疼痛，为阵发性绞痛，无放射，伴腹胀、恶心、呕吐，呕吐胃内容物，无腹泻，无停止排气，无发热。体格检查：生命体征平稳。心、肺无异常。腹部膨隆，上腹部至脐下有压痛、反跳痛，未及包块。实验室检

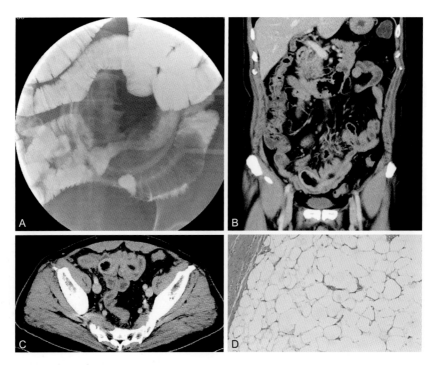

图 3-10　回肠脂肪瘤。A. 小肠造影显示距离回盲瓣 40 cm 处可见约 10 cm 长条形充盈缺损，边缘光滑，表面见弹簧样皱襞。B、C. CT 显示下腹部小肠黏膜下见条状脂肪密度影，黏膜面可见强化，肠管似呈刀鞘样套入肠腔内。D. 病理提示回肠脂肪瘤（HE 染色）

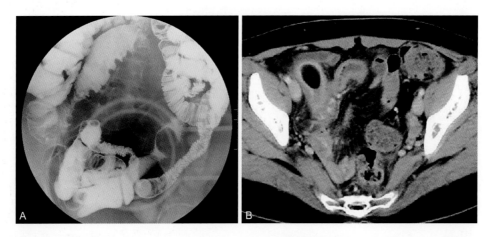

图 3-11　回肠脂肪瘤。A. 小肠造影显示回肠下段约 2.8 cm×2.2 cm 椭圆形充盈缺损，边缘光滑，表面未见龛影，局部肠腔狭窄。B. CT 显示右下腹回肠黏膜下可见一类圆形低密度影，边界清晰，CT 值为 −90.2 HU，增强扫描黏膜面强化

查：白细胞增多（ $15.01 \times 10^9/L$ ），中性粒细胞百分比升高（91.9%）。辅助检查：CT提示小肠多发脂肪瘤，继发肠套叠、小肠扭转，伴小肠梗阻。行开腹探查，小肠肿物切除。术中见小肠广泛扩张积气、积液，肠腔内可及近百枚肿物，较大者约2 cm，其中距离屈氏韧带30 cm、距离回盲瓣40 cm肠腔内可及较大肿物，浆膜面可及脐样凹陷。切开肠壁，肿物位于黏膜下，给予切除，距离回盲瓣20 cm处肠套叠，复位后血运正常，切除腔内较大肿物。肿物较多无法全部切除，切除小肠肿物数十枚。术后病理诊断：小肠多发脂肪瘤。术后1年复查小肠造影，提示小肠多发隆起性病变，结合病史，考虑脂肪瘤（图3-12）。

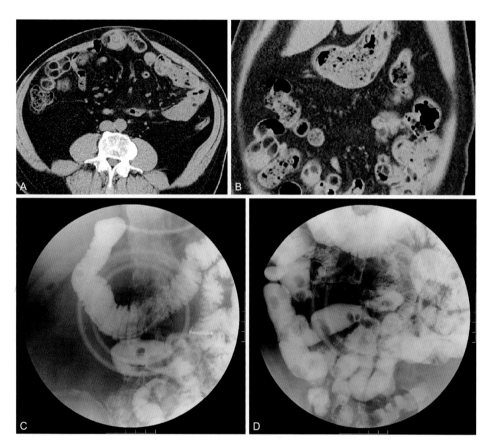

图3-12 小肠多发脂肪瘤。A、B. CT显示小肠肠管内可见多发脂肪密度影，最大约3 cm。C、D. 1年后小肠造影显示十二指肠、空肠及回肠可见数十枚类圆形、椭圆形及长条形充盈缺损，部分呈分叶状，加压后形态可变，大小不等，最大约3.5 cm，肠管无明显扩张

参考文献

[1] 缪飞. 小肠影像学. 上海：上海科学技术出版社，2013：82-88, 231-246.

[2] Fry LC, Gutierrez JP, Jovanovic I, et al. Small bowel neoplasias: current options for diagnosis, staging and therapeutic management. Gastrointest Tum, 2014, 1(1): 9-17.

[3] Maguire A, Sheahan K. Primary small bowel adenomas and adenocarcinomas—recent advances. Virchows Archiv, 2018, 473(3): 265-273.

[4] Pourmand K, Itzkowitz SH. Small bowel neoplasms and polyps. Curr Gastroenterol Rep , 2016, 18(5): 23.

[5] Tseng CHW, Leung FW, Hsieha YH. Impact of new techniques on adenoma detection rate based on meta-analysis data. Tzu Chi Med J, 2019, 32(2): 131-136.

[6] 刘丹, 王坚, 陈森, 等. 胃肠道炎症性纤维性息肉37例临床病理学观察. 中华病理学杂志, 2016, 45(6): 381-386.

[7] 魏建国, 许春伟, 张博, 等. 胃肠道炎症性纤维性息肉的临床病理分析. 中华病理学杂志, 2015, 44(10): 714-718.

[8] 袁俊建, 李凤山, 王振勇, 等. 小肠炎性纤维性息肉致肠梗阻一例. 中华普通外科杂志, 2018, 33(11): 976 .

[9] Mohamud SO, Motorwala1 SA, Daniel1 AMR, et al. Giant ileal inflammatory fibroid polyp causing small bowel obstruction: a case report and review of the literature. Cases Journal, 2008, 1(1): 341-345.

[10] Latou RA, Kilaru SM, Gross SA. Management of small bowel polyps: a literature review. Best Practice & Research Clinical Gastroenterology, 2017, 31(4): 401-408.

[11] Taei TH, Mail SA. Small bowel intussusception due to inflammatory fibroid polyp: a case report. Radiology case reports, 2018, 13(4): 801-804.

[12] Saurin JC, Benech N, Pioche M. Management of small bowel polyps: from small to big. Curr Opin Gastroenterol, 2019, 35(3): 250-256.

[13] Ohmiya N, Nakamura M, Tahara T, et al. Management of small-bowel polyps at double-balloon enteroscopy. Annals of translational medicine, 2014, 2(3): 30-35.

[14] Rais M, Chahdi H, Elfahssi M, et al. An unusul cause of intestinal obstruction in a young adult patient: inflammatory fibroid polyp. Case Rep Surg, 2017: 3675848.

[15] 刘晓玲, 陈红芳, 刘金玉, 等. 小肠血管瘤1例. 中华普通外科杂志, 2013, 28(10): 739.

[16] 吴 磊, 张怡红, 徐 凯. 回肠浆膜下海绵状血管瘤小肠CT造影表现1例报告并文献复习. 罕少疾病杂志, 2017, 24(1): 54-60.

[17] 张莉莉, 刘卫平, 陈代云, 等. 小肠血管瘤和血管畸形的临床病理分析. 中华病理学杂志, 2005, 34(5): 275-278.

[18] 郑文龙, 吴爱琴, 斯洋. 小肠血管瘤的CT诊断. 中华胃肠外科杂志, 2010, 13(5): 332.

[19] Kuo LW, Chuang HW, Chen YC. Small bowel cavernous hemangioma complicated with intussusception: report of an extremely rare case and review of literature. Indian J Surg, 2015, 77(suppl 1): 123-124.

[20] Jahromi BM, Tsai F. Small-bowel hemangioma: rare and hard to find. Gastrointestinal Endoscopy, 2019, 89: 436-437.

[21] Durer C, Durer S, Sharbatji M. et al. Cavernous hemangioma of the small bowel: a case report and literature review. Cureus, 2018, 10(8): e3113.

[22] Hu PF, Chen H, Wang XH, et al. Small intestinal hemangioma: endoscopic and surgical intervention? A case report and review of literature. World J of Gastrointest Oncol, 2018, 10(12): 516-521.

[23] 李谌华, 熊晶晶, 田媛媛, 等. 胶囊内镜诊断多处肠内病变的儿童蓝色橡皮疱痣综合征1例. 中国实用儿科杂志, 2020, 35(1): 76-78.

[24] Sullo F, Ambra AD, Pratico AD, et al. Blue rubber bleb nevus syndrome. J Pediatr Neurol, 2018, 16(5): 288-296.

[25] 于俊秀, 刘学忠, 邵峰. 小肠脂肪瘤病一例. 中华医学杂志, 2019, 99(2): 148-149.

[26] 刘烨, 徐庆, 罗蒙. 肠道脂肪瘤诊治的体会. 中国普通外科杂志, 2009, 18: 951-954.

[27] Fang SH, Dong DJ, Chen FH, et al. Small intestinal lipomas: diagnostic value of multi-slice CT enterography. World J Gastroenterol, 2010, 16(21): 2677-2681.

[28] Shiba H, Mitsuyama Y, Hanyu K, et al. Preoperative diagnosis of adult intussusception caused by small bowel lipoma. Case Rep Gastroenterol, 2009, 3(3): 377-381.

[29] Ahmed M, Habis S, Saeed R, et al. Submucosal lipomas causing intussusception and small bowel obstruction: a case report. Cureus, 2018, 10(12): e3692.

[30] Oyen TL, Wolthuis AM, Tollens T, et al. Ileo-ileal intussusception secondary to a lipoma: a literature review. Acta Chirurgica Belgica, 2007, 107(1): 60-63.

第四章

小肠错构瘤性息肉和胃肠道息肉病

王爱英　石雪迎　陈　明　宋志强　金　珠

第一节　小肠错构瘤性息肉

小肠息肉（small intestinal polyps）是突出于肠黏膜表面的良性隆起性病变，病理组织学类型包括肿瘤性息肉（如腺瘤和炎性纤维性息肉）和非肿瘤性息肉（如错构瘤性息肉和炎性息肉）。可单发或多发，多者可达数十枚至上百枚，称为息肉病。

小肠错构瘤性息肉是指小肠固有组织和细胞结构正常，但构成数量和分布发生异常，是小肠腺管和周围间叶组织异常增生形成的非肿瘤性的瘤样病变。根据不同的形态特征分为黑斑息肉（Peutz-Jeghers polyps，P-J 息肉）、幼年性息肉（juvenile polyps）、布氏息肉（Brunner's polyps）及 Cronkhite-Canada 综合征相关性息肉等。在小肠错构瘤性息肉中，以 Peutz-Jeghers 息肉多见。

孤立或散发性的 Peutz-Jeghers 息肉是指无皮肤黏膜色素沉着等消化道外表现，无家族史，具有与黑斑息肉综合征（Peutz-Jeghers syndrome，PJS）相同组织学改变的单发或散发（＜3 个）息肉。息肉好发于空肠。大小不等，多为 0.5 ~ 2 cm，形态多为椭圆形或乳头状，较大者可呈分叶状，多数有蒂或亚蒂。可发生于任何年龄，常见于成年人，男性略多于女性。

一、病理

错构瘤性息肉是由脂肪、平滑肌、血管、纤维和淋巴组织形成的瘤样肿块，属于胚胎间叶成分。Peutz-Jeghers 息肉组织学表现为黏膜肌呈树枝状增生，伸入息肉的中心，向上延伸至息肉顶部，与增生的腺体形成绒毛状结构，表面覆盖正常上皮，腺体增生，腺腔大小不一，腺上皮排列规则，细胞无明显异型性，间质内可见较多淋巴细胞、浆细胞及嗜酸性粒细胞浸润。

二、临床表现

较小的息肉多无症状，临床表现无特异性。可出现消化道出血、腹痛、腹泻，较大者可引起肠套叠或肠梗阻。腹痛常间断发作，多于进餐后发生。急性腹痛常因肠套叠、肠梗阻所致。消化道出血多为息肉表面糜烂、小溃疡引起的间断性出血，可表现为原因不明贫血，大便潜血试验阳性，也可有黑便。

三、实验室检查

无特殊表现，消化道出血患者可有血红蛋白下降和大便潜血试验阳性。

四、影像学检查

1. 小肠造影 表现为椭圆形或分叶状充盈缺损，多有蒂或亚蒂，有蒂者随着肠管的蠕动，息肉可呈钟摆样移动，局部肠壁柔软，周围黏膜皱襞规则。

2. CT检查 CT表现为向肠腔内生长的类圆形软组织肿块，密度均匀，边缘光滑，较大者可呈分叶状，邻近肠壁无增厚，增强扫描有均匀强化。若合并肠套叠，可见"同心圆征"和肠系膜血管包埋其中的"血管卷入征"。CT小肠造影（CTE）更有利于发现病变，较大息肉内可出现"树枝状轴心"，表现为息肉中央条状低密度影，并向主干两侧延伸，增强扫描显示更加清晰。

五、内镜检查

小肠镜检查多数为单发息肉，有蒂或亚蒂，大小 0.5~3 cm，息肉呈绒毛状或分叶状，表面不平。内镜可取活检进行病理组织学检查，也可进行镜下息肉切除。

六、诊断和鉴别诊断

小肠孤立性 Peutz-Jeghers 息肉的诊断主要依据病理组织学表现，特点是平滑肌束从黏膜肌层延伸至息肉，形成分支状结构，表面覆盖正常上皮。但无皮肤色素沉着，无明确 Peutz-Jeghers 综合征家族史。儿童患者要进行定期随访，观察病变有无变化，或进行分子病理检测，以除外 Peutz-Jeghers 综合征。

孤立性 Peutz-Jeghers 息肉需要与其他类型息肉进行鉴别，临床症状和影像学表现基本相同，主要依靠病理组织学检查进行鉴别。炎性息肉为 Crohn 病、肠结核等炎性病变引起的炎性肉芽肿伴腺体增生，为良性病变，一般体积较小，发生息肉区域的肠壁有炎症性改变。腺瘤性息肉尤其是绒毛状腺瘤，易发生恶变，息肉表面呈分叶状，宽基底，多无蒂。

第二节　胃肠道息肉病

胃肠道息肉病一般指数十枚至上百枚胃肠道多发息肉，胃肠道息肉病综合征是以胃肠道息肉病为主，多伴有肠道外表现。按照胃肠道累及的程度、伴随的肠外表现、有无遗传倾向及其不同的遗传方式和息肉的大体与组织学表现而进行分类。错构瘤性息肉病包括幼年性息肉病、Peutz-Jeghers 综合征、Cronkhite-Canada 综合征及 Cowden 综合征。腺瘤性息肉病包括家族性息肉病、Gardner 综合征及 Turcot 综合征。其他息肉病有淋巴样息肉病及化生性息肉病等。

一、黑斑息肉综合征

黑斑息肉综合征（Peutz-Jeghers 综合征）是一种常染色体显性遗传性疾病，以消化道错构瘤性息肉病和皮肤、黏膜黑色素沉着斑为特征。青年及儿童多见，男女无明显差异。息肉可以发生在胃肠道的任何部位，以小肠最多见，64%~96% 的患者有小肠受累。

（一）病因和病理

Peutz-Jeghers 综合征病因尚不清楚，多数学者认为系原始中胚层间叶组织先天性发育障碍所形成的瘤样增生，非真性肿瘤，但在生长过程中亦可向真性肿瘤发展。Peutz-Jeghers 综合征的小肠息肉是错构瘤性，息肉从几毫米到数厘米大小不等，是由界限分明的脂肪、平滑肌、血管、纤维和淋巴组织形成的瘤样肿块，典型表现为腺管增生和黏膜肌树枝状增生。

（二）临床表现

黑色素斑是本病的主要特征之一，多见于口唇、口腔颊黏膜和手足掌侧等处，少数位于指 / 趾端皮肤。病变为卵圆形或不规则的棕色或黑色斑点，大小不等。

消化道症状主要表现为间断发作腹痛，多于进餐后发生。由于息肉堵塞肠管或引起肠套叠，可出现肠梗阻症状，如急性腹痛、腹胀、恶心、呕吐等。息肉表面糜烂引起间断性出血，表现为原因不明的贫血，大便潜血试验阳性，也可有黑便或便血。

（三）实验室检查

部分患者有血红蛋白下降，大便潜血试验阳性。

（四）影像学检查

1. 小肠造影　主要表现为小肠腔内多发类圆形、椭圆形充盈缺损，大小不等，0.5~4 cm，有蒂或无蒂。有蒂者可显示钟摆样活动，息肉分布不均匀或集中出现，以十二指肠和空肠多见，息肉之间黏膜正常，肠壁柔软。息肉较大时，显示不规则充盈缺损，边缘呈分叶状，也可阻塞肠腔，使造影剂通过受阻，或显示肠套叠，近端息肉及相邻肠管套

入远端肠管，表现为充盈缺损表面呈弹簧样改变，梗阻端可呈杯口状改变。

2. CT 检查　表现为小肠腔内黏膜来源的多发类圆形肿物。较大者可呈分叶状，可有蒂与肠壁相连。小息肉无蒂，表面光整，密度均匀。增强扫描示息肉明显强化，可见供血动脉增粗，周围小肠肠壁可水肿、增厚。息肉伴发肠套叠时，可见"同心圆征"和肠系膜血管包埋其中的"血管卷入征"，近端肠管扩张、积液。

（五）内镜检查

表现为以空肠和十二指肠为主的肠管内多发息肉，呈散发或弥漫分布，大小不等，形态多样，息肉有蒂、亚蒂或无蒂，较大者多为有蒂息肉，形态呈类圆形、蘑菇状、分叶状或菜花状，有的呈簇样生长，表面颜色多样，可与周围黏膜相同或发红，表面光滑或有糜烂。小肠镜可进行内镜活检，并对息肉进行镜下切除治疗。部分较大息肉使局部肠腔变窄，内镜不能通过。

（六）诊断要点

1. 口腔黏膜、口唇、眼睑结膜、鼻翼或手指（脚趾）有特征性黑色素斑。
2. 胃肠道多发息肉。
3. 组织学表现为错构瘤性息肉。

2010 年 WHO 推荐下列诊断标准：①组织学证实 Peutz-Jeghers 息肉数量 ≥3 个；②任何数量的 Peutz-Jeghers 息肉，有 Peutz-Jeghers 综合征家族史；③ 有典型皮肤黏膜色素沉着，有 Peutz-Jeghers 综合征家族史；④有典型皮肤黏膜色素沉着，任何数量的 Peutz-Jeghers 息肉。

二、Cronkhite-Canada 综合征

Cronkhite-Canada 综合征也称胃肠道息肉 - 色素沉着 - 脱发 - 指（趾）甲营养不良综合征。本病罕

见，1955 年首次报道。多在中年以上人群发病，非遗传性，以皮肤和胃肠道上皮病变为特征，包括脱发、指（趾）甲营养不良、色素沉着外胚层三联征。胃肠道息肉多见于胃和结肠，其次是小肠。

（一）病理

整个胃肠道除食管外均可有息肉，数量可达数百个，大小不等，形态各异。小肠弥漫性腺管囊泡状扩张、间质水肿，部分患者以错构瘤性息肉为主，部分可有腺瘤性息肉改变，有恶变可能。本综合征的典型组织学改变是上皮组织完整，黏膜充血水肿，固有层有慢性炎症细胞浸润，可有较多嗜酸性粒细胞浸润，腺体迂曲增生，有的呈囊状扩张，其内充满富含蛋白质的液体或浓缩的黏液。这种息肉样改变大多是可逆的。随着病情的缓解，息肉可减少甚至完全消失。

（二）临床表现

消化道症状以腹泻最多见，占 80% 以上，多为慢性腹泻，伴有小肠吸收障碍、蛋白质丢失及体重下降，也可出现腹痛、腹部不适、恶心、呕吐、食欲下降及味觉减退。消化道出血和肠套叠比较少见。腹泻和蛋白质丢失可导致严重营养不良。

患者也可起病较急，进展迅速，在数周至数月出现外胚层变化。头发、眉毛及腋毛等毛发脱落。指（趾）甲有不同程度萎缩，甲床有部分分离。皮肤色素沉着，从上肢开始，继而发生于下肢、面部、掌跖、颈、背部、胸部，顺序发生。随着病变缓解，上述表现好转，属可逆性。

（三）实验室检查

具有吸收不良和蛋白质丢失性肠病的表现，低蛋白血症，电解质紊乱，如低钾、低钠、低钙、低磷血症等。可有血红蛋白降低等贫血表现，大便潜血试验阳性。部分患者的血清抗核抗体、血清 IgG4 呈阳性，外周血嗜酸性粒细胞数增多或比值增大。

（四）影像学检查

1. 小肠造影　可显示小肠内多发大小不等、分布不均的结节状充盈缺损，多数 < 0.5 cm，小肠黏膜皱襞弥漫性增宽，增宽的皱襞和息肉可以相互重叠，肠管轮廓不光滑。小肠吸收不良患者肠道内液体较多，造影剂涂布差。

2. CT 检查　CT 检查能迅速、全面地评估患者整个胃肠道的息肉情况。表现为胃肠道管壁弥漫水肿、增厚，黏膜皱襞粗大，呈结节状或蚯蚓状突向腔内，黏膜皱襞表面有大小不等的息肉样隆起。增强扫描可见胃肠道管壁呈明显均匀强化。

（五）内镜检查

文献报道的多是胃镜和结肠镜可观察到的 Cronkhite-Canada 综合征的息肉表现，多数患者未进行小肠镜检查。内镜表现为胃肠道黏膜弥漫性病变，可见多发大小不等、形态各异的息肉样病变。息肉常为无蒂或亚蒂，呈结节状、草莓状或不规则形状，息肉表面充血、水肿明显，息肉之间黏膜充血水肿，据此可与其他息肉病进行鉴别。小肠黏膜弥漫水肿，黏膜皱襞增宽，绒毛肿大、变白，黏膜皱襞表面见多发扁平结节状隆起，略发红。

（六）诊断要点

① 胃肠道多发息肉；② 脱发、指（趾）甲营养不良、色素沉着等外胚层变化；③ 无家族史；④ 中年以后发病；⑤ 明显腹泻、体重下降等症状；⑥ 低蛋白血症和电解质紊乱。

三、淋巴样息肉病

淋巴样息肉病（lymphoid polyposis），又称结节性淋巴样增生（nodular lymphoid hyperplasia），是一种罕见的以淋巴组织反应性增生为主的良性病变，国内外文献报道均较少。息肉可见于胃肠道的各个部位，主要累及小肠及直肠，最常见于回肠。本病多见于儿童和青少年，亦可见于成人。男女无明显差别。

（一）病因和病理

病因尚不清楚。儿童患者常与病毒感染或食物过敏相关，趋向于良性病程，可自愈。成人患者较罕见，部分具有不同程度免疫缺陷的成人易发生此病。

淋巴样息肉病肉眼表现为圆形、灰白色小结节，可多达百余枚，一般较小，直径 0.3 ~ 0.5 cm，多无蒂，基底宽，少数为悬垂状，息肉表面黏膜光滑，少数可有浅表溃疡形成。组织学表现为由相对正常、有生发中心的淋巴组织构成，其表面被覆薄层黏膜。黏膜与黏膜下层可见数量不等的界限较清楚的淋巴滤泡，固有肌层很少累及。围绕生发中心的淋巴套境界清楚，淋巴细胞大小、形态相似，无异常核分裂象和异型性。在滤泡之间可见淋巴细胞、浆细胞及嗜酸性粒细胞浸润。

（二）临床表现

无特异性临床症状，主要表现为腹部不适、腹泻及腹痛等。

（三）实验室检查

部分患者 IgA 及 IgM 水平较低或缺失，IgG 降低，较易发生感染，可有小肠菌群失调。

（四）影像学检查

小肠造影显示小肠弥漫或散在分布类圆形颗粒状充盈缺损，多 < 0.5 cm，边缘光滑、锐利，类似于末端回肠淋巴滤泡。CT 可显示肠壁黏膜皱襞增厚，表面不光滑，增强扫描示黏膜面明显强化。

（五）内镜检查

文献报道结肠病变的内镜表现，整个肠管布满密集、大小比较一致的息肉状隆起，无蒂、质软，与周围正常黏膜颜色相同。小肠病变类似于末端回肠淋巴滤泡增殖表现，但分布范围更广。

（六）诊断和鉴别诊断

淋巴样息肉病好发于 20 ~ 40 岁，是一种良性病变，无家族史。临床表现无特异性，影像学和内镜表现类似于淋巴滤泡，表现为多发类圆形息肉样隆起，边缘光滑，组织学表现为息肉主要由具有生发中心的淋巴组织构成。

本病需要与以下疾病进行鉴别：① 淋巴瘤样息肉病（lymphomatous polyposis）：病变广泛分布于胃肠道，且息肉体积一般比淋巴样息肉大。病程早期常发生扩散，可累及肝、脾、骨髓和周围淋巴结。免疫组织化学检查显示 B 细胞性标志物（CD20 和 CD19）呈阳性表达。组织学形态可表现为套细胞淋巴瘤、滤泡性淋巴瘤和黏膜相关淋巴组织淋巴瘤。② 家族性息肉病：为显性基因遗传性疾病，好发年龄为青春期及青少年期，主要累及结肠，亦可累及胃和小肠。家族性息肉病的大体表现与淋巴样息肉病相似，组织学表现为非淋巴组织的腺上皮增生，常伴有异型性，多为管状腺瘤或绒毛状腺瘤。

病例介绍

病例 1　女，66 岁。

病史：间断腹痛 1 个月，为脐周钝痛，向背部放射，与进食无关，伴反酸、烧心、腹胀，间断排不成形黑色软便。体格检查：未见异常体征。实验室检查：血红蛋白下降（110 g/L）。辅助检查：小肠造影提示空肠中段隆起。CT 提示小肠息肉样病变。小肠镜检查示屈氏韧带下 60 cm 处可见山田Ⅳ型隆起，2.5 cm × 1.5 cm，表面分叶，行内镜下切除。病理诊断：Peutz-Jegher 息肉（图 4-1）。

病例 2　男，23 岁。

病史：患者 20 多个月前无明显诱因出现乏力，

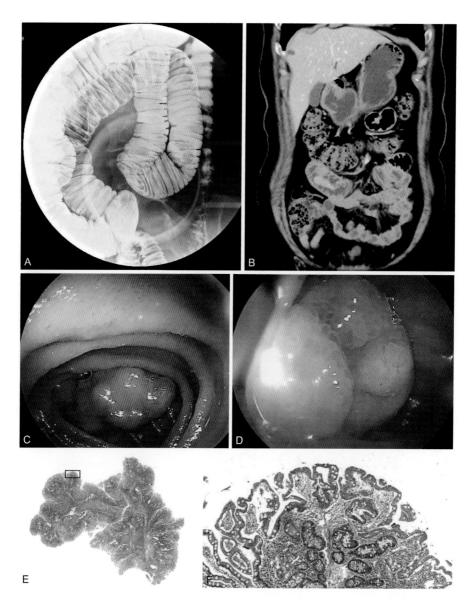

图 4-1 小肠 Peutz-Jeghers 息肉。A. 小肠造影显示空肠乳头状充盈缺损，有蒂。B. CT 示中腹部小肠肠腔内不规则软组织密度影，长约 2.5 cm，增强扫描明显强化，边界较清晰，局部肠壁浆膜面清晰。C、D. 内镜检查小肠见山田Ⅳ型息肉，头端约 2.5 cm×1.5 cm，表面有分叶，黏膜不平。E、F. 病理提示 Peutz-Jeghers 息肉，息肉呈分叶状，息肉内的平滑肌呈树枝状，表面被覆正常的小肠黏膜（HE 染色）

逐渐加重，伴黑便，无黏液、脓血便，黑便自行转黄。5 个月前再次黑便，伴乏力。体格检查：贫血貌，无异常体征。实验室检查：血红蛋白下降（57 g/L），大便潜血试验阳性。辅助检查：小肠造影提示空肠下段隆起病变。行腹腔镜探查，开腹粘连松解，小肠部分切除术。术中见小肠分叶样肿物，直

径 3.5 cm，表面见溃疡。术后病理诊断：空肠 Peutz-Jeghers 息肉（图 4-2）。

病例 3 男，41 岁。

病史：患者 20 多天前无诱因出现黑便，伴乏力，无头晕、呕血等。体格检查：贫血貌，心、肺及腹部

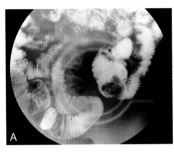
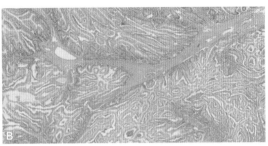

图 4-2　空肠 Peutz-Jeghers 息肉。A. 小肠造影显示空肠下段分叶状充盈缺损，边界清楚。B. 病理提示 Peutz-Jeghers 息肉（HE 染色）

无异常体征。实验室检查：血红蛋白下降（84 g/L）。辅助检查：小肠造影提示空肠上段息肉（山田 IV 型）。行开腹探查，小肠部分切除术。术中见距离屈氏韧带 100 cm 处小肠腔内 2 cm × 2cm 肿物，有蒂，质软，切除肿物及部分肠管和肠系膜。术后病理诊断：空肠 Peutz-Jeghers 息肉（图 4-3）。

病例 4　女，59 岁。

病史：贫血 1 个月。因甲状腺结节常规检查，发现贫血，大便潜血试验阳性。体格检查：生命体征平稳，上腹部轻压痛，无反跳痛。实验室检查：血红蛋白下降（90 g/L），大便潜血试验阳性。辅助检查：小肠造影提示空肠上段息肉。CT 扫描空肠可疑病变（图 4-4）。行开腹探查，粘连松解，小肠部

分切除术。术中见空肠中段 10 cm 长条形肿物，基底宽 1 cm，质软。术后病理诊断：错构瘤性息肉，以脂肪、血管及平滑肌成分为主。

病例 5　女，29 岁。

病史：患者 13 年前无明显诱因便血 1 次，为鲜红色，量较少，无腹痛、恶心、呕吐、腹泻等。10 年前突发腹痛，伴呕吐，排气、排便停止。外院诊断肠梗阻，行结肠部分切除。6 年前间断发作上腹隐痛，伴恶心、呕吐，呕吐后腹痛缓解。外院诊断"胃肠道多发息肉，伴十二指肠不全梗阻"。行开腹探查，十二指肠、小肠、结肠多处切开并行息肉切除术。无家族史。体格检查：生命体征平稳，面部及双手散在黑斑。腹部柔软，中腹部及右侧腹部见

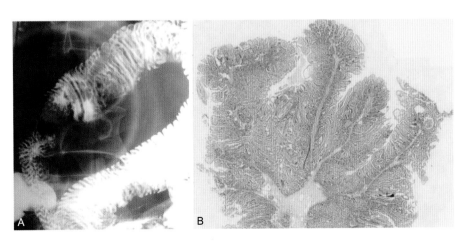

图 4-3　空肠 Peutz-Jeghers 息肉。A. 小肠造影显示空肠上段条形充盈缺损，蒂较长，局部肠壁柔软。B. 病理提示空肠 Peutz-Jeghers 息肉（HE 染色）

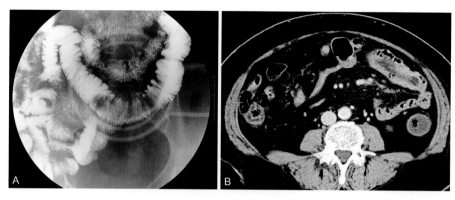

图 4-4 空肠错构瘤性息肉。A. 小肠造影示空肠中段长条形充盈缺损，边缘光滑。B. CT 示左上腹空肠内含软组织密度影，呈长条形，不均匀强化

两条手术瘢痕，无压痛及反跳痛，未触及包块。实验室检查：血红蛋白正常，大便潜血试验阳性。辅助检查：胃镜提示胃、十二指肠多发息肉。肠镜提示结肠多发息肉，Peutz-Jeghers 综合征，行息肉切除。小肠造影提示小肠多发息肉，符合 Peutz-Jeghers 综合征。CT 示肠管多发息肉样病变。小肠镜见空肠数十枚息肉，行内镜下息肉切除 10 枚。病理诊断：Peutz-Jeghers 综合征（图 4-5）。

病例 6 女，28 岁。

病史：间断腹痛、口腔黏膜黑斑 20 年。外院诊断小肠、结肠多发息肉，每 1～2 年行内镜下息肉切除一次。14 年前因肠套叠、肠梗阻手术治疗。无家族史。体格检查：口唇、口腔黏膜及双手可见黑色素沉着斑。腹部柔软，左中腹部可见手术瘢痕，腹部无压痛及反跳痛，未触及包块。实验室检查：血常规正常，大便潜血试验阴性。CA19-9 略升高（40.48 U/ml）。辅助检查：胃镜提示胃、十二指肠多发息肉。肠镜提示结肠多发息肉。小肠造影提示小肠多发息肉。小肠镜提示小肠多发息肉，行内镜下息肉切除 25 枚。病理诊断：Peutz-Jeghers 综合征（图 4-6）。

病例 7 男，17 岁。

病史：间断稀水样便 2 年，外院诊断 Peutz-Jeghers 综合征，多次内镜及开腹行胃肠道息肉切除，无家族史。体格检查：口唇及双手黑斑，腹部柔软，中上腹及右下腹见手术瘢痕。无压痛及反跳痛。实验室检查：血常规正常，大便潜血阴性。辅助检查：小肠造影提示小肠多发息肉，符合 Peutz-Jeghers 综合征。CT 提示小肠多发息肉样病变。小肠镜提示空肠多发息肉，EMR 切除 10 枚，空肠中段巨大息肉（4 cm×5 cm，分叶状），建议手术。行开腹探查，小肠部分切除术。术中见肠套叠处肠腔内肿物，大小 4.5 cm，基底宽，近端及远端小肠扩张，近端小肠多个息肉样病变，大者约 1 cm。行肿物及相邻肠管切除。术后病理诊断：Peutz-Jeghers 综合征（图 4-7）。

病例 8 男，21 岁。

病史：间断腹痛，伴黑便 15 年。12 年前再次出现腹痛、黑便、乏力，外院诊断 "Peutz-Jeghers 综合征"，合并肠套叠，行手术治疗。10 天前腹痛再发，无黑便。无家族史。体格检查：生命体征平稳，口唇黏膜多发黑色素沉着斑。腹部柔软，右上腹可见手术瘢痕，腹部无压痛及反跳痛，未触及包块。实验室检查：血红蛋白下降（115 g/L），大便潜血试验阴性。辅助检查：胃镜提示胃、十二指肠多发息肉。肠镜提示大肠多发息肉。小肠造影提示十二指肠至回肠多发息肉。CT 提示胃、小肠、结肠多发软组织病变。结合病史，考虑 Peutz-Jeghers 综合征。

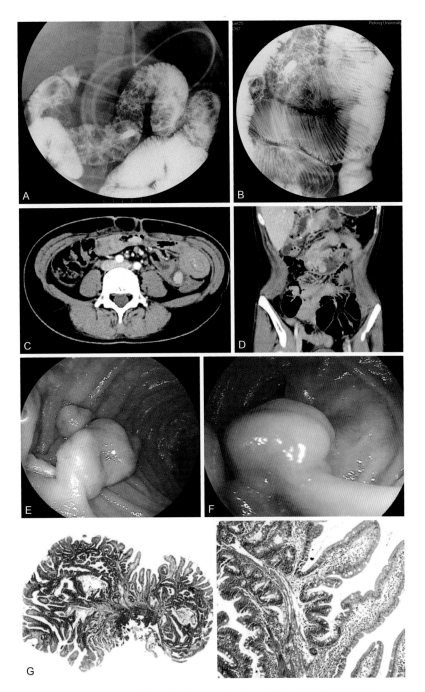

图 4-5 Peutz-Jeghers 综合征。A、B. 小肠造影提示十二指肠和空回肠多发大小不等充盈缺损，0.6～2 cm，呈类圆形、椭圆形及哑铃形，部分呈分叶状，部分有蒂。C、D. CT 检查肠管内见多发软组织影，均匀强化，边界清晰。E、F. 小肠镜示空肠数十枚息肉，山田Ⅰ～Ⅳ型，表面黏膜欠光滑，有分叶。G、H. 病理提示 Peutz-Jeghers 综合征（HE 染色）

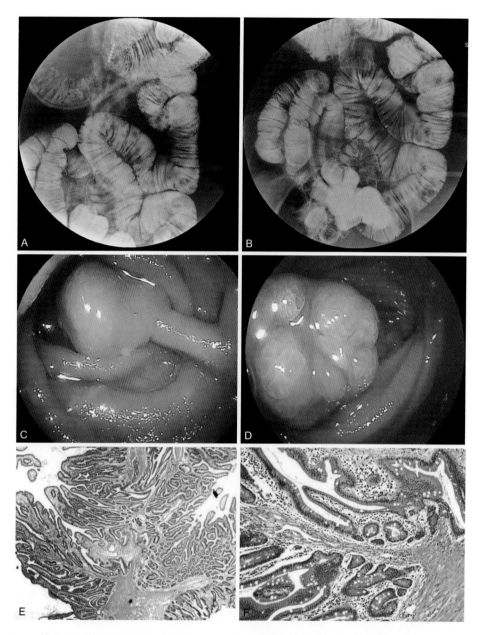

图 4-6 Peutz-Jeghers 综合征。A、B. 小肠造影显示小肠多发大小不等充盈缺损，部分有蒂，最大 2.6 cm×1.8 cm，分叶状。C、D. 小肠镜可见小肠多发山田Ⅱ～Ⅳ型息肉，最大约 2.5 cm，表面不平，有分叶。E、F. 病理提示 Peutz-Jeghers 息肉（HE染色）

因息肉较大，无法行内镜切除。行开腹小肠、结肠多发息肉切除，小肠 5 处切口，结肠 2 处切口，切除大小息肉数十枚。术后病理诊断：Peutz-Jeghers 综合征（图 4-8）。

病例 9　女，22 岁。

病史：患者 18 年前出现口唇、面部、指端黑色素斑，外院胃肠镜检查提示多发息肉，诊断"Peutz-Jeghers 综合征"。10 年前因"肠梗阻"于外院行小肠部分切除术。3 年前因"肠梗阻"再次行小肠部分切除术。后间断行小肠息肉内镜切除 3 次。3 年

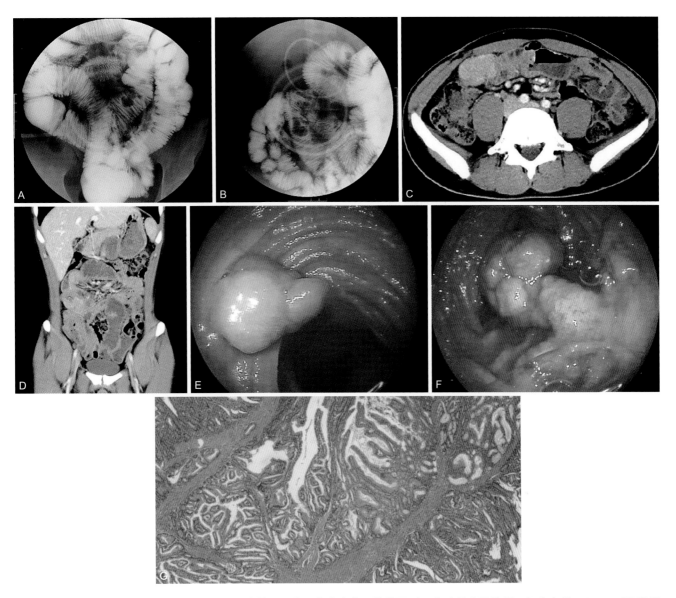

图 4-7　Peutz-Jeghers 综合征。A、B. 小肠造影显示小肠多发大小不等类圆形、分叶状充盈缺损，部分有蒂。C、D. CT 显示小肠多发结节状软组织影突向腔肠内，大者约 3 cm×2 cm，明显均匀强化。E、F. 小肠镜检查示空肠多发山田Ⅲ~Ⅳ型息肉，表面黏膜结节不平，色稍红。G. 病理提示 Peutz-Jeghers 息肉（HE 染色）

前出现贫血。4 天前无明显诱因出现黑色稀便，量约 300 ml。家族史：母亲及弟弟有 Peutz-Jeghers 综合征。体格检查：贫血貌。口唇、颜面、四肢末端多发点片状黑色素斑，平坦，压之不退色。腹部正中及左下腹分别可见手术瘢痕，腹部平坦，无压痛

及反跳痛。实验室检查：血红蛋白下降（67 g/L），血清白蛋白降低（36.6 g/L）。辅助检查：小肠造影提示小肠多发息肉。小肠镜提示空肠多发息肉（图4-9），并行内镜下息肉切除 30 余枚。病理诊断：Peutz-Jeghers 综合征。

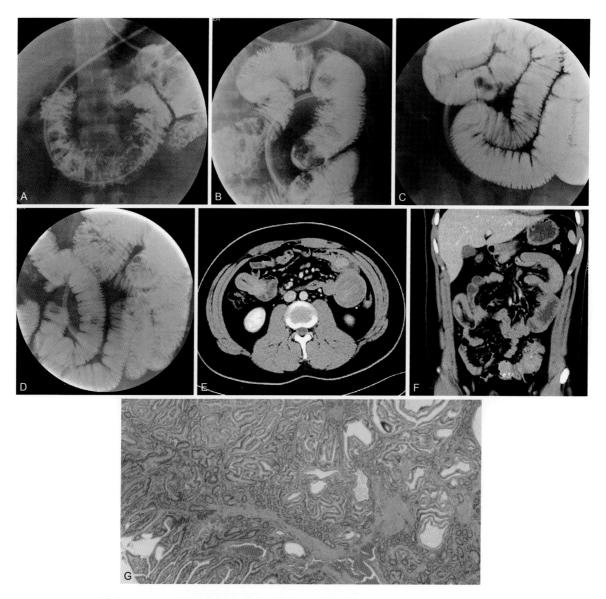

图 4-8 Peutz-Jeghers 综合征。A–D. 小肠造影显示十二指肠至回肠多发大小不等、形态各异的充盈缺损，最大 5.8 cm×3 cm，部分呈分叶状，部分有蒂，以十二指肠和空肠为著。E、F. CT 显示胃、小肠及结肠多发结节，最大约 5 cm，增强扫描均匀强化。G. 病理提示 Peutz–Jeghers 息肉（HE 染色）

病例 10 男，61 岁。

病史：患者 2 年前无明显诱因出现腹胀，餐后明显，伴纳差，体重下降 10 kg。有腹痛、腹泻，无恶心、呕吐、黑便。服用中药治疗，腹胀减轻。半年前出现指甲、趾甲萎缩，甲床变厚、变形，伴舌头体部 2 处色素沉着。无家族史。体格检查：生命体征平稳，皮肤无皮疹、色素沉着，浅表淋巴结无肿大，口唇无色素沉着，舌头体部 2 处色素沉着，约 2 mm×2 mm。指甲、趾甲萎缩变形。心、肺及腹部无异常体征。四肢无水肿。实验室检查：血常规、尿常规正常，血清总蛋白（62 g/L）和白蛋白（38 g/L）下降。辅助检查：小肠造影提示小肠多发隆起性病变，胃镜提示胃、十二指肠多发息肉，考虑 Cronkhite-Canada 综合征可能。活检病理诊断：符合

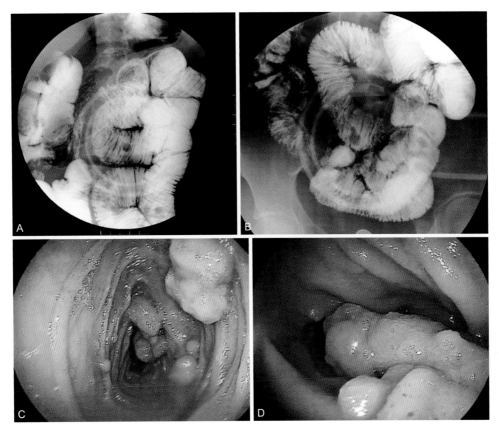

图 4-9　Peutz-Jeghers 综合征。A、B. 小肠造影显示小肠数十个大小不等充盈缺损，类圆形、椭圆形、长条形，部分呈分叶状，部分有蒂，大小 0.3 ~ 2.5 cm。C、D. 小肠镜可见空肠数十枚息肉，山田 Ⅰ ~ Ⅳ型，直径 0.3 ~ 2.5 cm，较大者呈簇状，部分呈分叶状

Cronkhite-Canada 综合征（图 4-10 ）。

病例 11　女，54 岁。

病史：患者 2 个月前进食后出现上腹胀满不适，伴呕吐，为胃内容物，呕吐后腹胀好转，无呕血、黑便。同时发现双侧面颊部、前臂及手掌出现斑块状色素沉着，双手指甲扁平萎缩，无腹痛、腹泻、便血等。伴食欲减退，体重下降 5 kg。无家族史。体格检查：生命体征平稳，双侧面颊部、前臂及手掌斑块状色素沉着，双手指甲扁平萎缩。心、肺及腹部无异常体征。实验室检查：血红蛋白下降（ 116 g/L ），大便潜血试验阳性。CA19-9 升高（ 55.62 U/ml ）。血清

总白蛋白（ 51.4 g/L ）和白蛋白（ 31.4 g/L ）减少，碱性磷酸酶下降（ 46 U/L ），肌酸激酶下降（ 20 U/L ），血清钙下降（ 2.0 mmol/L ），钠下降（ 135 mmol/L ）。辅助检查：小肠造影提示十二指肠、空肠、回肠多发隆起性病变，符合小肠息肉病。CT 检查提示胃壁弥漫不均匀增厚，回盲部多发腔内结节。胃镜提示胃黏膜弥漫隆起不平，表面散在充血、糜烂，多发息肉样隆起。病理符合 Cronkhite-Canada 综合征（图 4-11 ）。肠镜可见肠黏膜粗糙，血管纹理欠清，多发红斑及息肉样隆起。病理诊断：形态符合 Cronkhite-Canada 综合征。

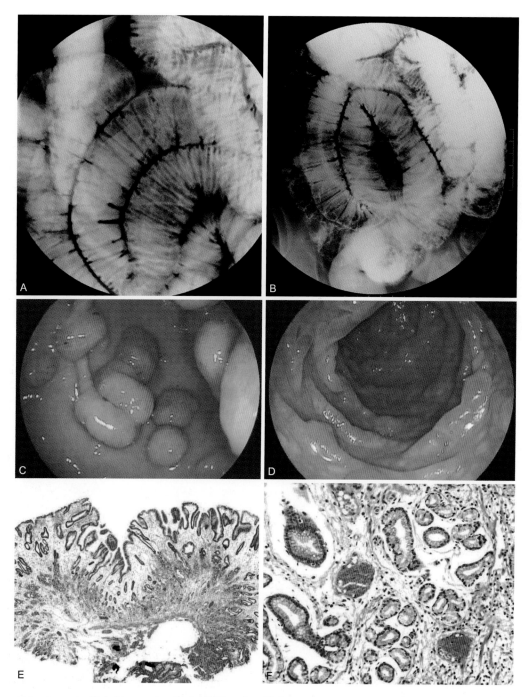

图 4-10　Cronkhite-Canada 综合征。A、B. 小肠造影显示小肠散在 0.3～0.8 cm 颗粒状充盈缺损，边界较清楚。C、D. 胃镜可见胃体下部至幽门前区、十二指肠球降部多发息肉样隆起，表面黏膜充血，部分病灶有融合，界限不清。E、F. 胃窦息肉活检病理切片见间质疏松水肿，少量炎症细胞浸润，小凹及腺上皮增生，个别小凹及腺管扩张，符合 Cronkhite-Canada 综合征（HE 染色）

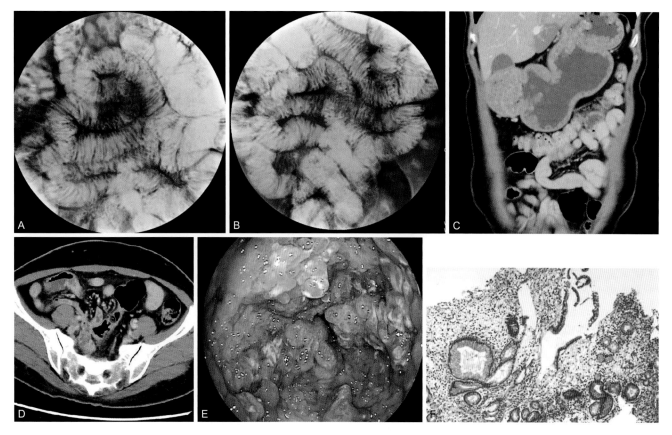

图 4-11　Cronkhite-Canada 综合征。A、B. 小肠造影显示十二指肠、空肠、回肠弥漫类圆形、椭圆形充盈缺损，大小 0.2～0.7 cm，黏膜皱襞紊乱。C、D. CT 显示胃壁不均匀增厚，见多发结节向胃腔内突出。回盲部见多发腔内结节，增强扫描病变不均匀强化。E. 胃镜显示全胃黏膜弥漫性隆起，表面散在充血，部分隆起呈簇状，病变间未见正常黏膜。F. 病理显示息肉之间黏膜呈轻度慢性炎症，小凹上皮轻度增生，个别小凹囊性扩张，间质疏松水肿（HE 染色）

病例 12　男，58 岁。

病史：患者半年前无诱因出现指甲、趾甲根部颜色变暗，呈黑色，指甲质地薄脆，高低不平，伴有明显头发脱落，味觉轻度下降，无腹痛、腹泻、便血等。上述症状逐渐加重，并出现食欲减退，体重减轻 10 kg。无家族史。体格检查：头发脱落、稀疏，指甲根部颜色变暗，质地薄脆，高低不平。无皮疹及色素沉着。心、肺及腹部无异常体征。实验室检查：血常规、大便常规正常，血清总白蛋白（55 g/L）和白蛋白（29 g/L）下降，碱性磷酸酶下降（43 U/L），血清钙下降（1.86 mmol/L），钠下

降（135 mmol/L）。辅助检查：小肠造影提示空肠黏膜皱襞粗细不均，散在颗粒状不平。CT 提示胃壁增厚，胃黏膜粗大，胃及结肠多发息肉样病变。胃镜检查示胃黏膜多发息肉样隆起。活检病理提示病变符合 Cronkhite-Canada 综合征（图 4-12），WS（++～+++）。超声胃镜提示胃壁第 1 和第 2 层增厚，符合 Cronkhite-Canada 综合征。肠镜检查示升结肠至乙状结肠多发山田 I～Ⅲ型隆起，大小 0.6～2 cm，诊断结肠多发息肉。活检病理诊断：符合 Cronkhite-Canada 综合征。

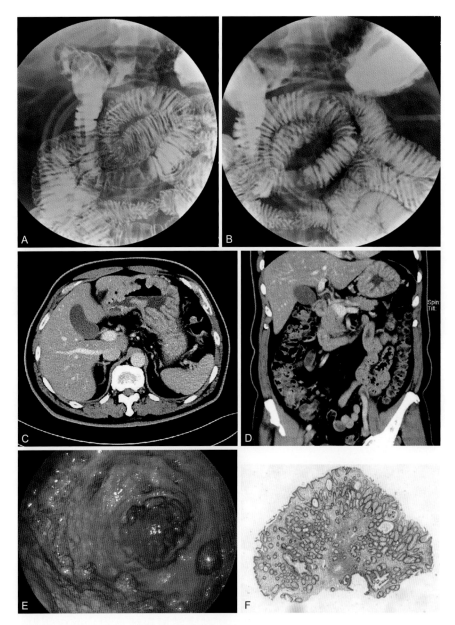

图 4-12 Cronkhite-Canada 综合征。A、B. 小肠造影显示空肠黏膜皱襞粗细不均，散在颗粒状充盈缺损。C、D. CT 显示胃壁增厚，胃黏膜粗大，胃及结肠见多发结节状突起，均匀强化，浆膜面光滑。E. 胃镜显示胃黏膜结节样不平，多发息肉样隆起，山田Ⅰ~Ⅱ型，表面充血，质软。F. 病理符合 Cronkhite-Canada 综合征（HE 染色）

病例 13 女，49 岁。

病史：患者 10 余年前无明显诱因出现腹泻，为米糊状大便，每日 2~3 次，无黏液、脓血，无发热，自服抗生素可缓解，停药后复发。8 个月前无明显诱因出现腹痛，以脐周为著，持续性隐痛，夜间明显，伴腹胀，无恶心、呕吐，无体重下降。无

家族史。体格检查：生命体征平稳，贫血貌，皮肤无色素沉着，浅表淋巴结不大，心、肺无异常，脐周深压痛，无反跳痛。实验室检查：血红蛋白下降（70 g/L），大便潜血试验阴性，尿常规正常。血清铁下降（2.4 μmol/L），总铁结合力下降（76.1 μmol/L），铁蛋白减少（0.85 ng/ml），肿瘤标志物等正常。辅

助检查：胃镜提示十二指肠多发息肉样隆起，大小0.2~0.3 cm，密集分布。病理提示十二指肠黏膜慢性炎症（活动性），伴绒毛变短，淋巴组织增生，淋巴滤泡形成，符合良性淋巴样息肉病。肠镜提示回肠末端多发息肉样隆起，大小0.2~0.5 cm，密集分布，结肠多发扁平隆起，大小0.1~0.2 cm。病理提示回肠末端良性淋巴组织增生，升结肠管状腺瘤（低级别）。小肠造影显示十二指肠至回肠末端弥漫分布大小均匀的类圆形充盈缺损，提示小肠息肉病。病理可见淋巴滤泡（图4-13）。诊断：胃肠道良性淋巴样息肉病。

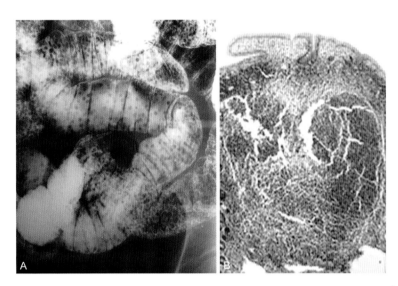

图4-13　淋巴样息肉病。A. 小肠造影显示小肠弥漫分布大小均匀的类圆形充盈缺损，0.2~0.5 cm，肠壁柔软。B. 病理显示淋巴滤泡（HE染色）

参考文献

[1] 李君, 滕晓东, 来茂德. 结直肠非浸润性上皮性病变: 炎性病变相关性息肉和错构瘤性息肉的病理诊断. 中华病理学杂志, 2021, 50(1): 74-78.

[2] 李琳, 樊祥山. 胃肠道错构瘤性息肉. 中华病理学杂志, 2017, 46(11): 801-805.

[3] 唐海双, 张冰冰, 张晶. 消化道错构瘤性息肉的最新研究进展. 中华消化内镜杂志, 2018, 35(8): 606-608.

[4] 陈颖, 缪飞, 唐永华, 等. 错构瘤性息肉病变的CT小肠造影表现及病理基础. 中国医学计算机成像杂志, 2015, 21(2): 149-153.

[5] Iwamuro M, Aoyama Y, Suzuki S, et al. Long-term outcome in patient with a solitary Peutz-Jeghers polyp. Gastroenterol Res Pract, 2019, 2019: 8159072.

[6] Nebril BA, Filguejra LT, Calvo AP, et al. Solitary hamartomatous duodenal polyp; a different entity: report of case and review of literature. Surg Today, 1993, 23(12): 1074-1077.

[7] Suzuki M, Koyama R, Uchida Y, et al. Solitary Peutz-Jeghers polyp of jejunum in 3-month-old girl. J Pediatr Surg Case Rep, 2020, 56: 101433.

[8] Soike T, Holloman D. Peutz-Jeghers polyps. Pathol Case Rev, 2013, 18(2): 75-78.

[9] Soike T, Holloman D. Peutz-Jeghers Polyps. Pathol Case Rev, 2013, 18(2): 75-78.

[10] Brosens LAA, Jansen M, Giardiello FM, et al. Polyps of the small intestine. Diagn Histopathol, 2011, 17(2): 69-79.

[11] 刘金霞, 周平. Peutz-Jeghers综合征的研究进展. 胃肠病学, 2011, 16(4): 246-249.

[12] 魏学明, 顾国利, 徐丽梅, 等. Peutz-Jeghers综合征的诊

治进展和预防性治疗. 世界华人消化杂志, 2011, 19(30): 3111-3116.

[13] 周平, 毛高平, 曹传平, 等. 双气囊小肠镜在 Peutz-Jeghers 综合征中的诊治作用. 中国内镜杂志, 2008, 14(6): 575-577.

[14] Perrod G, Samaha E, Perez-Cuadrado-Robles E, et al. Small bowel polyp resection using device-assisted enteroscopy in Peutz-Jeghers syndrome: results of a specialised tertiary care centre. United Eur Gastroent J, 2020, 8(2): 204-210.

[15] 花秀梅, 柏建安, 魏亚玲, 等. 胃肠道息肉为特征的 Cronkhite-Canada综合征临床分析. 中华消化内镜杂志, 2017, 34(3): 203-205.

[16] 晁帅恒, 李修岭, 张梦婷, 等. Cronkhite-Canada综合征 83例临床分析. 中国临床研究, 2018, 31(3): 397-399.

[17] 王明辉, 林春蕾, 刘晓峰. Cronkhite-Canada 综合征的病因、临床特点及诊治研究进展. 山东医药, 2018, 58(31): 104-107.

[18] 刘爽, 游燕, 吴东, 等. 24例 Cronkhite-Canada综合征患者的内镜特点及临床相关性分析. 中华医学杂志, 2020, 100 (20): 1562-1566.

[19] 罗涵青, 李媛, 周炜洵, 等. Cronkhite-Canada综合征26例临床特点及诊疗过程分析. 中国实用内科杂志, 2018, 38(12): 1177-1180.

[20] 赵晓薇. Cronkhite-Canada综合征一例. 放射学实践, 2015, 30(7): 796-797.

[21] 徐烨, 吴光耀, 冷小园, 等. Cronkhite-Canada综合征影像表现一例. 中华放射学杂志, 2020, 54(10): 1016-1017.

[22] Kao KT, Patel JK, Pampati V. Cronkhite-Canada syndrome: a case report and review of literature. Gastroenterol Res Pract, 2009, 2009: 619378.

[23] Zhao R, Huang M, Banafea O, et al. Cronkhite-Canada Syndrome: a rare case report and literature review. BMC Gastroenterol, 2016, 16: 23

[24] 张静, 孙健, 李星奇, 等. 成人肠道淋巴样息肉病临床病理分析及文献复习. 临床与病理杂志, 2015, 35(5): 794-799.

[25] 邵庆华, 杨涓, 张帆, 等. 成人肠道淋巴样息肉病临床病理学特征分析. 中华诊断学电子杂志, 2016, 4(1): 52-55.

[26] 张忠德. 肠良性淋巴样息肉病1例报告. 临床儿科杂志, 1996, 14(5): 316-317.

[27] 张有. 结肠良性淋巴样息肉病1例. 中国实用内科杂志 2002, 22(3): 166.

[28] 唐光健, 王中郃, 王仪生, 等. 结肠淋巴样息肉病一例. 中华放射性杂志, 2000, 34(4): 287-288.

[29] 唐明江, 王云鹏, 李代英. 肠道淋瘤性息肉病一例. 中华病理学杂志, 2004, 33(6): 526.

第五章

小肠（慢性）炎性疾病

李　军　闫秀娥　王迎春　田雪丽　王爱英　宋志强　陈　明　石雪迎　金　珠

第一节　小肠克罗恩病

克罗恩病（Crohn's disease，CD）是一种病因未明的慢性复发性非特异性肠道炎症性疾病，是炎症性肠病（inflammatory bowel disease，IBD）的一种。从口腔至肛门的各段消化道均可累及，尤以末端回肠及邻近结肠多见，70%～80% 存在小肠病变，其中约 30% 的病变局限于小肠，亦可有全身多系统受累。

克罗恩病在西方国家多见，北美年发病率为 6.30/10 万～23.82/10 万，北欧年发病率为 11.4/10 万。克罗恩病在我国比较少见，发病率为 0.13/10 万～1.09/10 万，这是基于人群调查研究数据，尚缺乏流行病学数据。近年来我国克罗恩病的发病率呈明显上升趋势，可能与社会进步、饮食结构和生活方式西方化及生存环境改变等有关，也与诊断水平的提高有关。

克罗恩病最常发生于青年期。根据我国统计资料，发病高峰年龄为 18～35 岁，男性略多于女性，男女之比约为 1.05∶1。

一、病因和病理

克罗恩病的病因不明，一般认为是在遗传背景基础上，在环境因素和肠道菌群的作用下，引发机体免疫功能紊乱，导致消化道慢性炎症性疾病。

克罗恩病可累及整个消化道，最常累及的部位是回肠末端及右半结肠。小肠和结肠均为易受累部位。如果累及上消化道，提示预后较差。手术大体标本病理特点包括：① 节段性或者局灶性病变。② 彼此融合的纵行溃疡。③ 卵石样外观，瘘管形成。④ 肠系膜脂肪包绕病灶。⑤ 肠壁增厚和肠腔狭窄等特征。组织学表现为：① 透壁性炎症。② 聚集性炎症分布，透壁性淋巴细胞增生。③ 黏膜下层增厚（由于纤维化或纤维肌组织破坏和炎症、水肿造成）。④ 裂沟或裂隙状溃疡。⑤ 非干酪样肉芽肿（包括淋巴结）。⑥ 肠道神经系统的异常（黏膜下神经纤维增生和神经节炎，肌间神经纤维增生）。⑦ 相对比较正常的上皮，通常杯状细胞正常，保存黏液分泌的功能。

内镜下黏膜活检病理组织学改变有：① 固有层炎症细胞呈局灶性不连续浸润，主要是淋巴细胞和浆细胞浸润，可见淋巴滤泡形成。② 局灶性隐窝结构异常，可有腺体增生和隐窝脓肿，可见幽门腺化生或潘氏细胞化生。③ 裂隙状溃疡。④ 非干酪样坏死性肉芽肿。

二、临床表现

克罗恩病的临床表现多样化，包括消化道表现、全身性表现、肠外表现和并发症。一般病史较长，症状反复发作。

消化道表现主要有腹痛和腹泻，可有血便。腹痛常常为右下腹或下腹部轻度绞痛，排便后腹痛可有缓解。腹泻较轻，多为糊状便，与溃疡性结肠炎不同，黏液脓血便相对较为少见。

全身性表现主要有发热和营养不良，一般为低热，高热伴寒战提示可能有脓肿形成。营养不良表现为消瘦、贫血、低蛋白血症，有食欲不振、易疲劳等，青少年患者可见生长发育迟缓。

肠外表现包括关节损伤（如外周关节炎、脊柱关节炎等）、皮肤黏膜表现（如口腔溃疡、结节性红斑和坏疽性脓皮病）、眼部病变（如虹膜炎、巩膜炎、葡萄膜炎等）、肝胆疾病（如脂肪肝、原发性硬化性胆管炎、胆石症等）及血栓栓塞性疾病等。

常见的并发症包括瘘管、腹腔脓肿、肠腔狭窄和肠梗阻、肛周病变（肛周脓肿、肛周瘘管、皮赘、肛裂等），较少见的有消化道大出血和肠穿孔，病程长者可发生癌变。肛周脓肿和肛周瘘管可为少部分克罗恩病患者的首诊表现，应予注意。

三、实验室检查

1. 一般常规检查　白细胞、血小板升高，血红蛋白降低，C反应蛋白（C reactive protein，CRP）升高，红细胞沉降率（erythrocyte sedimentation rate，ERS）加快，血清白蛋白降低。

2. 血清标志性抗体　① 抗酿酒酵母抗体（anti-saccharomyces cerevisiae antibody，ASCA）：可在部分克罗恩病患者中检出，但目前各大指南均未将其作为克罗恩病常规检查项目推荐。② 抗中性粒细胞胞浆抗体（anti-neutrophil cytoplasmic antibody，ANCA）：是一组以中性粒细胞和单核细胞细胞质成分为抗原的自身抗体。核周型ANCA（p-ANCA）在部分（5%～25%）克罗恩病患者中阳性，主要在溃疡性结肠炎患者阳性率较高。ASCA（+）/p-ANCA（-）诊断克罗恩病的敏感性为55%，特异性为93%。③ 抗胰腺腺泡抗体（anti-pancreatic acinic antibody，PAB）：虽然PAB对克罗恩病诊断的特异性较高，但其敏感性太低，临床上单独应用价值有限。

3. 大便化验　可有大便潜血试验阳性。克罗恩病患者粪便钙卫蛋白（fecal calprotectin）升高，检测大便钙卫蛋白对于克罗恩病治疗效果的评价意义较高。

四、影像学检查

1. 小肠造影　小肠双重对比造影可以使肠管充分扩张，显示黏膜表面的细微病变，对克罗恩病的诊断有一定价值。主要表现有：① 病变多为节段性跳跃分布，病变位于肠腔一侧，另一侧黏膜相对正常，为偏心性分布。② 溃疡表现早期为阿弗他样龛影，典型表现为纵行线状龛影，龛影偏心性位于肠壁一侧，或者表现为多发龛影纵行排列。③ "卵石征"表现为黏膜表面类圆形、椭圆形充盈缺损，边界清楚。④ 肠管偏心性狭窄，病变侧肠管痉挛或纤维化收缩，呈弓形改变，对侧肠管膨出，部分形成憩室样改变。⑤ 瘘管或窦道形成表现为造影剂外漏，形成一侧与肠管相通的窦道，或在肠管与肠管之间形成瘘管。

2. CT/CTE检查　腹部CT和小肠CT造影（CT enterography，CTE）是目前评估小肠炎性病变的标准影像学检查方法。该检查可反映肠壁的炎症改变、病变分布的部位和范围、狭窄及其可能的性质（炎症活动性或纤维性狭窄）、肠腔外并发症，如瘘管形成、腹腔脓肿或蜂窝织炎等。

克罗恩病CT的主要表现有：① 病变跳跃性分布，显示多节段肠壁增厚和强化异常，其间隔为正常厚度和正常强化的肠管。② 管壁增厚（>4 mm），急性期肠壁分层强化，呈"靶环征"或"双晕征"，慢性期轻度强化。③病变管腔狭窄、近端肠管扩张。④肠系膜血管增多、扩张、扭曲，呈"木梳征"。⑤病变部位相应肠系膜渗出、脂肪密度增高、强化，边缘模糊。⑥肠系膜淋巴结肿大。⑦肠腔外可有蜂窝织炎、瘘管、脓肿等形成。

五、内镜检查

由于克罗恩病可累及全消化道，所以克罗恩病的内镜检查应该包括常规的结肠镜、胃镜及有选择性的小肠内镜检查。结肠镜检查和黏膜组织活检是克罗恩病诊断的常规首选检查项目。结肠镜检查应达末段回肠，观察末段回肠的情况。疑诊克罗恩病的患者也应进行胃镜检查。小肠胶囊内镜检查对小肠黏膜病变敏感，但由于不能取活检，故诊断缺乏特异性，且有发生胶囊滞留的危险。对于疑诊克罗恩病者，应首先选择影像学检查，除外肠腔狭窄后再考虑胶囊内镜检查。小肠镜检查可在直视下观察病变、取活检和进行内镜下治疗，但有一定并发症发生的风险，主要适用于其他影像学检查发现小肠病变，或尽管上述检查阴性而临床高度怀疑小肠病变需进行确认及取活检进行鉴别者，或已确诊克罗恩病但需要小肠镜检查以指导或进行治疗者。

克罗恩病的内镜下表现早期为阿弗他样溃疡。随着疾病进展，形成裂隙样或纵行溃疡。多为非连续改变，病变之间黏膜可完全正常。卵石征是克罗恩病的另一特征性表现。其他表现有小肠绒毛异常，黏膜充血、水肿和糜烂，不规则溃疡，息肉样隆起，肠壁增厚伴肠管非对称性狭窄，瘘管、窦道等表现。内镜下显示为非连续性、非对称性的黏膜炎症样病变，纵行溃疡和卵石样外观是克罗恩病的特征性表现。

六、诊断要点和鉴别诊断

克罗恩病的诊断缺乏金标准，需结合临床表现、实验室检查、影像学检查、内镜检查和组织病理学检查进行综合分析并密切随访。

目前克罗恩病的诊断标准仍可遵循WHO提出的6个诊断要点来判断：①非连续性或节段性病变；②纵行溃疡或卵石征；③全壁性炎症；④非干酪样肉芽肿；⑤裂沟和（或）瘘管；⑥肛门部病变。符合①、②、③者为疑诊；①、②、③再加④、⑤、⑥中任何一项者可确诊；符合④再加①、②、③中的任何2项者亦可确诊。

小肠克罗恩病的诊断在排除其他疾病的基础上，可按下列要点进行诊断：①具备上述临床表现者可临床疑诊，安排进一步检查；②同时具备内镜表现和影像学特征者，可临床拟诊；③如再加上活检提示克罗恩病的特征性改变且能排除肠结核，可做出临床诊断；④如有手术切除标本（包括切除肠段及病变附近淋巴结），可根据标准做出病理确诊；⑤对无病理确诊的初诊病例随访6~12个月以上，根据对治疗的反应及病情变化判断，符合克罗恩病自然病程者可做出临床确诊。

克罗恩病应主要与以下疾病进行鉴别诊断。

1. **肠结核** 肠结核的临床表现为发热、盗汗、腹水，伴肺结核等肠外结核，PPD试验强阳性。CT检查见腹腔肿大淋巴结坏死有助于肠结核诊断。内镜下见典型的环形溃疡，回盲瓣口固定开放；活检见肉芽肿分布在黏膜固有层且数目多、直径大（长径 > 400 μm），特别是有融合，抗酸染色阳性；活检组织结核分枝杆菌DNA检测阳性有助于肠结核诊断。γ干扰素释放试验阴性有助于排除肠结核。鉴别仍有困难者给予诊断性抗结核治疗。若治疗数周（2~4周）临床症状明显改善，并于8~12周后CT或肠镜复查发现病变痊愈或明显好转，则支持肠结核的诊断。黏膜活检或术后病理学检查发现干酪样坏死性肉芽肿，可获得病理确诊。

2. **肠型白塞病** 白塞病（Behcet disease，BD），是一种慢性、复发性、多系统受累的血管炎性疾病，以反复口腔溃疡、生殖器溃疡、眼部病变和皮肤损害为特征。有胃肠道症状及肠道溃疡者称为肠白塞病。肠白塞病可有腹痛、腹泻等非特异性胃肠道症状，但消化道出血更多见。病变以回盲部病变最多见，累及肛门、直肠相对较少。肠白塞病肠外表现更明显，如复发性口腔溃疡、外阴溃疡和皮肤病变。肠白塞病的主要 CT 表现为位于回盲部的深大溃疡，伴肠壁增厚及强化。内镜下典型的表现是位于回盲部的孤立环形溃疡，溃疡深在、边界清晰，通常较大（> 2 cm）。特征性病理改变为血管炎和继发的缺血改变。

3. 小肠淋巴瘤　一般病程较短，病情进展较快，且逐渐加重。临床表现以腹痛、腹部包块比较

多见，全身表现发热、消瘦、贫血等常见，肠外表现及肛周病变少。影像学特征性表现为病变肠管呈动脉瘤样扩张，肠壁增厚，累及范围较长，很少引起肠梗阻，多数伴有肠系膜或后腹膜淋巴结明显肿大，一般无肠系膜及肠腔周围脂肪病变。确诊主要依靠病理组织学及免疫组化检查。

4. 其他疾病　感染性肠炎（如 HIV 相关肠炎、耶尔森菌感染、空肠弯曲菌感染、CMV 感染等）、药物性（如 NSAIDs）肠病、嗜酸细胞性肠炎、以肠道病变为突出表现的多种风湿性疾病（如系统性红斑狼疮）等，需结合病原学、血清学、影像学、内镜和病理检查进行鉴别。

第二节　小肠结核

肠结核（intestinal tuberculosis，ITB）是由原发或继发结核分枝杆菌侵犯肠道引起的慢性特异性感染，主要在亚洲及发展中国家多发，以中国及印度为主，欧美国家少见。肠结核是临床上较为常见的肺外结核，可发生于胃肠道任何部位，以回盲部多见，可伴有小肠受累，单纯累及小肠的结核相对少见，空肠及回肠均可受累，亦有累及十二指肠的报道，很少累及口腔、直肠和肛周。

发病年龄多为青壮年，近年来发病年龄有上升趋势，女性略多于男性。

一、病因和病理

90% 以上的肠结核由人型结核分枝杆菌引起。此外，饮用未经严格消毒的乳制品可因牛型结核分枝杆菌而致病。肠结核感染可经口、血行播散和邻近器官结核的波及所致。结核的发病是人体和结核分枝杆菌相互作用的结果，经上述途径获得感染仅是致病的条件，只有当入侵的结核分枝杆菌数量较

多、毒力较大，并且有人体免疫功能异常、肠功能紊乱引起局部抵抗力减弱时，才会发病。

结核分枝杆菌侵入肠道后，其病理变化与人体对结核分枝杆菌的免疫力与过敏反应强弱有关。当感染菌量多、毒力大、机体过敏反应强时，病变以渗出为主，可出现干酪样坏死并形成溃疡，称为溃疡型肠结核。溃疡型肠结核早期肠壁集合淋巴结和淋巴滤泡受侵，后融合成干酪样病灶，造成黏膜糜烂和溃疡形成，溃疡可侵及黏膜下层、肌层或浆膜层。若感染较轻，机体免疫力（主要是细胞免疫）较强时，病变以肉芽组织增生为主，形成结核结节并进一步纤维化，称为增殖型肠结核。增殖型肠结核早期表现为局部黏膜充血、水肿，黏膜下层结核性肉芽组织和纤维组织增生，使黏膜表面出现大小不等的结节，肠壁增厚。多数患者兼有溃疡与增生两种病变，称为混合型或溃疡增殖型肠结核。肠结核的病理活检特征性表现为干酪样坏死性肉芽肿。肉芽肿数目较多，体积较大，可见朗汉斯巨细胞。肉芽肿多位于黏膜下层和黏膜固有层，抗酸杆菌染色阳性。

二、临床表现

肠结核多数起病缓慢，病程较长。最常见的临床表现是腹痛、腹泻、发热和体重下降等。血便比较少见，伴发肠梗阻的比例较高。

1. 腹痛 因肠结核好发于回盲部，故疼痛多位于右下腹。可伴有上腹或脐周疼痛。疼痛多为隐痛或钝痛。有时进餐可诱发腹痛伴便意，排便后即有不同程度缓解。并发肠梗阻时有腹部绞痛，常位于右下腹或脐周，伴有腹胀、肠鸣音亢进、肠型和蠕动波。

2. 腹泻与便秘 腹泻是溃疡型肠结核的主要临床表现之一。排便次数因病变严重程度和范围不同而异，一般每日2~4次，重者每日达10余次。不伴有里急后重。粪便呈糊样，一般不含脓血，重者含少量黏液、脓液，但便血少见。有时患者会出现腹泻与便秘交替。增殖型肠结核多以便秘为主要表现。

3. 腹部包块 常位于右下腹，一般比较固定，中等质地，伴有轻度或中度压痛。腹部包块主要见于增殖型肠结核，也可见于溃疡型肠结核合并有局限性腹膜炎。病变肠段与周围组织粘连，或同时有肠系膜淋巴结结核。

4. 全身症状 多见于溃疡型肠结核，表现为不同热型的长期发热，伴有盗汗、乏力、消瘦、贫血，病程长者可出现维生素缺乏等营养不良的表现。可同时有肠外结核特别是活动性肺结核的临床表现。增殖型肠结核病程较长，全身情况一般较好，无发热或有时低热，多不伴有肠外结核表现。

三、实验室检查

1. 血液检查 白细胞总数一般正常，淋巴细胞偏高。可有轻、中度贫血。ESR多明显加快，可作为评估结核活动程度的指标之一。也可有C反应蛋白（C reactive protein，CRP）升高、血清白蛋白降低等表现。

2. 粪便检查 增殖型肠结核粪便检查多正常，溃疡型结核粪便多为糊样，一般无肉眼黏液和脓血，但显微镜下可见少量脓细胞与红细胞。粪便浓缩找结核分枝杆菌，阳性者有助于诊断，但仅在痰液检查阴性时才有意义。

3. 结核菌素纯蛋白衍生物（PPD）试验 皮试强阳性有助于诊断，但阴性不能排除该病。

4. γ干扰素释放试验（interferon gamma release assay，IGRA） 是基于血标本的体外试验，其原理是快速诱导T淋巴细胞产生针对抗原的γ干扰素（interferon，IFN），对于发现潜在结核的特异性优于结核菌素纯蛋白衍生物试验。IGRA值可能与肠结核的严重程度呈正相关。

四、影像学检查

（一）小肠造影

小肠气钡双重造影对肠结核的诊断具有一定价值，主要有以下表现：① 多发小溃疡，表现为管腔轮廓不光滑，局限性黏膜皱襞增宽，可见各种形态、大小不等的龛影，多呈不规则斑点状、环行带状龛影，溃疡愈合后可见瘢痕带，显示局部黏膜皱襞纠集。② 肠管痉挛性收缩，钡剂排空很快，充盈不佳，出现"激惹征"，黏膜皱襞增宽、紊乱，肠壁边缘不规则，可呈不规则锯齿状。③ 黏膜表面结节不平，显示多发息肉样充盈缺损，边界模糊。④ 管腔环形狭窄或不规则狭窄，边缘欠光滑，狭窄明显者造影剂通过缓慢。⑤ 回盲瓣变形，盲肠短缩，回肠与盲肠正常角度消失，表现为回盲瓣持续开放，升结肠与末端回肠呈直线样改变。⑥ 溃疡穿破肠壁可形成瘘管，比较少见。怀疑肠梗阻或穿孔者选用水溶性（含碘）造影剂进行造影检查。

（二）CT/CTE检查

肠结核的CT表现主要有：① 肠管环形增厚。

② 肠壁均匀一致强化或分层强化，显示"靶环征"。③ 回盲瓣变形，盲肠挛缩。④ 肠系膜或腹膜后淋巴结肿大，伴周边环形强化和钙化。⑤ 伴有结核性腹膜炎时，腹膜呈饼状、结节状，周边可有环形强化和钙化，并伴有腹水。⑥ 肠管周围脓肿、瘘管形成和肠梗阻表现。肠系膜及腹膜后淋巴结增强扫描时表现为中央为低密度，边缘环形强化，是提示肠结核的重要特征。

五、内镜检查

小肠镜下可见病变肠黏膜充血、水肿，溃疡形成，早期溃疡多为线状或多发的小溃疡，呈环状排列，多位于皱襞顶端。疾病进展，溃疡多呈环形或横行，大小不一，边缘不规则，呈鼠咬状，表面有渗出物覆盖，溃疡边缘不规则充血。溃疡恢复期可见纵横交错的瘢痕，大小及形态各异的炎症息肉，肠腔变窄等。黏膜活检如能找到干酪样坏死性肉芽肿或结核分枝杆菌则具有确诊意义。病理组织行结核 PCR 和抗酸染色对诊断有帮助，但阳性率仍有待提高。

六、诊断和鉴别诊断

典型肠结核的诊断一般无困难。但疾病早期，常因症状不明显或缺乏特征性而易漏诊或误诊。下列几条可作为诊断依据：① 青壮年患者，原有肠外结核，特别是开放性肺结核，或与开放性肺结核患者有密切接触史者。② 出现腹泻、腹痛、便秘等消化道症状，并伴有发热、盗汗等全身症状。③ 腹部检查发现右下腹压痛，或伴包块，或出现原因不明的肠梗阻。④ 血液检查：可有中度贫血，白细胞计数正常，淋巴细胞升高，ESR 多明显加快。⑤ 粪便检查：粪便多为糊样，一般不含黏液或脓血，常规镜检可见少量脓细胞和红细胞。粪便浓缩找结核分枝杆菌，阳性者有助于肠结核的诊断，但仅在痰液

检查阴性者才有意义。⑥ 影像学检查和内镜检查有典型表现。⑦ 黏膜活检、手术后肠壁或系膜淋巴结病理检查见到干酪样肉芽肿可确定诊断，肠壁组织可见结核分枝杆菌，抗酸染色和结核 DNA-PCR 阳性有助于诊断。

此外，肠外结核病史、PPD 试验阳性或强阳性，γ 干扰素释放试验阳性有助于诊断。在本病的早期，因临床症状多不明显，诊断常有困难，因此对疑为肠结核的患者，应定期随诊或做诊断性抗结核治疗。

肠结肠的诊断主要与以下疾病进行鉴别：① 克罗恩病：肠结核和克罗恩病的鉴别诊断非常困难。文献报道，两者的误诊率可达 50% ~ 70%。克罗恩病是一种慢性炎性肉芽肿性疾病，临床表现以便血和肠外表现（如肛周病变、关节炎、口腔溃疡及强直性脊柱炎等）相对多见。影像学及内镜检查表现为病变节段性、偏心性分布，可见纵行溃疡和"卵石征"。肠壁非对称性增厚，分层强化，肠系膜血管增多、增粗，显示"梳齿征"。病理特征性表现为非干酪性肉芽肿。肉芽肿相对较小、数目少，多位于黏膜下层。② 小肠癌：发病年龄大，常在 40 岁以上。临床表现主要有腹痛、腹胀、消化道出血等症状，病程相对较短。小肠造影可见肠管狭窄，肠壁僵硬破坏，边缘不整，狭窄两端界限清楚、突然，显示"果核征"，病变局限。CT 检查可见小肠肿物。小肠镜检查及活检可确定诊断。③ 小肠淋巴瘤：好发于中青年，发病年龄为 34 ~ 55 岁，男性多于女性，病程较短，病情进展较快。影像学表现为肠壁不规则浸润性增厚，增强扫描示肠壁少见分层现象，肠管呈典型的动脉瘤样扩张，肠腔狭窄不明显，肠管周围淋巴结肿大，常融合成团，包绕肠系膜血管，形成"夹心面包征"。黏膜活检和术后病理及免疫组化可确定诊断。

有时本病还应与耶尔森杆菌肠炎及一些少见的感染性肠病如非典型分枝杆菌（多见于艾滋病患者）、性病性淋巴肉芽肿以及梅毒侵犯肠道等进行鉴别。

第三节 肠型白塞病

白塞病（Behcet disease，BD），又称贝赫切特病，是累及多器官、多系统的血管炎性疾病，最早由土耳其医生 Hulusi Behcet 报道，是一种以口腔溃疡、生殖器溃疡和眼葡萄膜炎为特征的慢性疾病，又称口 - 眼 - 生殖器三联征。其发病具有地域特异性，沿古代丝绸之路发病率最高，从地中海延伸至远东地区。土耳其发病率最高，达 421/10 万。中国和日本的发病率分别为 14/10 万和 13.5/10 万。消化道是白塞病常见受累部位，占 10%～15%，其中以回盲部最多见，约占白塞病胃肠道受累的 96%，小肠受累约占 2.5%，肠型白塞病半数以上为不完全型白塞病。好发年龄 20～50 岁，男性略多于女性，以 30 岁以上男性更多见。

一、病因和病理

病因不明，可能与感染、免疫和遗传因素有关。可能的发病机制为在感染等外源性因素的诱导下，使具有一定遗传背景的个体发生免疫紊乱，产生针对血管内皮细胞的免疫反应，引发全身多处血管内皮细胞受损，导致白塞病的发生。HLAB51 和葡萄球菌感染分别是最常见的基因和环境因素。

白塞病的溃疡呈凿孔样或地图样，界限清楚，溃疡较深，可穿透肠壁形成穿孔。病理组织学主要表现为血管炎。血管炎多数累及黏膜下层和浆膜层的小静脉，在血管壁和血管周围可见淋巴细胞和单核细胞浸润。静脉比动脉更易受累，受累血管的类型、程度和范围与临床症状及其严重程度有关。

二、临床表现

（一）白塞病典型表现

1. 反复发作的口腔溃疡 每年发作数次，见于口腔颊黏膜、舌缘、软腭等处，表现为阿弗他样溃疡，直径 2～3 mm。多是本病的首发症状，也是诊断的必需表现。

2. 皮肤病变 表现为结节样红斑性皮疹、毛囊炎样皮疹、浅表栓塞性静脉炎等皮肤症状，以下肢结节红斑最常见。皮肤针刺试验阳性。用 20 号针头斜刺入前臂皮肤 5 mm 后退出，24～48 小时后观察，局部出现 ＞2 cm 的红色丘疹，或出现脓疮及毛囊炎为阳性，出现率约为 60%。

3. 眼部病变 表现为葡萄膜炎或色素膜炎等眼部损害，有视物模糊、视力减退、眼球充血、畏光流泪等症状。病程常为慢性、复发性、进行性。

4. 生殖器溃疡 女性常见部位为大、小阴唇，其次为阴道。男性常见部位为阴囊和阴茎，大小和形态类似于口腔溃疡，出现次数较少。

（二）胃肠道症状

以腹痛最多见，占 87%～92%，疼痛程度可轻可重，重者难以忍受，多数位于右下腹，也可为全腹痛，可伴或不伴有发热或便血。腹泻占 12.7%～29%，相比克罗恩病较为少见。其他症状有消化道出血、腹部包块、反复发作肠梗阻。急性重症患者可表现为穿孔和消化道大出血。肠瘘较为少见，占 7.6%，常见于肠切除后仍有持续性炎症患者。

（三）其他症状

关节疼痛、肿胀，以膝关节多见。疾病活动期可出现发热，以低热多见，也可表现为高热、乏力、肌痛、头晕等症状。呼吸系统、神经系统等受累会出现相应症状。

三、实验室检查

目前没有可靠、有效的血清学标志物用于诊断和随访肠型白塞病。血常规可有血红蛋白降低，白细胞升高。ESR 加快，CRP 增加，部分患者类风湿因子阳性。约 40% 的患者抗 PPD 抗体升高。白细胞抗原 HLAB51 可以阳性。部分患者 γ 球蛋白升高，血清黏蛋白及血浆铜蓝蛋白升高。粪便钙卫蛋白升高提示肠道受累的白塞病为急性活动期。抗酿酒酵母抗体（anti-saccharomyces cerevisiae antibody，ASCA）在 44.3% 肠型白塞病中升高，但不能预测术后复发。67.5% 的肠型白塞病患者免疫球蛋白 M 升高及抗 α- 烯醇化酶抗体阳性。

四、影像学检查

肠型白塞病的 CT 表现为肠壁增厚，但没有特异性，也可判断有无肠道外病变，如脓肿或穿孔等。如有溃疡形成，小肠造影表现为龛影呈类圆形、椭圆形或不规则形，边界清楚，周围可见环形透亮带或透亮晕。

五、内镜检查

内镜下白塞病的典型表现为溃疡较深，边界清楚、锐利，可以分布于回肠、回盲部、回盲瓣和结肠各个部位。可为单发，也可为多发。局限性单发溃疡占 45%～67%，回盲部受累占 61%～96%。溃疡形态也可表现为阿弗他样、地图样或星状。溃疡如果表现为火山口样，则提示预后不良。

六、诊断和鉴别诊断

国际白塞病研究小组在 1990 年制定了白塞病的诊断标准：复发性口腔溃疡合并以下四项中的两项即可诊断：① 复发性生殖器溃疡。② 眼部病变（视网膜炎或葡萄膜炎）。③ 皮肤病变（结节性红斑或丘疹型脓疱）。④ 针刺试验阳性。

仅有 30% 累及回盲部的白塞病患者能够满足白塞病的诊断标准，尤其当消化道症状先于其他系统症状出现时，诊断困难。另外，对于无症状患者行肠镜检查发现回盲部溃疡时需要先排除其他原因所致溃疡，方可考虑白塞病胃肠道受累。

青壮年反复发作口腔溃疡、腹痛、腹泻、便血，影像学和内镜检查发现食管和胃肠道，特别是回盲部溃疡，需高度警惕该病的诊断。多种疾病可以导致回盲部受累，如炎症性肠病和肠结核等，鉴别诊断具有一定困难，需要结合临床表现、实验室检查、内镜表现、影像学、微生物检测、组织学等综合判断。

鉴别诊断：① 克罗恩病：克罗恩病的溃疡多数表现为纵行，合并铺路石样改变。如果溃疡表现为不规则形、地图样或者多节段受累，则更倾向为克罗恩病。肛瘘和偏心性狭窄在克罗恩病中更多见。如果合并生殖器溃疡、葡萄膜炎或血管受累，则更倾向于肠型白塞病。② 肠结核：溃疡多为环形，溃疡伴有增殖表现更倾向于结核，进行 X 线胸片、PPD、T-SPOT 检查，内镜活检的组织进行 TB-PCR 和抗酸染色，组织学可见干酪样肉芽肿。③ 药物相关肠道溃疡：通过仔细询问病史，停用可疑药物后复查肠镜来排除药物相关肠道溃疡。④ 淋巴瘤：溃疡形态多种多样，单发或多发，病程较短，病情进展较快，CT 表现为肠壁不规则浸润性增厚，肠腔狭窄不明显，肠管周围淋巴结肿大，常融合成团，黏膜活检和术后病理及免疫组化可确定诊断。

第四节　嗜酸细胞性胃肠炎

嗜酸细胞性胃肠炎（eosinophilic gastroenteritis，EG）是一种以大量嗜酸性粒细胞弥漫或局限浸润胃肠道为主要特征的疾病。1937年由Kaijser首次报道。1990年Talley等提出嗜酸细胞性胃肠炎的诊断标准。嗜酸细胞性胃肠炎发病率低，在1/10万～8.4/10万，近年发病率有所增加，为20/10万～28/10万，可能与人们的环境和饮食有关。任何年龄均可发病，发病高峰在30～40岁，男性更多见。嗜酸细胞性胃肠炎可发生于消化道任何部位，胃和小肠容易受累。单纯嗜酸细胞性小肠炎较为少见，常合并胃肠道其他部位的受累。

一、病因和病理

病因不明，可能是由外源性或内源性过敏源引起的变态反应所致。25%～75%的患者存在个人或家族过敏体质或过敏源。45%～50%的患者存在过敏性疾病，如哮喘、过敏性鼻炎、湿疹或皮炎、食物或药物过敏。

胃肠道壁各层大量嗜酸性粒细胞浸润是病变特点。正常胃肠道壁内有少量嗜酸性粒细胞存在，而且分布不均，以回肠和盲肠多见。嗜酸细胞性小肠炎病理上表现为小肠各层有大量嗜酸性粒细胞浸润。嗜酸性粒细胞浸润数量比正常小肠成倍增加更有诊断意义，例如，十二指肠黏膜嗜酸性粒细胞数＞26/HPF为异常，＞52/HPF有诊断意义；回肠黏膜嗜酸性粒细胞数＞28/HPF为异常，＞58/HPF有诊断意义。根据嗜酸性粒细胞对肠壁浸润深度的不同，可分为：①黏膜型：黏膜上皮或固有膜内大量嗜酸性粒细胞浸润，黏膜肌层和黏膜下层也有嗜

酸性粒细胞浸润，绒毛低平或消失。②肌层型：嗜酸性粒细胞浸润以肌层为主，肠壁明显增厚，常引起肠腔狭窄和梗阻。③浆膜型：嗜酸性粒细胞浸润以浆膜为主，浆膜肥厚，腹水形成，并可累及肠系膜淋巴结。不同的病理分型，临床表现各不相同。

二、临床表现

1. 黏膜病变型　临床最常见，主要表现为反复发作腹痛、腹胀、腹泻、恶心、呕吐、大便潜血试验阳性及体重下降等。其中以腹痛最常见，占2/3以上。腹痛可为阵发性绞痛或隐痛伴阵发性加剧。根据受累部位不同，疼痛部位亦不相同。小肠受累可出现脐周或下腹部疼痛。当病变广泛时可出现小肠吸收不良、蛋白丢失性肠病、贫血及营养不良等。

2. 肌层病变型　主要表现为肠梗阻症状，如腹痛、恶心、呕吐、腹胀、停止排气排便等。

3. 浆膜病变型　最少见，以富含嗜酸性粒细胞的腹水为主要表现，伴有腹胀和腹痛。也有肠道淋巴结受累，超声或CT可见腹腔淋巴结增大。

嗜酸细胞性胃肠炎累及胃、食管和结肠，出现腹痛、幽门梗阻、吞咽困难及便血等临床症状。

三、实验室检查

1. 外周血嗜酸性粒细胞计数和嗜酸性粒细胞百分比增加。20%的患者可以不出现外周血嗜酸性粒细胞升高。

2. 血IgE明显升高，50%的嗜酸细胞性肠炎患者血IgE升高。

3．低蛋白血症和缺铁性贫血　由于肠黏膜通透性增加，可能导致胃肠道丢失蛋白和低白蛋白血症。合并糜烂或溃疡患者可能出现贫血。

4．部分患者 ESR 加快，CRP 增加。

5．大便潜血试验阳性，大便 D - 木糖吸收试验和苏丹Ⅲ试验阳性。部分患者可见夏科 - 雷登（Charcot-Leyden）结晶。大便检查除外肠道寄生虫感染。

6．浆膜型患者，在腹水涂片染色或腹膜活检可检测到大量嗜酸性粒细胞。

四、影像学检查

1．小肠造影　小肠黏膜皱襞增宽、紊乱，粗细不均。肠壁边缘不整，呈锯齿状或波浪状。肠管可有轻度狭窄或痉挛收缩。肠道内液体较多，钡剂涂布不良，为肠道吸收不良表现。肠道相邻淋巴结肿大，肠壁显示弧形或指压状外压性改变。病变范围较广。部分患者小肠造影表现正常，并不能排除该病的诊断。

2．CT 表现　肠壁水肿、增厚，黏膜皱襞粗大，增强扫描显示"靶征"。肠管狭窄或扩张，肠腔内积液。有腹水，短期内腹水量波动较大。腹腔淋巴结肿大。

五、内镜检查

内镜下表现可能正常，也可能出现黏膜非特异性改变，包括充血水肿、红斑、糜烂、溃疡、结节和狭窄等。胶囊内镜虽然能提供全小肠的内镜表现，但由于无法取活检，对于需要明确诊断的患者则需进行小肠镜检查。由于嗜酸性粒细胞呈不均匀分布，确诊需要在正常和异常黏膜上进行多部位活检来增加检出的敏感性。在肌层型和浆膜型中，黏膜活检嗜酸性粒细胞正常。如果高度怀疑，则需要进行全层活检来明确诊断。

六、诊断和鉴别诊断

目前，嗜酸细胞性胃肠炎仍无明确的诊断标准，主要根据临床表现、实验室检查、影像学和内镜检查及黏膜活检、病理组织学结果进行诊断。诊断要点在于确定胃肠道症状与肠壁嗜酸性粒细胞浸润有关。组织学表现为肠壁有大量嗜酸性粒细胞浸润，并且除外继发性嗜酸性粒细胞升高的疾病。

常用的诊断标准有：Talley 等提出的诊断标准为：① 有胃肠道症状。② 胃肠道有较多嗜酸性粒细胞浸润。③ 除外其他致嗜酸性粒细胞增多的疾病，如寄生虫感染、结缔组织病、嗜酸性粒细胞增多症及克罗恩病等。Leibech 提出的诊断标准为：① 进食特殊食物后出现胃肠道症状和体征。② 外周血嗜酸性粒细胞增多。③ 组织学证明胃肠道有大量嗜酸性粒细胞浸润。

嗜酸细胞性胃肠炎需要与以下疾病进行鉴别诊断。

1．寄生虫感染　其中以蠕虫感染后出现外周血嗜酸性粒细胞增多最多见，很可能与机体对其组织的迁移免疫反应有关。嗜酸性粒细胞浸润也可见于其他寄生虫感染，包括钩虫属、蛲虫属及蛔虫等。鉴别诊断可通过粪便查找虫卵、幼虫，粪便或血清特异性抗原检查，内镜检查或活检查找病原。

2．结缔组织病　硬皮病、皮肌炎、狼疮、血管炎等疾病也可出现外周血嗜酸性粒细胞增多和胃肠道嗜酸性粒细胞浸润。该类疾病多有其他脏器受累表现，如肾、肺等，检测相关自身抗体阳性，且有其疾病自身的特征性病理改变。

3．嗜酸粒细胞增多症（HES）　是一种病因不明的全身性疾病，可累及胃肠道。诊断标准：① 外周血嗜酸性粒细胞计数 $>1.5 \times 10^9/L$，病程持续 6 个月以上，且不能用其他疾病解释；② 有 HES 的临床表现，如血管性水肿、心脏和肺部表现及胃肠道症状；可有贫血和血小板减少。该病预后差，主要根据病程长短，以及有无多脏器受累表现来进行鉴别，但对于早期有胃肠道受损者，两者鉴别诊断非常困难，需要临床随访追踪观察。

4. 炎症性肠病　炎症性肠病外周血和肠道嗜酸性粒细胞也可增多，但嗜酸性粒细胞浸润不是该病的特征性病理改变，只是炎性反应活动中的一种炎症细胞成分。可通过内镜下特征性表现和病理改变来进行鉴别。

5. 麦胶性肠病　是患者对麸质（麦胶）不耐受引起小肠黏膜病变为特征的一种原发性吸收不良综合征。病理表现为绒毛缩短、萎缩变平；上皮细胞变性为低立方形，固有层有大量炎症细胞浸润，包括嗜酸性粒细胞浸润。该病临床表现比较特异，典型者为反复发作的乳糜泻，进食麦类食物可诱发或加重疾病，忌此类食物则缓解。此外，还可以通过查血或大便抗麦胶蛋白抗体来协助诊断。

6. 淋巴瘤　可出现组织轻到中度嗜酸性粒细胞浸润，可能与机体对肿瘤坏死组织的过敏反应有关，部分患者影像学表现也比较类似。内镜检查及活检病理组织学可见肿瘤细胞，借此可与嗜酸细胞性胃肠炎进行鉴别。

第五节　NSAIDs 相关性小肠炎 / 病

NSAIDs 相关性小肠炎 / 病是由于长期使用非甾体抗炎药（nonsteroidd anti-inflammatory drugs，NSAIDs）造成的小肠黏膜受损，引起小肠出血、蛋白丢失性肠病及小肠吸收功能障碍等表现的非特异性小肠炎症。

NSAIDs 是全球使用最多的一类处方药，全世界每天大约有 3000 万人在使用 NSAIDs，其中 60 岁以上的患者占 40%。目前认为应用 NSAIDs 导致的小肠黏膜损伤较胃黏膜损伤更为常见。长期口服 NSAIDs 的患者中，小肠黏膜受损者可高达 75%。病变包括炎症反应、溃疡、出血、肠腔狭窄和穿孔。也有研究表明，短期口服 NSAIDs 即可导致肠黏膜的损害。

NSAIDs 相关性小肠炎易累及回肠。回肠受累发生率约为空肠的 2 倍。本病好发于 50～70 岁中老年人，男女无明显差异，服药时间多为 3～4 个月，半年以后发病率升高。

由于 NSAIDs 的镇痛作用，本病多无明显症状，早期发现困难，漏诊率较高。多数患者出现消化道出血时才能发现，而且单凭临床症状不能判断 NSAIDs 对肠道黏膜有无损害及损伤的程度，需要胶囊内镜或（和）小肠镜检查确定。

一、病因和病理

NSAIDs 是一类具有抗炎、镇痛作用的药物，临床长期应用广泛，是引起肠道黏膜损伤的直接原因。NSAIDs 相关性肠炎的易患因素包括既往有溃疡病史、老年患者、同时使用抗凝药物或糖皮质激素，同时服用多种 NSAIDs 将增加肠道并发症的危险。

NSAIDs 引起小肠损伤的发病机制与胃、十二指肠损伤有所不同。NSAIDs 的药理作用基础是通过抑制环氧合酶（cyclooxygenase，COX）以减少体内从花生四烯酸合成的前列腺素。前列腺素在肠黏膜屏障功能、黏膜修复机制以及调节肠黏膜绒毛血流中具有重要作用。除了前列腺素外，局部因素如肠黏膜异常通透性、线粒体功能障碍、肠道细菌及肠肝再循环等参与了 NSAIDs 相关小肠炎的发病机制。这是一个由多种因素导致的复杂过程，主要有以下三步假说：① 非甾体抗炎药被肠细胞吸收后会抑制线粒体氧化磷酸化。② 抑制氧化磷酸化导致细胞内紧密连接功能障碍，破坏细胞间结构的完整性，使小肠通透性增加。③ 细胞间完整性破坏，黏膜屏障受损，使肠黏膜细胞易受肠内容物包括细菌、胆汁、食物以及各种酶的损伤，引起小肠内皮细胞炎性反应。NSAIDs 吸收后形成的肠肝循环增加了药物与小肠黏膜的作用时间，肠道微生物群的变化也在发病中起到重要作用。

NSAIDs 对小肠黏膜的损伤多见于远端回肠，主要病变有炎症反应、黏膜溃疡、出血、肠腔狭窄和穿孔等。组织学表现有黏膜充血、水肿、糜烂、溃疡，固有层各种炎症细胞（淋巴细胞、浆细胞、中性粒细胞）浸润，无肉芽肿，无血管炎等改变。组织学隔膜样改变为黏膜下纤维肌性增生，覆有正常黏膜，隔膜顶端可有炎症细胞浸润。

二、临床表现

临床表现以腹痛、腹泻、消化道出血及肠梗阻等为主，亦可表现为低蛋白血症、小肠吸收功能障碍及肠穿孔等。① 消化道出血和缺铁性贫血：是最常见的表现，消化道出血多为小量慢性出血，很少引起危及生命的大出血。随着时间的延长可引起慢性缺铁性贫血，部分患者出现大便潜血试验阳性。② 腹痛：多位于脐周或右下腹，多为绞痛或灼痛，部分服用抗酸剂后腹痛可缓解，多为溃疡、狭窄引起。隔膜样狭窄可引起反复发作肠梗阻，出现相应的症状和体征。穿孔时会有急性腹膜炎的征象，但少见。③ 蛋白丢失性肠病：多数患者只有轻微的蛋白质损失，不会引起严重后果，严重者可引起低蛋白血症。④ 小肠吸收不良：表现为腹泻、脂肪泻等，但很少引起营养不良。少数患者有维生素 B_{12} 吸收不良。

三、实验室检查

血红蛋白下降，大便潜血试验阳性。血清总蛋白、白蛋白和血清铁降低。维生素 B_{12} 等下降。大便脂肪测定（参考小肠吸收不良和蛋白丢失性肠病）等异常。

钙卫蛋白（calprotectin）是一种大量存在于中性粒细胞胞质中的蛋白，测定大便中钙卫蛋白的量可反映肠道炎症，具有易于检测及非创伤性的优点，可望成为诊断 NSAIDs 肠损伤的首选方法。但此方法缺乏特异性，在炎症性肠病等患者中钙卫蛋白也可升高。

四、影像学检查

1. 小肠造影　小肠造影显示肠黏膜皱襞增宽、变直；可见单发或多发小龛影，多见于回肠，形态规则，周围黏膜皱襞可有纠集，肠壁柔软。部分患者肠管环形狭窄，呈隔膜样改变，有时与正常小肠环形皱襞不易区分，动态观察可进行鉴别。相邻肠管的多发狭窄与正常或轻度扩张的肠管间隔出现，显示扇形轮廓。严重狭窄可出现不同程度肠梗阻的表现，狭窄近端肠管扩张。

2. CT 检查　常规 CT 检查有时不能发现非甾体抗炎药引起的肠炎。CTE 可以使肠管充分扩张，减少肠祥重叠。CT 显示肠管正常，或黏膜层增厚、强化，肠管狭窄、肠梗阻、穿孔等表现。CTE 最常见的表现为单发或多发隔膜样狭窄，狭窄为环状，非常短，长度为 0.5～1 cm，常伴有轻度肠壁增厚及强化。隔膜样狭窄，需要与肠管收缩进行区分，多平面成像有助于鉴别。

五、内镜检查

胶囊内镜和气囊辅助小肠镜是诊断非甾体抗炎药相关肠炎 / 病的金标准。

胶囊内镜是无创诊断 NSAIDs 相关小肠炎的主要方法，检出率可达 55%，主要表现为黏膜糜烂、皱襞发红、斑点状黏膜出血、溃疡和隔膜形成。怀疑肠管狭窄的患者应警惕胶囊内镜嵌顿的风险。

双气囊小肠镜可以更加直观地显示小肠黏膜损伤，主要表现有黏膜充血发红、糜烂、溃疡和隔膜样狭窄。隔膜样狭窄曾被认为是 NSAIDs 相关小肠炎的特征性表现，一般为多发，厚 2～4 mm，肠腔狭窄程度不一。严重者可将管腔缩小至数毫米，呈针孔样，伴有不同程度肠梗阻。溃疡可以发生在小肠的任何部位。这些溃疡很容易愈合，在小肠镜检查时有的溃疡出现黏膜皱襞纠集和瘢痕，形态分为环形溃疡 / 瘢痕，小圆形或卵圆形溃疡 / 瘢痕或糜烂，纵向溃疡 / 瘢痕。

六、诊断和鉴别诊断

NSAIDs 相关性小肠炎为非特异性肠炎，无特异性症状及体征，诊断依据主要有以下几项：① 有明确的 NSAIDs 服用史，可在用药数日至数月后出现症状，停药后症状好转或治愈；除非再次服用 NSAIDs，一般无复发。② 临床表现为腹痛、腹泻及大便潜血试验阳性。除外其他感染性和非感染性小肠炎症。③ 若同时合并低白蛋白血症或小肠吸收功能障碍，则高度可疑。④ 胶囊内镜和小肠镜检查发现黏膜水肿、红斑、糜烂、溃疡，小肠造影及小肠镜显示特征性隔膜样狭窄即可诊断。

NSAIDs 相关小肠炎需要与以下疾病进行鉴别。

（1）克罗恩病：克罗恩病患者的内镜和造影表现有纵行溃疡和卵石样改变，病变呈节段性、偏心性分布；CT 表现为肠壁全层增厚，肠管分层强化；组织学改变有非干酪样肉芽肿及淋巴细胞聚集。

（2）肠结核：肠结核患者可有腹泻、便秘交替，发热、盗汗等临床表现，肠镜和影像学检查多为环形狭窄。狭窄两端肠管有变形，黏膜结节不平，可见环形溃疡。黏膜活检部分可见干酪样坏死性肉芽肿。结合 PPD 和 T-SPOT 检查等进行鉴别。

（3）非特异性小肠溃疡：临床可有慢性持续性贫血和低蛋白血症，病变进展时可出现肠管多发狭窄，无 NSAIDs 服药病史是鉴别诊断的关键。

第六节 放射性小肠炎

放射性小肠炎（radiation enteritis）是由于盆腔、腹腔及腹膜后恶性肿瘤经放射线治疗后引起的肠道损害，可累及直肠、结肠和小肠，常发生在放疗后数月至数年。发病率在 2.5%～25%，国内发病率约为 8%。随着放射治疗在恶性肿瘤治疗中的广泛应用，放射性肠炎的发病率有逐年增加的趋势。根据起病时间及病程，可分为急性放射性肠炎（acute radiation enteritis，ARE）与慢性放射性肠炎（chronic radiation enteritis，CRE），一般以放疗后 3 个月为分界。根据累及的部位，又可分为放射性直肠炎、放射性结肠炎及放射性小肠炎。胃肠道中小肠对放射线较为敏感，各段小肠对放射性的敏感性从强到弱依次为回肠、空肠、十二指肠。放射性小肠炎可伴有放射性结直肠炎、放射性膀胱炎及放射性盆腔炎等。放射性肠炎以老年、女性、体重过轻、腹部及盆腔手术史和长期吸烟史、合并高血压、动脉粥样硬化、糖尿病等慢性疾病发病率较高。

一、病因和病理

放射性肠炎的发生主要与下列因素有关：① 照射的总剂量、放疗时间、放射野：以腹、盆腔区放疗为例，一般在 4～6 周内放射剂量 > 50 Gy 时，放射性肠炎的发病率就会增加，可达 8%，放射性肠炎的发病率与放射总剂量呈正相关。② 不同部位肠道对放射的敏感性不同：其敏感性的强弱排序为：直肠、结肠、回肠、空肠、十二指肠。这与放射源的距离以及肠管的活动度不同有关。③ 不同的化疗方案：同步化疗提高了肿瘤治疗的疗效，但也加重了放疗对周围正常组织的损伤；④ 不同个体的敏感性不同：有手术史、血管病变的患者，女性、体弱者及老年患者，放射性肠炎的发生率较高。

X 线或 γ 射线照射后，辐射效应直接或间接作用于受损细胞的 DNA，使其死亡。急性放射性小肠炎是由于肠道隐窝干细胞复制和分化受损，导致肠上皮完整性丧失；肠道上皮微血管内皮细胞损伤也起到重要作用。慢性放射性肠炎的特点是渐进性闭塞性动脉内膜炎，由此导致组织缺血，进而引起黏膜下层纤维化。纤维化进一步加重组织缺血，最终导致肠腔狭窄、瘘管形成、局部脓肿、穿孔及出血，从而引发肠动力不足及营养不良。近年研究显示，肠道微生物亦参与放射性肠炎的病理生理过程，特别是对腹泻有重要作用。

放射性肠炎急性期的主要病理表现为黏膜水肿、糜烂，上皮细胞凋亡，固有层急性、慢性炎症细胞浸润。肠上皮再生障碍，逐渐出现黏膜脱落、微小溃疡和肉眼可见的溃疡。同时伴有黏膜下层水肿、炎症细胞浸润以及毛细血管扩张，常呈自限性，3~4 周达高峰，然后逐渐消退。慢性期的组织学表现以黏膜和黏膜下层的显著变化为特征，黏膜萎缩、肉芽组织增生；腺窝大小、形态不规则，排列紊乱；进行性闭塞性小动脉炎，黏膜下层间质纤维化。病变可持续数周、数月甚至数年。在肠壁慢性缺血引起的黏膜下玻璃样变和纤维化的基础上，出现进行性的黏膜萎缩和毛细血管扩张。随着血管炎的进行性加重，可以发生肠壁的坏死、溃疡和穿孔。溃疡的愈合和修复可以导致纤维化和瘢痕形成，引起肠腔狭窄和肠梗阻。进行性闭塞性动脉炎和黏膜下纤维化具有相对特征性的表现。

二、临床表现

急性放射性小肠炎最早可在放疗开始后数小时或几天内出现，一般发生在放疗后第 2 周，4~5 周达到高峰，大多数患者在照射 30~40 Gy 时才会出现症状，多数在 2~12 周可自行缓解。临床症状以恶心、呕吐、腹痛、腹泻、食欲减退等胃肠道反应为主，痉挛性腹痛提示小肠受累，可出现稀便和血便。通常急性期症状在放疗完成之后很快消退。如果症状严重且无法忍受，减少放射治疗的剂量可使症状得到改善。

85% 的慢性放射性小肠炎发生于放疗结束后的6 个月至 5 年，1~2 年发生率最高，最长可发生于治疗结束后 10 年甚至 30 年。主要临床表现为消化道出血、肠梗阻、肠瘘及腹腔脓肿等引起的症状。可表现为进行性腹胀、阵发性腹痛，餐后加重，以及腹泻、脂肪泻、便血、恶心、呕吐、排便及排气减少、食欲减退、消瘦、乏力、贫血、消化吸收不良等表现。

体格检查时肠梗阻患者可见肠型及蠕动波、肠鸣音亢进、腹部压痛等体征。有时可触及肠管和肠系膜炎症引起的包块。肠管与腹部其他器官（包括盆腔器官）之间可形成瘘管。阴道流出粪液样物，小便时出现气尿，或在小便中排出未消化的食物，都提示有内瘘形成的可能。肠穿孔引起急性弥漫性腹膜炎，出现肌紧张、腹部压痛及反跳痛等相应体征。一般溃疡出血比狭窄、瘘管等病变出现得更早。

三、实验室检查

血常规可见白细胞和血小板减少，血红蛋白下降。CRP 可有升高，但特异性差；粪乳铁蛋白和钙卫蛋白对放射性肠炎的诊断尚无定论。目前尚无用于诊断放射性肠炎的特异性生物标志物。

放射性肠炎还存在胆汁酸盐吸收不良、细菌过度生长及乳糖不耐受等吸收不良，可分别进行粪便脂肪测定、木糖呼气试验及氢呼气试验等检查。

四、影像学检查

1. 小肠造影　小肠造影有助于确定病变部位、范围及性质，是否合并瘘管等。病变以盆腔内小肠和末段回肠受累为主。主要表现为黏膜皱襞水肿、增宽，粗细不均，排列紊乱，肠壁边缘不整，呈锯齿状改变。病变范围较广，肠管不规则狭窄，扩张性较差，肠管位置固定。部分可见牵拉、成角，提示肠粘连。狭窄两端界限逐渐移行，是与恶性病变鉴别的要点。部分患者黏膜表面可见不规则小龛影及结节状充盈缺损。小肠造影也可显示小肠与邻近器官形成的瘘管，如小肠 - 结肠瘘、小肠 - 阴道瘘及小肠 - 膀胱瘘等。

2. CT 检查　CT 和小肠 CT 造影（CTE）是放射性小肠炎的首选检查方法。急性期表现为小肠壁明显水肿、增厚，肠腔扩张积液。增强扫描示肠壁分层强化，黏膜层和浆膜层明显强化，黏膜下层水肿强化减弱，为肠管非特异性炎症表现。慢性期可见肠壁明显增厚，黏膜强化，肠管狭窄，肠系膜僵硬，脂肪密度增高，近端小肠不同程度扩张，伴气液平面。CT 可观察肠管外病变，如肠系膜水肿，密度增高，系膜血管增厚、模糊，还可显示瘘管、脓肿和穿孔等征象。

肠系膜血管造影可见肠系膜小动脉分支异常，对于放射性小肠炎的诊断与鉴别诊断有一定意义。

五、内镜检查

小肠镜检查可直接观察小肠黏膜改变，在放射性小肠炎诊断中有一定价值，但要警惕出血和穿孔的风险。

急性放射性小肠炎表现为黏膜充血、水肿，正常绒毛结构消失、黏膜糜烂，有的可形成溃疡性病灶，血管纹理模糊，黏膜质脆，触碰易出血。慢性期可见黏膜水肿、苍白，呈颗粒状，较脆弱，肠管壁僵硬、增厚，黏膜下毛细血管扩张、溃疡和肠腔狭窄。当小肠镜未见阳性征象时，可考虑胶囊内镜检查，但检查前必须除外狭窄，以防胶囊内镜嵌顿。

六、诊断要点

患者既往有恶性肿瘤并接受放射治疗或意外辐射的病史，出现恶心、呕吐、腹泻、便血，伴有腹部绞痛等胃肠道症状，结合影像学等相关检查，并除外感染性和非感染性肠炎等其他疾病，即可确诊本病。接受放射治疗的病史是诊断的必要因素。

第七节　隐源性多灶性溃疡性狭窄性小肠炎

隐源性多灶性溃疡性狭窄性小肠炎（cryptogenic multifocal ulcerous stenosing enteritis，CMUSE）是一种罕见的小肠溃疡性疾病，属于小肠非特异性溃疡的一种类型。临床主要表现为反复发作的肠梗阻、消化道出血、贫血和低蛋白血症。

小肠非特异性溃疡是指一类原因不明的位于十二指肠以远到回肠之间的溃疡性疾病，患者经过系统检查仍未明确病因。根据目前的文献资料，主要有以下分类：① 隐源性多灶性溃疡性狭窄性小肠炎，为小肠非特异性溃疡中相对研究较多的一种。② 慢性非特异性小肠多发溃疡（chronic non-specific multiple ulcers of the small intestine，CNSU），主要来自于日本的报道。③ 非肉芽肿性溃疡性空肠回肠炎（non-granulomatous ulcerating jejunoileitis，NGUJI），也称慢性非肉芽肿性小肠结肠炎，文献报道病例数较少。④孤立性小肠溃疡，好发于末端回肠和空肠。

1964年法国学者Debray报道第一例CMUSE，1964年Matsumoto报道一例，临床特征与之类似，以慢性非特异性小肠多发溃疡（chronic non-specific multiple ulcers of the small intestine，CNSU）命名。两者是否为同一种疾病，目前尚无定论。CMUSE目前全世界共报道不足100例，多来源于法国，少数来源于日本及中国等国家。2011年北京协和医院进行了国内首例CMUSE的报道。

一、病因和病理

CMUSE的病因和发病机制尚未完全阐明，目前仍是观察和研究阶段，可能不是单一因素，而是复杂的多种因素共同起作用。文献提到主要与以下因素有关。

1. 免疫因素　有的患者除了存在肠道表现外，少数患者有阿弗他样溃疡、雷诺现象，且CMUSE患者对皮质类固醇有较好的反应，提示免疫异常可能是发病的一个原因。但患者自身抗体为阴性，且有肠道外全身表现的患者很少，此为不支持点。

2. 血管因素　有研究发现CMUSE患者的选择性腹腔和肠系膜血管造影检查提示存在血管异常，考虑CMUSE可能为补体C2造成免疫复合物异常沉积引起的血管炎疾病。但也有作者认为如果发现血管炎证据，则不应诊断CMUSE。

3. 纤维组织过度形成和小肠胶原蛋白降解受阻导致肠腔狭窄。

4. 常染色体隐性疾病（基因突变）　部分患者检测到了编码胞质磷脂酶A2-α的磷脂酶A2-ⅣA（phospholipase A2 group ⅣA，PLA2G4A）基因突变，使胞质磷脂酶A2-α功能丧失，导致抗炎因子活性降低，引起炎症反应，影响肠道黏膜的完整性，形成小肠多发、浅表性溃疡。

5. 感染因素　有个案报道显示在免疫系统正常

的人出现巨细胞病毒等机会致病菌或病毒感染并发的小肠溃疡。因此，有人认为非特异性小肠溃疡与感染的关系不能完全排除。但目前尚未发现CMUSE存在明确的感染证据。

CMUSE以累及空肠和回肠为主，病理表现为小肠慢性非特异性多灶性溃疡和狭窄。狭窄较短，间隔比较紧凑，多为环形狭窄，狭窄处伴有浅溃疡或糜烂，病变之间黏膜正常，无透壁溃疡、瘘管和鹅卵石改变。组织学表现为局限于黏膜和黏膜下层的浅表溃疡，伴有轻中度非特异性炎症反应，浆细胞、淋巴细胞、中性粒细胞和嗜酸性粒细胞浸润，部分有淋巴滤泡形成。间质内可见胶原增多，炎症细胞浸润和纤维组织增生可达深层组织。部分病例可见小静脉内膜增厚、血栓形成或静脉内膜炎。无巨细胞性肉芽肿、绒毛萎缩、隐窝脓肿、淋巴增殖或裂隙样溃疡等表现。

二、临床表现

主要表现为反复发作的腹痛、腹泻、恶心、呕吐、黑便、贫血、低蛋白血症和营养不良等。临床症状缺乏特异性，一般为慢性病程。反复发作肠梗阻是常见的首发症状，如腹痛、腹胀、呕吐等。慢性消化道出血也很常见，表现为间断黑便和贫血。部分患者主要表现为腹泻，也有患者有发热、关节疼痛及雷诺现象等。

三、实验室检查

血常规检查可有血红蛋白不同程度下降等贫血表现，为（缺铁性）小细胞低色素性贫血。多数患者大便潜血试验阳性。炎症指标包括ESR、CRP多在正常范围内，个别患者因梗阻引起炎症反应可升高。生化检查可见低蛋白血症，白蛋白或（和）总蛋白降低。个别病例报道有免疫指标阳性，抗中性粒细胞胞质抗体阳性和抗双链DNA抗体阳性。

四、影像学检查

1. 小肠造影　主要表现为小肠多发肠管环形狭窄，狭窄近端肠管扩张，部分狭窄段显示小的浅龛影。

2. CT检查　显示不同程度肠梗阻、肠腔狭窄、肠壁不增厚或轻度增厚，增强扫描示黏膜面强化，CMUSE的肠道溃疡表浅，CT检查不易显示。

五、内镜检查

胶囊内镜检查有嵌顿的风险，应慎重选择。气囊小肠镜检查有助于增加小肠病变的检出率，并可获取肠黏膜组织进行病理学检查，也可对狭窄肠段进行治疗，多数患者不能完成小肠全程观察。

CMUSE的内镜下表现为空肠和回肠多发溃疡及狭窄性病变，狭窄呈短节段、环形狭窄，狭窄处可伴浅溃疡形成。溃疡形态多样，可呈环形、圆形、线形或不规则形，病灶之间黏膜正常，无透壁溃疡、瘘管或铺路石样改变。

六、诊断与鉴别诊断

CMUSE尚无统一的诊断标准，结合临床表现、影像学检查、内镜和病理检查，排除其他疾病后可做出诊断。2001年Perlemuter等提出CMUSE的诊断要点为：① 不明原因的小肠狭窄和梗阻；② 病理显示黏膜和黏膜下层的浅表溃疡；③ 慢性病程，反复发作，术后易复发；④ ESR和CRP等炎症反应指标在正常范围内；⑤ 糖皮质激素治疗有效；⑥ 除外其他小肠溃疡性疾病。

CMUSE诊断最重要的一条是排除小肠其他溃疡性疾病，主要鉴别的疾病有以下几种：① 克罗恩病：仅发生于小肠的克罗恩病有时很难与CMUSE进行鉴别。两者均为溃疡狭窄性病变，且为慢性病程，反复发作。克罗恩病是一种透壁性炎症，典型病变为纵行、裂隙状溃疡，易伴发瘘管或窦道形成，可伴有肛周病变，实验室检查提示ESR、CRP升高，部分患者病理可见非干酪样肉芽肿。而CMUSE病程长但病变相对较轻，炎症反应指标不高或轻度升高；CT显示肠腔狭窄，而肠壁增厚不明显；病变距离比较紧凑，很少累及回盲部，无透壁性炎症、裂隙状溃疡和肉芽肿形成。② NSAIDs相关性小肠溃疡：有NSAIDs的明确用药史（一般 >3个月），停药后症状明显改善、未再复发是最重要的特征。小肠的溃疡病变为多灶性，活动期、愈合期可共存，狭窄多为隔膜样。③ 肠结核：既往有肠外结核病史，临床可有结核中毒症状，如低热、乏力、盗汗、消瘦等。溃疡好发于回盲部，多为环形。ESR明显加快，血T-SPOT和PPD试验有助于诊断，试验性抗结核治疗有效。④ 其他非特异性小肠溃疡：如慢性非特异性小肠多发溃疡及非肉芽肿性溃疡性空肠回肠炎。

慢性非特异性小肠多发溃疡（chronic non-specific multiple ulcers of the small intestine，CNSU）的疾病报告基本都来源于日本。有作者认为CMUSE和CNSU为同一种疾病，但Matsumoto等认为CMUSE和CNSU是不同的临床疾病，需要加以鉴别。病理组织学呈慢性非特异性炎症细胞浸润。在溃疡愈合过程中，黏膜下纤维化仅限于黏膜缺损需要修复的部位。非肉芽肿性溃疡性空肠回肠炎（non-granulomatous ulcerating jejunoileitis，NGUJI）也称慢性非肉芽肿性小肠结肠炎，临床特点为慢性腹泻、消瘦及营养吸收不良等，胃肠道出血和肠梗阻少见。病理表现为小肠多发溃疡，黏膜固有层内大量炎症细胞浸润，可有隐窝脓肿及小肠绒毛萎缩。结肠黏膜病理也具有类似特点。CMUSE、CNSU、NGUJI各有一些相同点和不同点，CMUSE和CNSU基因背景存在差异，而NGUJI的临床症状和内镜下绒毛萎缩与CMUSE/CNSU更显不同，是一种疾病的不同亚型还是不同的疾病，目前仍存在争议。

病例介绍

病例1 男，24岁。

病史：患者7个月前无诱因出现便血，呈暗红色，量约100 ml，每日3~4次。2周前患者进食刺激性食物后再次出现便血。外院胶囊内镜提示小肠多发溃疡、狭窄，未见胶囊内镜排出。体格检查：体温、脉搏、呼吸、血压正常，未见异常体征。

实验室检查：血常规正常，大便潜血试验阳性。辅助检查：CT提示回肠病变，符合克罗恩病。小肠造影提示回肠下段多发狭窄、溃疡，克罗恩病可能，伴胶囊内镜嵌顿。结肠镜提示末端回肠狭窄、纵行溃疡，克罗恩病可能。病理：回肠黏膜重度慢性炎症，伴溃疡，局部非干酪样坏死性肉芽肿形成，符合克罗恩病（图5-1）。

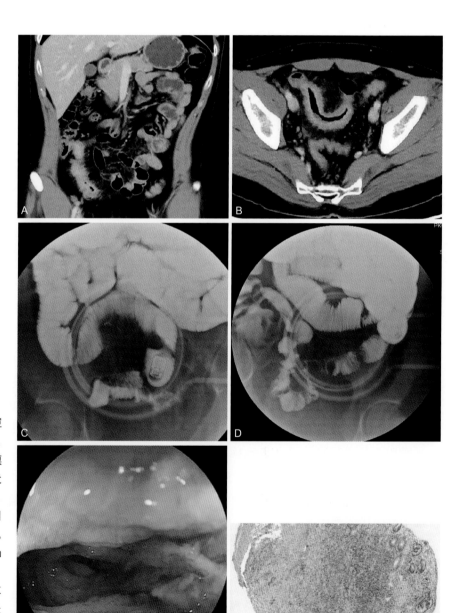

图5-1　克罗恩病。A、B. CT显示盆腔部分小肠肠壁全层均匀增厚，明显强化，增厚肠壁周围脂肪间隙略模糊，肠系膜血管增多，呈"梳齿征"。C、D. 小肠造影显示回肠下段肠管多发偏心性狭窄，第二狭窄近端见胶囊内镜嵌顿，末段回肠见纵行线状龛影，病变范围30 cm。E. 内镜检查于回肠末端距回盲瓣10 cm处见肠腔狭窄，狭窄段可见纵行溃疡，溃疡底覆薄白苔，周边黏膜略充血、水肿。F. 病理提示肠黏膜呈慢性活动性炎症伴溃疡形成，可见一非干酪样坏死性肉芽肿（箭头）（HE染色）

病例2 男，23岁。

病史：1年前患者进食油腻食物后出现腹痛、腹胀，为阵发性腹痛，伴呕吐，呕吐胃内容物，呕吐后腹痛缓解。3个月前上述症状再次出现。体格检查：生命体征平稳，未见异常体征。实验室检查：未见异常。辅助检查：CT示肠梗阻。小肠造影提示回肠中下段多发溃疡、狭窄，克罗恩病可能。小肠镜提示回肠多发纵行溃疡，克罗恩病（图5-2）。病理提示小肠黏膜慢性炎症。

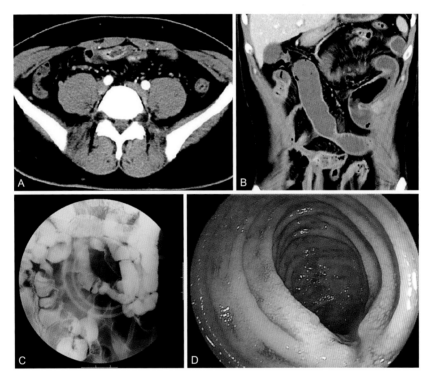

图5-2 克罗恩病。A、B.CT显示盆腔部分小肠肠壁不均匀增厚、强化，近端肠管扩张。C.小肠造影显示回肠中下段多发偏心性狭窄、变形，可见多发不规则龛影，沿着一侧肠壁分布，部分黏膜皱襞纠集。D.小肠镜见回肠纵行溃疡，底部平坦，周边黏膜略隆起

病例3 男，34岁。

病史：患者7年前无诱因出现中上腹部疼痛，为绞痛，可耐受，后出现黑便，为不成形黑便，量40~50 ml，伴恶心、呕吐，呕吐胃内容物，伴食欲减退。后上述症状反复发作。1周前腹痛再次发作，为全腹绞痛，伴黑便，量50~60 ml，伴恶心、呕吐、发热，体温最高37.9 ℃。既往史：15年前行肛瘘手术。体格检查：体温37.0 ℃，脉搏99次/分，呼吸18次/分，血压120/80 mmHg。未见异常体征。实验室检查：血常规正常，大便潜血试验阳性，血清白蛋白下降（32.8 g/L），抗酿酒酵母抗体IgA 1∶100阳性。辅助检查：小肠造影提示回肠多发溃疡，克罗恩病。CT考虑克罗恩病可能。肠镜提示回肠末端溃疡。病理提示回肠末端慢性活动性炎症，小肠绒毛短缩，隐窝变形（图5-3）。

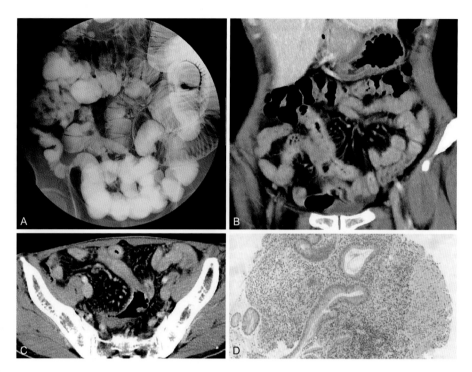

图 5-3 克罗恩病。A. 小肠造影显示回肠节段性弓状变形，多发不规则和纵行龛影，沿着一侧肠壁分布，部分黏膜皱襞纠集。B、C. CT 显示回肠节段性肠壁全层增厚、明显强化，肠系膜血管呈"梳齿征"。D. 活检病理提示回肠末端呈慢性活动性炎，小肠绒毛短缩，隐窝变形，排列不规则（HE 染色）

病例 4 男，37 岁。

病史：患者 3 年前因为劳累、进食刺激性食物后出现全腹绞痛，热敷及弯腰后腹痛略有缓解，伴大便不成形，每天 2 次。于当地医院就诊，结肠镜提示回盲部变形，回盲瓣周围溃疡、瓣膜口水肿、狭窄。口服美沙拉嗪治疗，后出现血便，停用美沙拉嗪。此后间断出现右下腹痛，持续数小时可缓解，伴大便不成形。体格检查：体温、脉搏、呼吸、血压正常。无异常体征。PPD 试验阴性。实验室检查：血红蛋白下降（108 g/L）。大便潜血试验阴性。ESR 加快（51 mm/h），CRP 升高（2.93 mg/dl）。辅助检查：小肠造影提示小肠多发溃疡及回盲部病变，克罗恩病。CT 提示回盲部病变，符合克罗恩病（图 5-4），肛周异常强化，炎症性病变可能。肠镜提示盲肠及升结肠溃疡，直肠瘘管？克罗恩病可能。病理提示黏膜慢性活动性炎症，可见炎性肉芽组织。

病例 5 男，25 岁。

病史：患者 8 年前晚餐后突然出现上腹胀痛，伴恶心、呕吐，呕吐胃内容物。此后症状间断发作，多于餐后发生。1 年前无明显诱因出现肛周脓肿，于外院切开引流后治疗好转。半年前无诱因出现右下腹胀痛，多于夜间发作，与进食无关。半年内发热 3 次，体温最高 39 ℃。体重下降 5 kg。体格检查：体温、脉搏、呼吸、血压正常。腹部柔软，右下腹压痛。实验室检查：血红蛋白下降（102 g/L）。大便潜血试验阴性。红细胞沉降率加快（57 mm/h），CRP 升高（3.81 mg/dl）。免疫球蛋白电泳：白蛋白下降（46.3%），α_1 球蛋白升高（5.6%），α_2 球蛋白升高（15.8%），β 球蛋白升高（13.8%）。辅助检查：小肠造影提示小肠节段性病变，克罗恩病可能。CT 提示小肠、结肠及肠系膜改变，符合炎症性肠病（图 5-5）。肠镜提示回盲瓣溃疡伴狭窄，乙状结肠及直

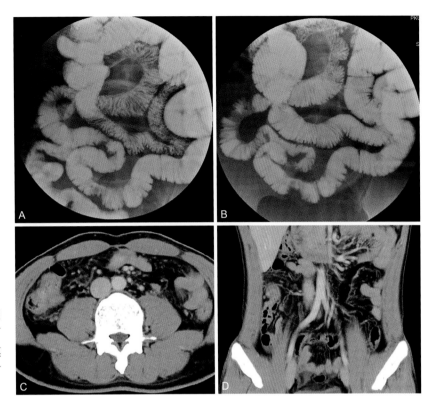

图 5-4 克罗恩病。A、B. 小肠造影显示空肠下段及回肠肠管节段性肠管弓状变形，可见多发纵行线状龛影，呈偏心性分布，黏膜皱襞向一侧肠壁纠集。C、D. CT 显示回盲部肠壁增厚、强化，见小淋巴结

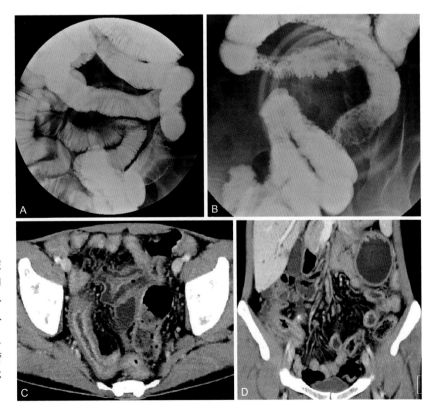

图 5-5 克罗恩病。A、B. 小肠造影显示空肠及回肠黏膜节段性病变，黏膜不平，呈卵石样改变，并可见多发龛影沿着一侧肠壁分布，部分为纵行龛影，黏膜皱襞紊乱、部分纠集。C、D. CT 显示多节段小肠肠壁增厚、水肿，黏膜面明显强化，相应区肠系膜血管迂曲、增多，呈"梳齿征"，肠系膜区见多发淋巴结影

肠多发溃疡、糜烂，克罗恩病？活检病理提示回盲瓣溃疡、黏膜慢性炎症，隐窝排列不规则，可见多个隐窝分支，固有膜内可见微小肉芽肿，符合克罗恩病。

病例6 男，24岁。

病史：间断腹泻3个月，多于夜间和凌晨出现，每天2~3次，为黄色稀便，量少，伴左下腹持续性胀痛，腹泻后腹痛缓解。2个月前症状加重，腹泻次数增多，每天3~4次，伴乏力、消瘦，体重下降10 kg。体格检查：体温、脉搏、呼吸、血压正常。无异常体征。实验室检查：白细胞升高（10.29×10⁹/L），中性粒细胞百分比增加（81.5%），血红蛋白下降（109 g/L）。大便潜血试验阴性。ESR加快（44 mm/h），CRP升高（3.7 mg/dl）。免疫球蛋白电泳：白蛋白下降（46.8%），α₁球蛋白（6.7%）、α₂球蛋白（16.1%）和β球蛋白（13.8%）升高。抗核抗体1∶80阳性。辅助检查：小肠造影提示小肠多发溃疡、狭窄，克罗恩病可能。CT提示炎症性肠病，盆腔少量积液。结肠镜提示大肠、回肠末端多发溃疡，克罗恩病？活检病理提示末端回肠慢性炎症，伴隐窝脓肿；结肠黏膜慢性炎症伴溃疡，隐窝脓肿形成，可见非干酪样坏死性肉芽肿（图5-6）。TB-PCR阴性，抗酸染色阴性。

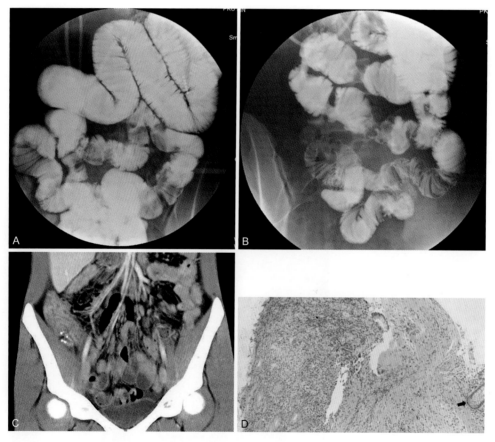

图5-6 克罗恩病。A、B. 小肠造影显示空、回肠节段性狭窄，环形或偏心性狭窄，黏膜皱襞紊乱、不平，可见多发大小不等龛影，类圆形、不规则形、纵行，部分黏膜皱襞纠集。C. CT显示回盲部肠壁增厚，黏膜面明显强化，局部血管密集，周围可见多发肿大淋巴结。D. 病理（结肠活检）可见非干酪样坏死性肉芽肿（黄色箭头），隐窝内可见潘氏细胞化生（黑色箭头）（HE染色）

病例7　男，50岁。

病史：患者30年前无诱因出现下腹部绞痛，停止排气、排便。当地医院诊断"粘连性肠梗阻"，行部分小肠切除，术后病理不清。7年前无诱因出现血便，暗红色，不成形，每天1~3次，伴间断性脐周绞痛，大便后腹痛缓解。此后，间断出现下腹隐痛。3年前再次出现便血，伴下腹痛。1个月前吃辛辣食物后再次出现血便，伴腹泻，为暗红色稀水样便，每天7~8次，伴全腹绞痛、大汗，排便后腹痛不能缓解，伴午后发热，体温37.8~38℃，伴畏寒、乏力。体格检查：体温、脉搏、呼吸、血压正常。浅表淋巴结无肿大。下腹部见4 cm手术瘢痕，腹部柔软，无压痛及反跳痛，肠鸣音活跃。PPT阴性。实验室检查：血红蛋白下降（101 g/L）。大便潜血试验弱阳性。ESR加快（25 mm/h），CRP升高（1.6 mg/dl）。辅助检查：小肠造影提示小肠多发狭窄、溃疡、卵石样改变、瘘管形成、肠粘连，克罗恩病可能（图5-7）。肠镜提示回肠末端淋巴滤泡。黏膜活检病理提示回肠末端黏膜慢性炎症，局灶淋巴细胞聚集。

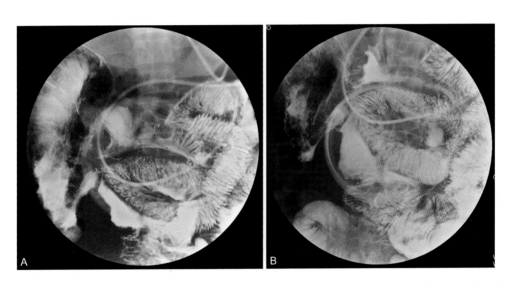

图5-7　克罗恩病。小肠造影显示空肠－回肠、回肠－回肠瘘管形成，回肠肠管节段性狭窄、扩张，弓状变形，黏膜皱襞不平、紊乱，右上腹扩张肠管见卵石样改变，上腹部肠管见纵行线状龛影，偏心性分布，黏膜皱襞有纠集，多处肠管聚集、粘连

病例8　男，32岁。

病史：患者4个月前无明显诱因出现中上腹疼痛，为绞痛，伴发热，体温最高38℃。1个月后无诱因出现右下腹持续性钝痛，平卧及按压加重，屈膝腹痛减轻，伴发热，体温最高39℃。急诊B超示右下腹肠壁增厚，伴网膜聚集，诊断急性腹膜炎，行"开腹探查＋粘连松解＋小肠部分切除术＋腹腔引流术"。术后病理组织学提示回肠肠管灶状黏膜坏死，伴溃疡形成，局灶溃疡呈裂隙状，浆膜面大量中性粒细胞浸润及纤维素渗出，提示存在慢性穿孔可能，肠壁全层可见散在及灶状聚集的淋巴细胞，伴肉芽肿形成。术后2周出现间断腹泻，每日排便2~4次，为不成形便，偶为稀水样，排便时伴下腹部绞痛，便缓解。体格检查：生命体征平稳。心、肺无异常。脐右侧可见长约15 cm瘢痕，腹部柔软，无压痛及反跳痛，肠鸣音活跃，10次/分。实验室检查：血、尿、大便常规正常。ESR及CRP正常。总胆红素升高（23.5 μmol/L），直接胆红素升高（9.1 μmol/L），尿酸升高（558 μmol/L）。辅助检查：CT提示小肠肠壁弥漫增厚，炎症可能。小肠造影提

示回肠多发溃疡、狭窄，克罗恩病可能。肠镜可见末端回肠跨回盲瓣纵行溃疡，边缘不平，周围皱襞聚集，肝曲多发息肉样病变，周围皱襞牵拉聚集，病变之间黏膜正常，考虑克罗恩可能（图 5-8）。黏膜活检病理提示：黏膜慢性炎症，伴肉芽组织形成。TB-PCR 阴性，抗酸染色阴性。

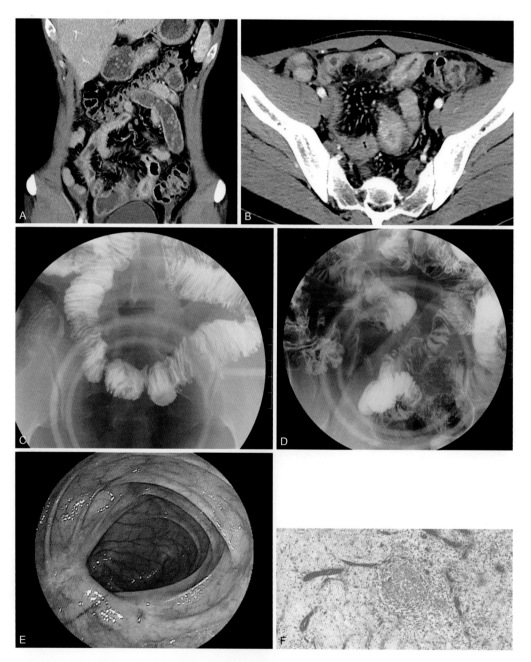

图 5-8　克罗恩病。A、B. CT 显示空、回肠节段性肠管黏膜弥漫增厚，肠壁明显强化，血管增多，显示"齿梳征"。C、D. 小肠造影显示回肠节段性病变，肠管狭窄，可见多发不规则形纵行龛影，黏膜皱襞纠集。E. 肠镜显示末段回肠纵行溃疡。F. 病理（手术切除标本）可见肠壁全层炎症，局灶浆膜下可见非干酪样坏死性肉芽肿（HE 染色）

病例 9　女，66 岁。

病史：患者 14 年前无明显诱因出现排便习惯改变，每天 1~3 次，不成形便，量约 50 g，伴里急后重，持续 3 个月余，症状无明显缓解。13 年前无明显诱因出现中上腹疼痛，向两肋放射，伴肠鸣，腹痛多于下午明显，无发热、盗汗，按压及排便后腹痛缓解。6 年前腹痛再发，偶有黏液便，无脓血。2 年前腹痛加重，自觉腹部可触及包块，有肠鸣，位置不固定，无压痛，按压及排气后包块消失，排气、排便后腹痛缓解。上述症状间断反复出现，伴午后盗汗。体重下降 10 kg。体格检查：生命体征平稳，心、肺无异常，腹软，中上腹及左下腹压痛，无反跳痛，移动性浊音阴性，肠鸣音活跃。PPD（+++）。实验室检查：血红蛋白下降（109 g/L），血清白蛋白下降（29.9 g/L）。T-SPOT（+）。辅助检查：小肠造影提示小肠多发环形狭窄，结核可能，伴不全肠梗阻。CT 检查符合肠结核表现，继发不全肠梗阻。结肠镜提示回肠末端、回盲瓣及盲肠多发溃疡（图 5-9）。活检病理提示黏膜慢性炎症伴糜烂，间质可见肉芽肿形成。TB-PCR 阳性，抗酸染色（个别阳性杆菌）。

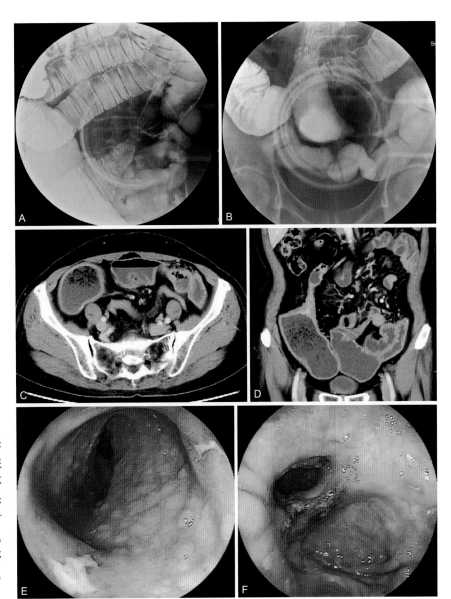

图 5-9　肠结核。A、B. 小肠造影显示空肠下段和回肠中段两处肠管环形狭窄，近端肠管扩张，空肠狭窄段可见环形龛影，黏膜皱襞纠集。C、D. CT 显示部分小肠肠壁增厚、狭窄，部分管腔扩张。肠系膜脂肪间隙模糊，多发淋巴结。E、F. 内镜可见回肠末端及回盲瓣上多发溃疡，溃疡形态不一，多呈环形分布，回盲瓣变形，持续开放

病例 10 女，45 岁。

病史：患者半个月前因大便潜血试验阳性查肠镜，显示回盲部多发溃疡。追问病史，有间断午后低热，体温 37.3～37.9 ℃，可自行缓解，无咳嗽、咳痰、盗汗，无腹痛、腹胀、腹泻。既往史：发现贫血 20 余年，考虑与月经量大有关。患慢性肾小球肾炎 6 年。体格检查：生命体征平稳，无异常体征。PPD（+++）。实验室检查：血红蛋白下降（84 g/L）。尿蛋白（++），尿潜血试验（++）。大便常规及细菌培养阴性。ESR 加快（72 mm/h）。T-SPOT 阳性。凝血酶原时间延长（13.9 s），凝血酶原活动度下降（69%），国际标准化比值升高（1.3），纤维蛋白原升高（4.77 g/L），D- 二聚体定量升高（0.39 μg/ml）。谷丙转氨酶下降（6 U/L），谷草转氨酶下降（9.0 U/L），血清白蛋白下降（31.7 g/L），肌酐升高（103 μmol/L）。辅助检查：B 超检查提示右下腹肠系膜及网膜可见多发肿大淋巴结，结构不清。肠镜提示回盲部多发溃疡，肠结核？黏膜活检病理：黏膜重度活动性炎症，局灶可见肉芽肿样结构，TB-PCR、抗酸染色阴性。小肠造影提示回肠多发溃疡、狭窄，肠结核？ CT 提示肠道多发病变，炎症可能，多发肿大淋巴结，盆腔少量积液（图 5-10）。

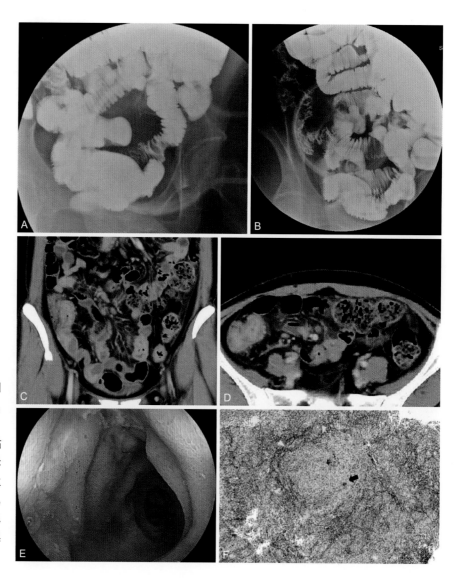

图 5-10 肠结核。A、B. 小肠造影显示回肠下段环形狭窄，黏膜皱襞增宽、紊乱，可见不规则环形龛影，黏膜皱襞无集中；回盲部狭窄、变形，肠壁边缘不整，黏膜皱襞紊乱，结节不平。C、D. CT 显示回盲部肠壁增厚，强化明显，多发增大淋巴结。E. 肠镜示末端回肠不规则溃疡。F. 末端回肠活检病理可见肉芽肿（黄色箭头），其中可见 Langhans 巨细胞（黑色箭头）（HE 染色）

病例 11 女，63 岁。

病史：患者 1 年前无明显诱因出现腹痛，右上腹持续隐痛，与进食、排便及活动无关，持续约 10 分钟可自行缓解。8 个月前因膀胱炎 CT 检查提示盆腔小肠多发节段性肠壁增厚，以黏膜强化为主。既往史：患膀胱炎 6 年。体格检查：生命体征平稳，无异常体征。PPD（+++）。实验室检查：血常规正常，ESR 和 CRP 正常。T-SPOT 阳性。辅助检查：小肠造影提示回肠中下段多发狭窄、溃疡。肠镜提示末端回肠多发溃疡，结核可能（图 5-11）。黏膜活检病理提示末端回肠黏膜局灶活动性炎症，伴糜烂，可见淋巴滤泡，未见肉芽肿。

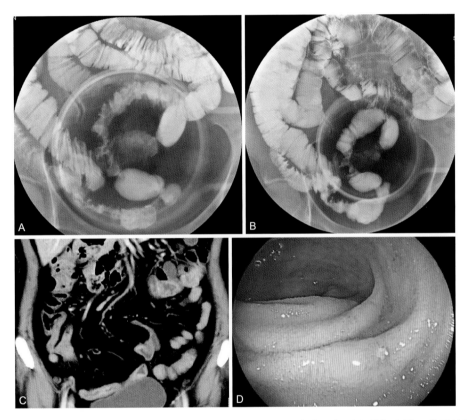

图 5-11 肠结核。A、B. 小肠造影显示回肠中下段多发狭窄、变形，可见多发不规则和纵行龛影，黏膜皱襞紊乱，病变范围 20 cm。C. CT 显示盆腔小肠多发肠壁增厚，黏膜层明显强化。D. 肠镜显示末端回肠小溃疡

病例 12 女，49 岁。

病史：患者 10 余年前无明显诱因出现腹痛、腹泻，每天 3~4 次，多为不成形便，偶有血便。后腹痛、腹泻间断发作。20 余天前腹痛加重，腹泻频繁，最多每天 10 余次，有时为脓血便。10 天前出现腹胀、双下肢水肿。既往史：20 余年前患肺结核，抗结核治疗后好转。体格检查：体温、脉搏、呼吸、血压正常，慢性病容，贫血貌，浅表淋巴结未触及，心、肺无异常，腹部膨隆、柔软，左下腹轻压痛，可疑反跳痛，肠鸣音亢进，可闻及气过水声，移动性浊音阳性。实验室检查：血红蛋白下降（79 g/L）。大便常规：黏液便，红细胞、白细胞满视野。ESR 加快（27 mm/h）。血清白蛋白降低（17 g/L）。腹水检验：比重 1.017，细胞总数 270/μl，李氏反应阳性，白细胞数 240/μl，多核 74%，单核 26%，未见肿瘤细胞。辅助检查：B 超提示结肠肠壁增厚，腹腔大量积液，肠系膜淋巴结肿大。CT 提示小肠及结肠节段性肠壁增厚，肠结核可能，小肠不全梗阻，腹水。小

肠造影提示小肠、回盲部及升结肠多发节段性狭窄，结核可能，伴小肠不全梗阻。结肠镜提示结肠多发溃疡、狭窄，结核可能。黏膜活检病理：肉芽肿性炎，伴溃疡形成，局灶干酪样坏死，抗酸染色（＋），TB-PCR（＋）。因肠梗阻行右半结肠和小肠部分切除术。术中见腹腔内中等量绿色腹水，小肠多处狭窄、增厚，近端肠管扩张，肠壁水肿、变薄，盲肠、升结肠、横结肠右半挛缩、变形，肠壁增厚，小肠及结肠系膜增厚，可见多发肿大淋巴结。行多段小肠切除、右半结肠切除。术后病理组织学提示肠壁各层均可见结核肉芽肿病变，部分管腔明显狭窄（图5-12）。

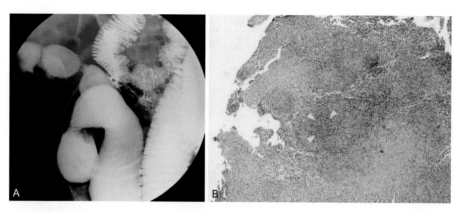

图 5-12　肠结核。A. 小肠造影显示小肠多发节段性环形狭窄，狭窄段长短不一，最窄处 0.3 cm，造影剂通过不畅，肠壁边缘不整，黏膜不平，部分狭窄段见环形龛影，狭窄之间及近端肠管扩张。B. 病理可见多个相互融合的肉芽肿，部分中央可见坏死（黄色箭头）（HE 染色）

病例 13　女，25 岁。

病史：患者半年前无明显诱因出现发热，体温最高 39.8 ℃，夜间为著，伴乏力。3 个月前出现盗汗。当地医院 B 超检查提示腹水，血清白蛋白减少，输白蛋白后出院。9 天前出现腹胀。体重下降 15 kg。既往史：2 年前诊断缺铁性贫血。家族史：祖母曾患肺结核。体格检查：体温、脉搏、呼吸、血压正常，营养差，体型消瘦。双侧腹股沟可触及小淋巴结，约 1 cm×1 cm 大小，质软，无压痛，可活动。心、肺无异常。腹部柔韧，无压痛及反跳痛，肠鸣音正常，移动性浊音阳性。实验室检查：血红蛋白下降（89 g/L）。大便潜血试验阳性。CRP 升高（12 mg/dl）。血清白蛋白下降（20 g/L），转氨酶降低，血脂降低。血清铁下降（2.7 μmol/L），总铁结合力（16.4 μmol/L）和不饱和铁结合力（14 μmol/L）下降，铁蛋白升高（512 μg/L）。腹水检验：黄色，略浑浊，比重 1.034，细胞总数 1128/μl，李氏反应阳性，白细胞数 484/μl，多核 10%，单核 90%，抗酸杆菌阴性，涂片未找到细菌，未见肿瘤细胞，可见大量淋巴细胞及单核细胞。辅助检查：胸部 CT 提示双肺散在大小不等斑片状、结节状高密度影，增强后不均匀强化；右侧胸膜增厚、粘连；双侧胸腔积液。腹部 CT 提示肠结核、结核性腹膜炎可能。小肠造影提示小肠及回盲部多发狭窄，结核可能，小肠广泛粘连（图 5-13）。结肠镜提示降结肠、乙状结肠多发节段性病变，结核可能。黏膜活检病理提示黏膜重度慢性炎症伴溃疡形成，TB-PCR（－）。

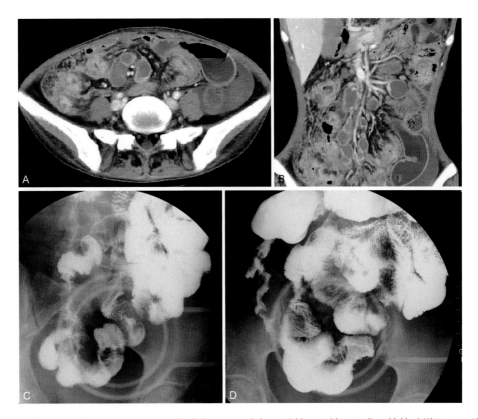

图 5-13　结核性腹膜炎，肠结核。A、B. CT 显示部分空肠、回盲部、升结肠及结肠肝曲肠管管壁增厚，肠黏膜明显强化；肠系膜侧见多个肿大淋巴结，呈边缘性环形强化，中心部分为低密度区，部分淋巴结有聚集、融合趋势；腹膜增厚，右下腹肠系膜、大网膜脂肪密度增高，见广泛索条影及小结节影，腹腔积液。C、D. 小肠造影显示空肠、回肠多发狭窄，末端回肠、盲肠及升结肠狭窄、变形，肠壁边缘不整，黏膜皱襞紊乱，病变环周浸润肠壁，肠管粘连固定

病例 14　男，46 岁。

病史：患者 2 个月前无明显诱因于进食时感胸骨后不适，每餐均感不适，持续数分钟可自行缓解。外院胃镜提示食管溃疡，予抑酸治疗效果不佳。1 个月前先后出现舌尖、舌根及右侧颊部黏膜溃疡，小米粒大小，有疼痛，2 周后自愈。既往史：反复口腔溃疡 2 年，伴疼痛，每次 1~2 周自愈。体格检查：体温、脉搏、呼吸、血压正常。无异常体征。实验室检查：白细胞升高（12.2×10^9/L）。大便潜血试验阴性。ESR 加快（67 mm/h），CRP 增加（2.52 mg/dl）。辅助检查：胃镜提示食管下段多发溃疡，白塞病可能，慢性浅表性胃炎。黏膜活检病理提示食管溃疡周边重度慢性炎症（活动性），伴组织坏死。小肠造影提示末端回肠多发溃疡，符合白塞病。肠镜提示末端回肠多发溃疡，白塞病可能（图 5-14）。活检病理提示末端回肠及回盲瓣黏膜慢性炎症伴溃疡形成，可见较多嗜酸性粒细胞浸润，小血管炎。

病例 15　男，22 岁。

病史：患者 1 年前无明显诱因出现右下腹疼痛，可耐受，阵发性加重，多于餐后和夜间出现，伴嗳气、便秘，大便每 3 天一次，伴有口腔溃疡，每 1~2 个月出现一次。10 个月前因"阑尾炎"手术治疗。9 个月前出现外阴部溃疡，无发热、皮疹等。4 个月前腹痛加重，体重下降 7 kg。体格检查：体温、脉搏、呼吸、血压正常。口腔见 2 个米粒大小溃疡，界限清楚。外阴部见 4 个 0.3 cm 类圆形溃疡，边界清。右下腹见手术瘢痕，右下腹压痛，无肌紧张

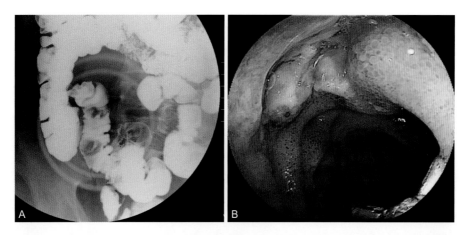

图5-14 肠型白塞病。A. 小肠造影显示末端回肠两个不规则龛影，边界清，周围见环形透亮晕，近回盲瓣见不规则龛影，肠壁边缘不光滑。B. 内镜检查见回肠末端溃疡，形状较规则，底略不平，覆盖白苔，边界清，周边黏膜略充血水肿

及反跳痛。皮肤针刺实验阳性。实验室检查：血红蛋白下降（110 g/L）。大便潜血试验阳性。ESR 加快（51 ml/h），CRP 升高（7.95 mg/dl）。凝血酶原时间延长（14.6 s），凝血酶原活动度下降（57%），国际标准化比值升高（1.39）。总补体略升高（53 U/ml），IgA 略升高（9.87 g/L）。辅助检查：小肠造影提示回盲部溃疡，白塞病可能。CT 提示回盲部病变，炎症可能。胃镜提示慢性浅表性胃炎。结肠镜提示回盲部巨大溃疡，白塞病可能（图 5-15）。活检病理提示黏膜慢性炎症伴溃疡，腺体呈反应性修复改变，黏膜下层部分小血管周围可见淋巴细胞浸润，未见肉芽肿，白塞病不除外。

病例 16 男，38 岁。

病史：患者 5 年前无明显诱因出现多发口腔、咽部溃疡，伴间断高热，每日傍晚发作，体温 39～40 ℃。在当地医院抗感染治疗无明显缓解，用地塞米松治疗后症状缓解。5 年来口腔、咽部溃疡反复发作，每 2 个月发作 1 次，持续约 1 个月，每次用地塞米松后症状缓解。3 个月前无明显诱因出现右下腹疼痛，为间歇性隐痛，伴间断低热，体温 37.4 ℃。体格检查：体温 37.2 ℃，脉搏 80 次 / 分，呼吸 18 次 / 分，血压 110/80 mmHg。口腔黏膜多发溃疡，腹软，无压痛及反跳痛，外生殖器可见浅表

溃疡。实验室检查：血红蛋白下降（117 g/L），大便潜血试验弱阳性，ESR 加快（29 mm/h），CRP 升高（6.09 mg/dl）。辅助检查：喉镜检查提示慢性咽炎，下咽溃疡。CT 提示盲肠病变，性质待定。小肠造影提示回盲部溃疡，白塞病可能。结肠镜提示回盲部巨大溃疡，性质待查（图 5-16）。活检病理提示黏膜重度慢性炎症伴活动，溃疡形成，可见中性粒细胞破碎性血管炎和淋巴细胞性血管炎，固有层间质内中等量嗜酸性粒细胞浸润，考虑白塞病。

出院诊断：白塞病，给予激素及对症治疗。后病情反复发作。3 年后行开腹回盲部切除。术后病理：回盲部、结肠、小肠慢性炎伴多个溃疡形成，部分黏膜下及浆膜下小静脉壁内淋巴细胞浸润，部分内膜增厚，管腔闭塞。溃疡底部瘢痕形成，部分小动脉管壁增厚，管腔闭塞，病变符合白塞病。

病例 17 男，39 岁。

病史：患者 1 年前因突发"过敏性哮喘"用氨苄西林后出现黄色不成形便，偶有黏液，每日 1～3 次，有时伴下腹部坠胀感。1 个月前无诱因出现脐周部痉挛性疼痛，阵发性发作，每次 3～5 分钟，可自行缓解，夜间明显，大便不成形，无黏液脓血便。因腹痛症状加重，当地医院诊断"阑尾炎"，行阑尾切除术。术后腹痛及大便不成形仍无缓解。体格检

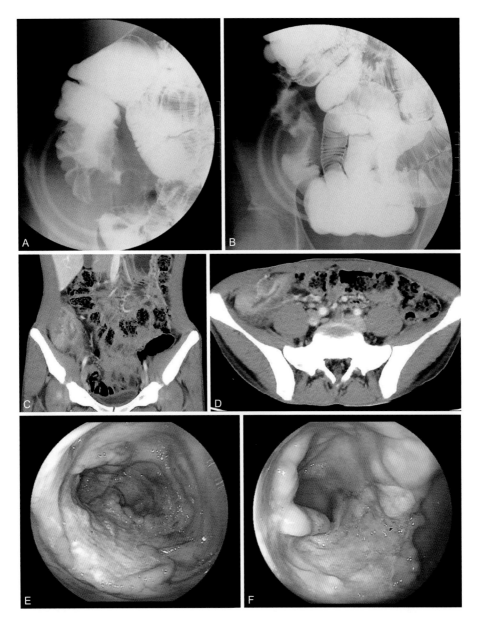

图 5-15 白塞病。A、B. 小肠造影显示回盲瓣结构不清，回盲部肠壁边缘不整，可见不规则巨大龛影，边界清楚，周围黏膜皱襞增宽、纠集，肠壁柔软，末端回肠狭窄、变形，黏膜皱襞增宽、紊乱。C、D. CT 显示回盲部肠壁增厚、明显强化，黏膜下水肿，管腔狭窄，周围脂肪间隙模糊。E、F. 肠镜显示回盲部巨大溃疡，底部覆盖白苔，周边隆起、不平，呈硬币样

查：生命体征平稳。右下腹见手术瘢痕，下腹部轻压痛，无反跳痛和肌紧张。实验室检查：未见异常。辅助检查：结肠镜未见异常。胃镜提示慢性浅表性胃炎伴糜烂。小肠造影提示回肠弥漫浸润性病变。行开腹探查，术中见距离回盲瓣 70 cm 回肠与腹壁粘连，松解粘连，粘连带以下肠系膜 4 处呈局限性黄白色斑块样改变，约 1 cm×0.5 cm，肠管无狭窄，

肠壁柔软、无增厚，行术中小肠镜检查，未见明显异常，术中取回肠组织及病变处肠系膜淋巴结送病理。术后病理提示肠壁黏膜下层高度水肿，肠壁全层多量嗜酸性粒细胞浸润，伴浆膜炎（图 5-17）。淋巴结慢性炎症伴多量嗜酸性粒细胞浸润。病变符合嗜酸细胞性肠炎。

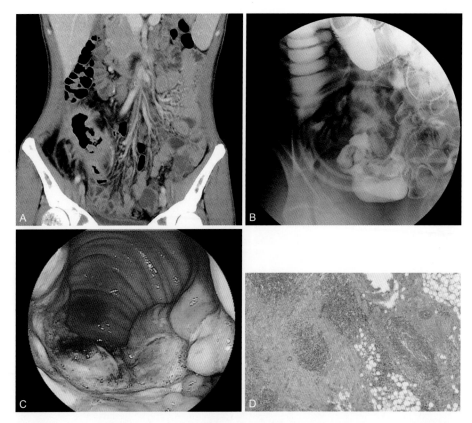

图 5-16　白塞病。A. CT 显示回盲部肠壁不规则增厚、强化，见巨大溃疡，肠壁浆膜面毛糙，腹膜增厚。B. 小肠造影提示末端回肠巨大龛影，形态不规则，边缘清晰、锐利，周围黏膜皱襞增宽呈"晕征"，局部肠腔扩张，肠壁柔软，回盲瓣不规则小龛影，黏膜皱襞增宽、紊乱。C. 肠镜示回盲部巨大溃疡，底部覆盖白苔，有血迹，边界清，周边隆起。D. 手术切除标本病理可见淋巴细胞性静脉炎（HE 染色）

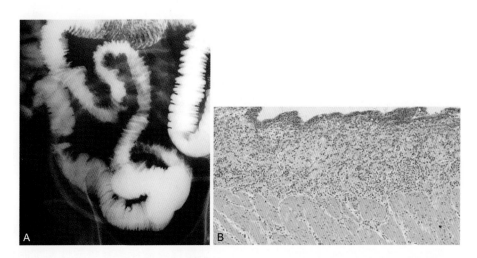

图 5-17　嗜酸细胞性小肠炎。A. 小肠造影显示回肠部分肠管痉挛，肠壁边缘不整，呈锯齿状，黏膜皱襞增宽、粗细不均，局部肠管活动度较差，病变范围较广。B. 手术切除标本，病理提示肠壁全层多量嗜酸性粒细胞浸润，图示为肌层及黏膜下层成片浸润的嗜酸性粒细胞（HE 染色）

病例 18 男，15 岁。

病史：患者 10 天前进食"蜜桃派"后出现脐周阵发性胀痛，3 天后出现发热，体温 37.5 ℃，无寒战，汗出热退，体温波动在 37.2° 左右。5 天前出现腹泻，大便不成形，无血便，便后腹痛缓解，每天 3~6 次，伴食欲减退、乏力，体重下降 2.5 kg。体格检查：体温 37.3 ℃，脉搏、呼吸、血压正常，无异常体征。实验室检查：白细胞升高（13.80×10⁹/L），嗜酸性粒细胞百分比升高（3%），嗜酸性粒细胞计数升高（2.26×10⁹/L）。ESR 加快（22 mm/h），CRP 升高（1.82 mg/dl）。辅助检查：胃镜检查提示胃、十二指肠弥漫充血糜烂，嗜酸细胞性胃肠炎？黏膜活检病理提示十二指肠黏膜慢性炎症（重度活动），重度糜烂；胃黏膜慢性炎症，小凹增生、变长，较多嗜酸性粒细胞浸润，30~40 个/HFP。小肠造影提示十二指肠、空肠黏膜皱襞增宽，炎症可能。空肠黏膜活检病理提示较多嗜酸性粒细胞浸润（图 5-18）。

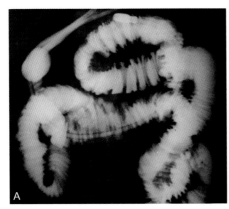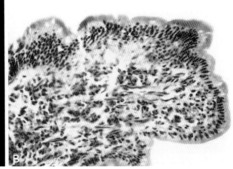

图 5-18 嗜酸细胞性胃肠炎。A. 小肠造影显示十二指肠和空肠上段肠壁边缘不整，呈锯齿状，黏膜皱襞增宽、粗细不均。B. 病理提示空肠黏膜层较多嗜酸性粒细胞浸润（HE 染色）

病例 19 女，27 岁。

病史：患者 8 天前进食茶树菇、烤面筋等食物后出现上腹部阵发性疼痛，位于剑突下，以胀痛为主，程度剧烈，与体位无关，伴恶心、呕吐，呕吐胃内容物。2 天前上腹胀痛加重，伴恶心、呕吐。体格检查：生命体征平稳。腹部膨隆、柔软，上腹压痛，无反跳痛，移动性浊音阳性，肠鸣音正常。实验室检查：嗜酸性粒细胞百分数升高（40.4%），嗜酸性粒细胞绝对值升高（3.24×10⁹/L）。CRP 略升高（1.21 mg/dl）。免疫球蛋白 IgE 升高（702.2 IU/ml）。免疫球蛋白电泳：α₁ 球蛋白升高（4.1%），α₂ 球蛋白升高（10.3%），γ 球蛋白下降（13.5%）。腹水实验室检查：为渗出液，以多核细胞为主（70%），TCT 病理可见嗜酸性粒细胞、淋巴细胞及单核细胞，未见肿瘤细胞。辅助检查：B 超提示腹腔积液。CT 提示腹、盆腔积液，部分肠壁略厚。小肠造影提示小肠黏膜弥漫性病变，黏膜水肿可能。结肠镜提示盲肠、直肠散在红斑，末端回肠略呈红斑。病理提示末端回肠慢性炎症，间质中等量嗜酸性粒细胞浸润（图 5-19）。胃镜提示慢性浅表性胃炎伴糜烂。病理提示食管浅层上皮内较多嗜酸性粒细胞浸润（> 50/HPF），符合嗜酸细胞性食管炎；十二指肠黏膜慢性炎症，少量嗜酸性细胞浸润。骨髓穿刺和血液病免疫分型等检查考虑嗜酸细胞性胃肠炎可能。

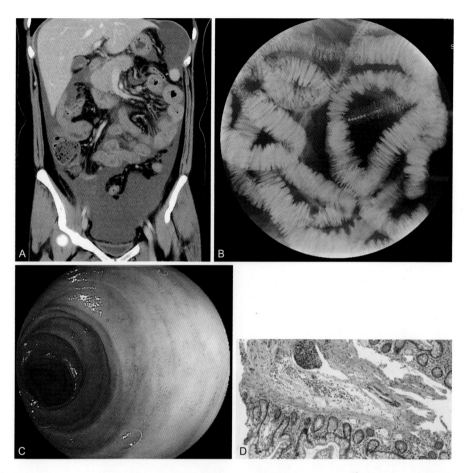

图 5-19　嗜酸细胞性胃肠炎。A. CT 见左上腹小肠肠壁均匀增厚，轻度强化，腹、盆腔积液。B. 小肠造影显示小肠黏膜皱襞弥漫增宽，肠壁边缘呈锯齿状。C. 肠镜可见末端回肠略呈红斑。D. 活检病理提示回肠末端黏膜下灶状嗜酸性粒细胞浸润（HE 染色）

病例 20　男，15 岁。

病史：患者 9 个月前无明显诱因出现腹痛，多于进食后发生，疼痛位于中上腹及脐周，为阵发性钝痛，持续 1 小时至数小时可自行缓解，有时伴腹泻，每天 3~4 次，为黄色稀便，排便后腹痛无缓解。体格检查：生命体征平稳，无异常体征。实验室检查：嗜酸性粒细胞百分数增加（57.3%），嗜酸性粒细胞绝对值增高（> 1.5×10^9/L）。谷丙转氨酶升高（339.0 U/L），凝血酶原时间延长（21.3 秒），纤维蛋白原下降（1.6 g/L）。腹水实验室检查：李氏反应阳性，白细胞 1.91×10^9/L，多核细胞占 81.8%，单核细胞占 18.2%；腹水病理检查：嗜酸性粒细胞占 70%。辅助检查：胃镜提示十二指肠球降部多发红斑，过敏？感染？慢性浅表性胃炎。病理提示十二指肠降部中度慢性炎症，大量嗜酸性粒细胞浸润，> 100/HPF，符合嗜酸细胞性肠炎。小肠造影提示小肠黏膜弥漫性病变，嗜酸细胞性肠炎可能。CT 提示胃肠道弥漫增厚，小肠为著，肠系膜血管影增多，腹腔、盆腔积液，肠系膜多发稍大淋巴结，诊断消化道弥漫病变，腹、盆腔积液（图 5-20）。骨髓穿刺病理：骨髓造血轻度减低，三系造血细胞可见，嗜酸性粒细胞比例升高。符合嗜酸性粒细胞增多症骨髓改变。

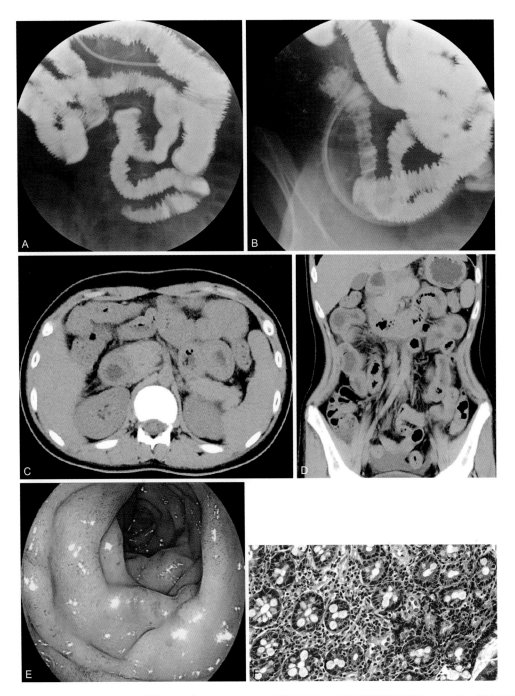

图 5-20 嗜酸性粒细胞增多症，嗜酸细胞性胃肠炎。A、B. 小肠造影显示空、回肠黏膜弥漫增多、紊乱，粗细不均，肠壁边缘呈锯齿状。C、D. CT 平扫显示胃肠道管壁弥漫均匀增厚、分层，小肠为著，肠系膜血管影增多，肠系膜脂肪间隙模糊，盆腔积液，肠系膜多发稍大淋巴结。E. 内镜检查十二指肠降部多发红斑，黏膜充血水肿。F. 病理提示黏膜固有层较多嗜酸性粒细胞浸润（HE 染色）

病例 21 女，49 岁。

病史：患者 2 年前无明显诱因出现便血，为暗红色血便，量 50～100 ml，每日 1 次，持续 1 周自行好转。类似症状数月发生 1 次。1 周前再次出现便血，为暗红色血便，量约 100 ml。既往史：患高血压 9 年，血压最高 170/100 mmHg，用"降压零号"药物治疗。有长期服用阿司匹林用药史。体格检查：

体温 36.2 ℃，脉搏 62 次 / 分，呼吸 14 次 / 分，血压 130/80 mmHg。皮肤、黏膜略苍白，余无异常体征。实验室检查：血红蛋白下降（83 g/L）。辅助检查：胃镜、肠镜未见异常。小肠造影提示回肠溃疡、狭窄。小肠镜诊断回肠狭窄，NSAIDs 所致可能（图 5-21）。活检病理提示回肠轻度慢性炎症，绒毛不规则，伴间质水肿及小血管扩张，灶性淋巴细胞浸润。

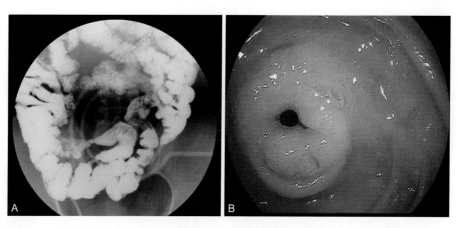

图 5-21　NSAIDs 肠炎。A. 小肠造影显示回肠中段肠管环形狭窄，可见椭圆形龛影。B. 小肠镜可见回肠（距回盲瓣约 100 cm）肠腔环形狭窄，呈隔膜样、针孔样，隔膜顶部见白色溃疡瘢痕，内镜无法通过狭窄处

病例 22 男，61 岁。

病史：患者 2 周前体力活动时出现上腹部疼痛，持续性隐痛，休息后缓解。伴腹胀、黑便，量约 100 ml，每天 1～2 次。1 周前活动时再次出现腹痛，为烧灼样疼痛，持续 1 小时，休息后腹痛缓解，伴黑便 1 次，量约 200 ml。既往史：双侧肩关节、腕关节及指关节疼痛、僵硬 10 年，长期服用吲哚美辛胶囊和泼尼松，已服用 8 年，风湿免疫科会诊，诊断多关节疼痛待查。体格检查：体温、脉搏、呼吸、血压正常。贫血貌，余无异常体征。实验室检查：血红蛋白下降（69 g/L）。大便潜血试验阳性。ESR 加快（54 mm/h），CRP 增加（2.35 mg/dl）。血清白蛋白下降（26.4 g/L）。辅助检查：胃镜提示慢性萎缩性胃炎。小肠造影提示十二指肠憩室，空、回肠未见明显病变。CT 提示十二指肠憩室。小肠镜提示

小肠多发浅溃疡（图 5-22）。黏膜活检病理提示黏膜慢性炎症，轻度活动。

病例 23 女，76 岁。

病史：患者 1 个月前无明显诱因出现下腹部持续性隐痛，阵发性加重，伴腹胀、恶心、呕吐，呕吐胃内容物，呕吐后腹痛略有缓解，伴停止排气、排便 1 次。当地医院诊断"肠梗阻"，对症治疗后好转。12 小时前再次出现腹痛，开始为右下腹疼痛，后全腹疼痛，为持续性隐痛，阵发性加重，伴腹胀、恶心、呕吐，呕吐 3 次，为胃内容物，每次量约 1000 ml，呕吐后腹痛略有缓解，停止排气、排便。既往史：患高血压 10 余年，用药物控制。15 年前因子宫内膜癌手术治疗，术后放疗 28 次。体格检查：体温、脉搏、呼吸、血压正常。浅表淋巴结无肿大。心、肺无异

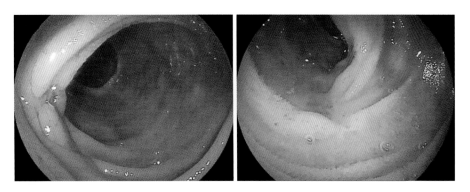

图 5-22　NSAIDs 肠炎。小肠镜可见回肠多发浅溃疡，黏膜轻度纠集，活检质软

常，腹部柔软，下腹部见手术瘢痕，下腹部有压痛，无肌紧张及反跳痛，移动性浊音阴性，肠鸣音活跃。实验室检查：白细胞升高（ 11.48×10^9 /L），中性粒细胞百分比升高（89.4%）。大便潜血试验弱阳性。辅助检查：B 超提示右下腹肠管增宽，肠梗阻，右下腹肠壁增厚，腹腔积液。CT 提示下腹部小肠多发肠壁增厚、水肿，腹、盆腔积液。小肠造影提示回肠弥漫病变，肠粘连（图 5-23），结合病史，考虑放射性肠炎。

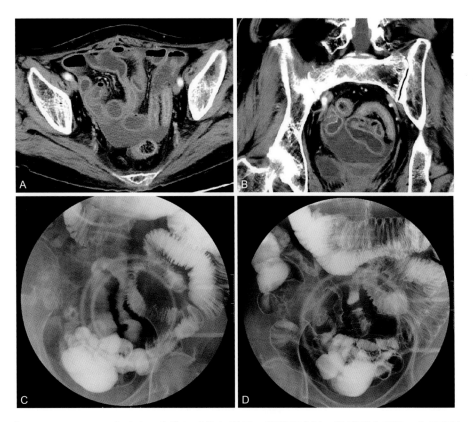

图 5-23　放射性肠炎。A、B. CT 显示盆腔小肠多发肠壁均匀增厚、黏膜下水肿，黏膜强化明显，盆腔积液。C、D. 小肠造影显示回肠管腔弥漫轻度狭窄，粗细不均，黏膜皱襞部分消失，部分增宽，肠壁边缘不整，呈锯齿状，病变范围较广，局部肠管固定

病例 24　女，48 岁。

病史：患者 17 年前食用青橄榄后出现中上腹疼痛，伴腹泻 4 次，多为黑色不成形稀便，伴恶心、呕吐，呕吐胃内容物，伴心悸、头晕、乏力。外院对症治疗后腹泻缓解，仍间断出现腹痛、黑便。曾经多次给予对症及输血治疗。12 年前在外院行小肠镜检查，提示"回肠溃疡"，诊断"克罗恩病"，用柳氮磺胺吡啶、美沙拉嗪等治疗，症状无明显缓解，后自行停药。体格检查：体温 36.4 ℃，脉搏 77 次 / 分，呼吸 15 次 / 分，血压 105/67 mmHg。无异常体征。实验室检查：血红蛋白下降（92 g/L）。大便潜血试验阳性。

ESR、CRP 正常。铁蛋白（4.22 ng/ml）和血清铁下降（3.5 μmol/L），总铁结合力（76.5 μmol/L）和不饱和铁结合力（4.22 ng/ml）升高，可溶性转铁蛋白受体升高（321.47 nmol/L）。辅助检查：肠镜未见异常。胃镜提示慢性浅表性胃炎。小肠造影提示小肠多发溃疡、狭窄，CMUSE？ CT 提示部分小肠壁稍增厚。小肠镜提示回肠下段狭窄，溃疡（图 5-24）。活检病理提示回肠黏膜慢性炎症，伴糜烂。行腹腔镜回肠部分切除术。术中见远端回肠多处环形狭窄，近端肠管扩张。术后病理可见肠管狭窄，小肠黏膜慢性炎症，伴溃疡形成，未见肉芽肿及血管炎。

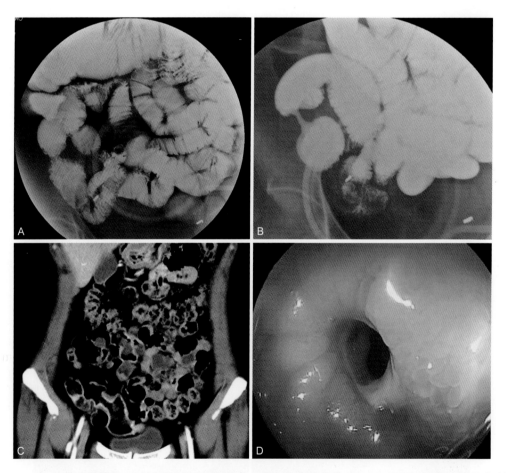

图 5-24　CMUSE。A、B. 小肠造影显示回肠下段多发环形狭窄，部分肠管略扩张。C. CT 显示下腹部小肠肠壁略增厚、管腔狭窄，黏膜强化明显。D. 小肠镜检查回肠见环形狭窄，狭窄处见溃疡，环周分布，底覆白苔，活检质韧

病例 25 女，58岁。

病史：患者30年前无明显诱因出现反复右侧腹痛，以右中腹部胀痛为主，程度中等，反复发作，时轻时重，有时伴右下腹"鼓包"，持续2～3分钟，可自行缓解，进食后腹痛加重，伴头晕、乏力、心慌、黑蒙，伴恶心、呕吐，呕吐胃内食物，多于餐后出现。有时腹泻、便秘交替出现，以腹泻为主，为黑便，腹泻时大便每天10余次，便秘时大便每2～3天一次。2个月前上述症状加重，体重下降5 kg。体格检查：生命体征平稳，慢性病容，贫血貌，浅表淋巴结未触及，心、肺无异常，腹部略膨隆、柔软，无压痛及反跳痛，肠鸣音增多，移动性浊音阴性。实验室检查：血红蛋白下降（46 g/L），大便潜血试验阳性。血清铁（0.2 μmol/L）和总铁结合力（35.2 μmol/L）下降，铁蛋白正常。血清白蛋白下降（21 g/L）。ESR和CRP正常。辅助检查：小肠造影提示回肠多发狭窄、溃疡，伴不全肠梗阻。CT提示小肠间断肠壁增厚、扩张（图5-25）。行开腹小肠部分切除术。术后病理提示回肠存在4处狭窄，肠壁增厚，黏膜面可见溃疡形成，间质炎症细胞浸润，黏膜下层纤维组织增生，未见肉芽肿及血管炎。慢性不全肠梗阻，CMUSE可能。

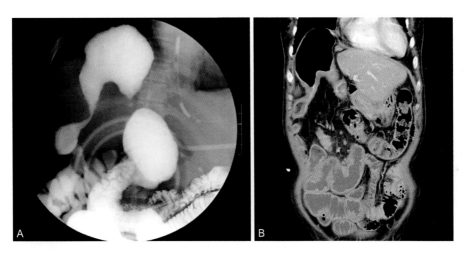

图5-25 CMUSE。A. 小肠造影显示回肠中下段多发狭窄，部分狭窄段见小龛影，狭窄段之间肠管明显扩张，病变肠管位置固定。B. CT显示右膈下局限扩张小肠，两端肠壁略增厚，肠腔狭窄，中下腹部多发小肠肠管积气、积液，肠壁黏膜强化

病例 26 女，45岁。

病史：患者1年前无明显诱因出现间断脐周胀痛，伴发热，体温高达39℃，偶有腹泻，持续2～10天可自行缓解。体格检查：体温、脉搏、呼吸、血压正常，无异常体征。实验室检查：血红蛋白下降（111 g/L），大便潜血试验阳性。ESR加快（69 mm/h），CRP上升（1.69 mg/dl）。血清铁（10.9 μmol/L）和不饱和铁结合力下降（29 μmol/L），铁蛋白升高（149.7 ng/ml）。辅助检查：肠镜提示末端回肠红斑。活检病理提示黏膜慢性炎症，灶状淋巴细胞增生。CT提示腹腔多发轻度肿大淋巴结。小肠造影提示小肠多发溃疡，炎症可能。小肠镜提示小肠多发溃疡（图5-26）。活检病理提示黏膜慢性炎症，间质炎症细胞浸润，未见肉芽肿，TB-PCR（－）。

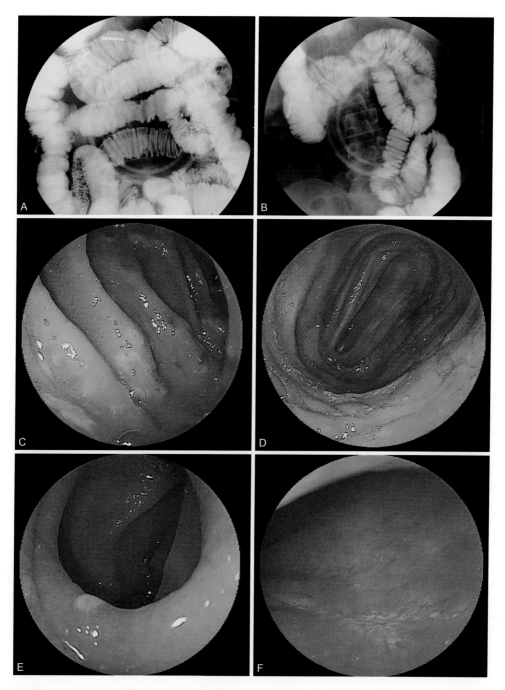

图 5-26 小肠多发溃疡。A、B. 小肠造影显示多部位黏膜皱襞增宽、紊乱，可见环形小龛影。C-F. 小肠镜可见小肠黏膜充血、水肿，多发溃疡，以类圆形和环形为主，质软

参考文献

[1] Bernstein CN, Fried M, Krabshuis JH, et al. World Gastroenterology Organization Practice Guidelines for the diagnosis and management of IBD in 2010. Inflamm Bowel Dis, 2010, 16(1): 112-124.

[2] Minordi LM, Bevere A, Papa A, et al. CT and MRI evaluations in Crohn's complications: a guide for the radiologist. Acad Radiol, 2022, 29(8): 1206-1227.

[3] Dambha F, Tanner J, Carroll N. Diagnostic imaging in Crohn's disease: what is the new gold standard? Best

Pract Res Clin Gastroenterol, 2014, 28(3): 421-436.

[4] Angriman I, Scarpa M, Ruffolo C, et al. Double contrast small-bowel radiography in the preoperative assessment of Crohn's disease: is it still useful? Surg Today, 2008, 38(8): 700-704.

[5] Yang DH, Keum B, Jeen YT. Capsule endoscopy for Crohn's disease: current status of diagnosis and management. Gastroenterol Res Pract, 2016, 2016: 8236367.

[6] Sakane T, Takeno M, Suzuki N, et al. Behget's disease. N Engl J Med, 1999, 341(17): 1284-1291.

[7] Li J, Li P, Bai J, et al. Discriminating potential of extraintestinal systemic manifestations and colonoscopic features in Chinese patients with intestinal Behget's disease and Crohn's disease. Chin Med J, 2015, 128(2): 233-238.

[8] Cheon JH, Kim ES, Shin SJ, et al. Development and validation of novel diagnostic criteria for intestinal Behcet's disease in Korean patients with ileocolonic ulcers. Am J Gastroenterol, 2009, 104(10): 2492-2499.

[9] Greco A, De Virgilio A, Ralli M, et al. Behget's disease: new insights into pathophysiology, clinical features and treatment options. Autoimniun Rev, 2018, 17(6): 567-575.

[10] 中华医学会消化病学分会炎症性肠病学组. 炎症性肠病诊断与治疗的共识意见(2018年, 北京). 中华消化杂志, 2018, 38(5): 292-311.

[11] 刘爽, 李骥, 钱家鸣. 肠贝赫切特病与克罗恩病的鉴别诊断进展. 中华内科杂志, 2019, 58(3): 224-228.

[12] 李晓军, 刘阳. 炎症性肠病的血清标志物研究进展. 临床检验杂志, 2014, 32(3): 165-169.

[13] 庞文璟, 袁耀宗. 克罗恩病的实验室诊断研究现状. 国际消化病杂志, 2008, 28(4): 280-281.

[14] 王爱英, 张耀朋, 魏慧. 克罗恩病的小肠造影表现及诊断要点. 胃肠病学和肝病学杂志, 2018, 27(2): 205-207.

[15] 赵庆玲, 梁长虎, 刘林祥. 多层螺旋CT肠道造影在诊断克罗恩病中的应用. 医学影像学杂志, 2016, 26(5): 924-927.

[16] 陈昭, 王新颖. 胶囊内镜在克罗恩病中的应用及最新进展. 中华消化内镜杂志, 2016, 33(3): 197-201.

[17] 徐双双, 王承党. 小肠胶囊内镜在克罗恩病诊断和治疗中的应用进展. 胃肠病学, 2019, 24 (10): 627-630.

[18] 许洁娜, 区卫林, 李启祥, 等. 双气囊小肠镜与CT小肠成像在小肠克罗恩病诊断中的临床应用研究. 中华消化内镜杂志, 2019, 36(8): 577-581.

[19] 高娅婷, 黄会芳, 黄志琴, 等. 克罗恩病与肠结核的鉴别诊断分析. 胃肠病学和肝病学杂志, 2020, 29(7): 818-822.

[20] 郑梅英, 王承党. 克罗恩病与原发性小肠恶性淋巴瘤的鉴别诊断. 医学综述, 2010, 16(13): 1974-1977.

[21] He Y, Chen YJ, Chen BL, et al. The value of empiric ant-i tuberculosis therapy in the differential diagnosis between intestinal tuberculosis and Crohn's disease in China. Int J Clin Exp Med, 2016, 9(6): 9278-9285.

[22] Gallego EM, Sánchez FG, Rojo FJG. Intestinal tuberculosis and Crohn's disease: the importance and difficulty of a differential diagnosis. Rev Esp Enferm Dig, 2018, 110(10): 650-657.

[23] Eraksoy H. Gastrointestinal and abdominal tuberculosis. Gastroenterol Clin North Am, 2021, 50(2): 341-360.

[24] 缪飞, 赵雪松. 肠结核的影像学诊断进展. 中华消化杂志, 2017, 37(5): 300-302.

[25] 尹丹萍, 刘同亭. 克罗恩病与肠结核鉴别诊断的新进展. 中华消化病与影像杂志(电子版), 2017, 7(2): 79-82.

[26] 师令娴. 克罗恩病和肠结核的鉴别诊断. 现代实用医学, 2013, 25(9): 1055-1057.

[27] 梁伟强, 赵静, 贾应梅, 等. 肠结核的多层螺旋CT肠道造影表现. 中山大学学报(医学科学版), 2017, 38(3): 468-474.

[28] 唐少波, 袁海锋, 覃黎葵. 双气囊小肠镜鉴别诊断克罗恩病与小肠结核的价值. 世界华人消化杂志, 2007, 15(19): 2159-216.

[29] 何瑶, 陈瑜君, 杨红, 等. 回结肠克罗恩病与肠结核临床及内镜特征比较. 中华消化内镜杂志, 2012, 29(6): 325-328.

[30] 高翔, 何瑶, 陈瑜君, 等. 试验性抗结核治疗鉴别肠结核与克罗恩病的临床与内镜分析. 中华消化内镜杂志, 2011, 28(8): 446-445.

[31] Azizlerli G, Kose AA, Sarica R, et al. Prevalence of Behcet's disease in Istanbul, Turkey. Int J Dermatol, 2003, 42(10): 803-806.

[32] Zhang Z, He F, Shi Y. Behcet's disease seen in China: analysis of 334 cases. Rheumatol Int, 2013, 33(3): 645-648.

[33] Hatemi I, Hatemi G, Çelik AF. Gastrointestinal involvement in Behcet disease. Rheum Dis Clin North Am, 2018, 44(1): 45-64.

[34] Ahn E, Luk A, Chetty R, et al. Vasculitides of the gastrointestinal tract. Semin Diagn Pathol, 2009, 26(2): 77-88.

[35] Skef W, Hamilton MJ, Arayssi T. Gastrointestinal Behcet's disease: a review. World J Gastroenterol, 2015, 21(13): 3801-3812.

[36] Kim DH, Park Y, Kim B, et al. Fecal calprotectin as a non-invasive biomarker for intestinal involvement of Behcet's disease. J Gastroenterol Hepatol, 2017, 32: 595-601.

[37] Choi CH, Kim TI, Kim BC, et al. Anti-Saccharomyces

cerevisiae antibody in intestinal Behcet's disease patients: relation to clinical course. Dis Colon Rectum, 2006, 49: 1849-1859.

[38] Lee HJ, Kim YN, Jang HW, et al. Correlations between endoscopic and clinical disease activity indices in intestinal Behcet's disease. World J Gastroenterol, 2012, 18: 5771-5778.

[39] Arimoto J, Endo H, Kato T, et al. A clinical value of capsule endoscopy for detecting small bowel lesions in patients with intestinal Behcet's disease. Dig Endosc, 2016, 28(2): 179-185.

[40] Chin AB, Kumar AS. Behcet colitis. Clin Colon Rectal Surg, 2015, 28(2): 99-102.

[41] Valenti S, Gallizzi R, De Vivo D, et al. Intestinal behçet and Crohn's disease: two sides of the same coin. Pediatr Rheumatol Online J, 2017, 15(1): 33.

[42] 范圣先, 李幼生. 肠型白塞病的诊断和治疗进展. 中华胃肠外科杂志, 2015, 18(4): 408-410.

[43] Yan BM, Shaffer EA. Primary eosinophilic disorders of the gastrointestinal tract. Gut, 2009, 58(5): 721-732.

[44] Talley NJ, Shorter RG, Phillips SF, et al. Eosinophilic gastroenteritis: a clinicopathological study of patients with disease of the mucosa, muscle layer, and subserosal tissues. Gut, 1990, 31(1): 54-58.

[45] Collins MH, Capocelli K, Yang GY. Eosinophilic gastrointestinal disorders pathology. Front Med (Lausanne), 2018, 4: 261.

[46] Gonsalves N. Eosinophilic gastrointestinal disorders. Clin Rev Allergy Immunol, 2019, 57(2): 272-285.

[47] Zhang M, Li Y. Eosinophilic gastroenteritis: a state-of-the-art review. J Gastroenterol Hepatol, 2017, 32(1): 64-72.

[48] Chambrun GP, Dufour G, et al. Diagnosis natural history and treatment of eosinophilic enteritis: a review. curr Gastroenterol Rep, 2018, 20(8): 37.

[49] Klion A. Hypereosinophilic syndrome: current approach to diagnosis and treatment. Annu Rev Med, 2009, 60: 293-306.

[50] 张维兰, 罗和生. 嗜酸粒细胞性胃肠炎的诊断和治疗. 医学综述, 2018, 24(17): 3441-3446.

[51] 程玉, 谭诗云, 李明, 等. 嗜酸细胞性胃肠炎27例临床病例分析. 中国内镜杂志, 2020, 25(8): 6-12.

[52] 蔡召强, 王爱英, 吕愈敏. 嗜酸粒细胞性胃肠炎. 中国医师进修杂志, 2010, 33(4): 74-76.

[53] 林三仁. 消化内科诊疗常规. 北京: 中国医药科技出版社, 2012: 31-32.

[54] Edogawa S, Takeuchi T, Kojima Y, et al. Current topics of strategy of NSAID-induced small intestinal lesions. Digestion, 2015, 92(2): 99-107.

[55] Tai FWD, McAlindon ME. NSAIDs and the small bowel. Curr Opin Gastroenterol, 2018, 34(3): 175-182.

[56] Matsui H, Shimokawa O, Kaneko T, et al. The pathophysiology of non-steroidal anti-inflammatory drug (NSAID) induced mucosal injuries in stomach and small intestine. J Clin Biochem Nutrit, 2011, 48 (2): 107-111.

[57] Smale S, Tibble J, Sigthorsson G, et al. Epidemiology and dierential diagnosis of NSAID-induced injury to the mucosa of the small intestine. Best Prac & Res Clinic astroenterol, 2001, 15(5): 723-738.

[58] Zalev AH, Gardiner GW, Warren RE. NSAID injury to the small intestine. Abdom Imag, 1998, 23(1): 40-44.

[59] Frye JM, Hansel SL, Dolan SG, et al. NSAID enteropathy: appearance at CT and MR enterography in the age of multi-modality imaging and treatment. Abdom Imaging, 2015, 40(5): 1011-1025.

[60] Tacheci I, Bradna1 P, Douda T, et al. Small intestinal injury in NSAID users suffering from rheumatoid arthritis or osteoarthritis. Rheumatol Int, 2016, 36(11): 1557-1561.

[61] M Ishihara, N Ohmiya, M Nakamura, et al. Risk factors of symptomatic NSAID-induced small intestinal injury and diaphragm disease. Aliment Pharm Ther, 2014, 40(5): 538-547.

[62] Fujimori S, Takahashi Y, Seo T, et al. Prevention of traditional NSAID-induced small intestinal injury: recent preliminary studies using capsule endoscopy. Digestion, 2010: 82(3): 167-172.

[63] 徐富星, 项平. 下消化道内镜学. 2版. 上海: 上海科学技术出版社, 2011, 47-51.

[64] 陈灏珠, 林果为. 实用内科学. 北京: 人民卫生出版社, 2010, 2161.

[65] 崔屹, 杨崇美, 秦成勇. 消化系统疾病合理用药. 山东科学技术出版社, 2010: 799-804.

[66] 张虹, 李子银, 彭波. NSAID 相关性肠炎. 医学新知杂志, 2019, 29(1): 9-11.

[67] 安敏, 张振玉. 非甾体类抗炎药相关性肠病. 世界华人消化杂志, 2009, 17(2): 174-180.

[68] Hale MF. Radiation enteritis: from diagnosis to management. Curr Opin Gastroenterol, 2020, 36(3): 208-214.

[69] Webb GJ, Brooke R, De Silva AN. Chronic radiation enteritis and malnutrition. J Digest Diseas, 2013, 14(7): 350-357.

[70] Xiao J, Li QD. Multi slice spiral CT evaluation of chronic radiation colitis and rectitis. Exp Ther Med, 2020, 20(4):

3033-3040.

[71] Stacey R, Green JT. Radiation-induced small bowel disease: latest developments and clinical guidance. Ther Adv Chronic Dis, 2014, 5(1): 15-29.

[72] Kumagai T, Rahman F, Smith AM. The microbiome and radiation induced-bowel injury: evidence for potential mechanistic role in disease pathogenesis. Nutrients , 2018, 10(10): 1405.

[73] 吴龙云, 庞智. 放射性肠炎. 医学新知杂志, 2019, 29(1): 4-8.

[74] 万文军, 程晓明, 李华. 放射性小肠炎并肠梗阻9例治疗体会. 临床外科杂志, 2013, 21(1): 66-67.

[75] 邱啸臣, 张博, 李元新. 慢性放射性肠炎的研究进展. 大连医科大学学报, 2015, 37(3): 306-310.

[76] 李宁. 放射性肠炎. 中国实用外科杂志, 2010, 21(12): 712-714.

[77] 黄子健, 李纪强, 周洁灵, 等. 放射性肠炎的诊疗进展. 中国肿瘤临床, 2019, 46(21): 1121-1125.

[78] 张少一, 李幼生. 慢性放射性肠炎诊断进展. 医学研究生学报, 2012, 25(6): 654-657.

[79] 中国医师协会外科医师分会, 中华医学会外科学分会结直肠外科学组. 中国放射性直肠炎诊治专家共识 (2018 版). 中华炎性肠病杂志, 2019, 3(1): 5-20.

[80] Modigliani R, Poitras P, Galian A, et al. Chronic non-specific ulcerative duodenojejunoileitis: report of four cases. Gut, 1979, 20(4): 318-328.

[81] Singh A. Cryptogenic multifocal ulcerating stenosing enteropathy(CMUSE) and/or chronic non-specific multiple ulcers of the small intestine (CNSU) and non-granulomatous ulcerating jejunoileitis (NGUJI). Curr Gastroenterol Rep, 2019, 21(10): 53.

[82] Matsumoto T, Nakamura S, Esaki M, et al. Endoscopic features of chronic nonspecific multiple ulcers of the small intestine: comparison with nonsteroidal anti-inflammatory drug-induced enteropathy. Dig Dis Sci, 2006, 51(8): 1357-1363.

[83] Esaki M, Umeno J, Kitazono T, et al. Clinico-pathologic features of chronic nonspecific multiple ulcers of the small intestine. Clin J Gastroenterol, 2015, 8(2): 57-62.

[84] 王巍峰, 杨云生. 非特异性小肠溃疡发病机制及新分类. 中国实用内科杂志, 2013, 33(3): 239-242.

[85] 舒慧君, 严建华, 吴东, 等. 隐源性多灶性溃疡性狭窄性小肠炎一例. 中华消化杂志, 2011, 31(5): 350-352.

[86] 张佳琳, 孙菁. 隐源性多灶性溃疡性狭窄性小肠炎的研究进展. 中华消化杂志, 2020, 40(8): 574-576.

[87] 陈丹, 钱家鸣, 吴东. 隐源性多灶性溃疡性狭窄性小肠炎. 中华内科杂志, 2017, 56(8): 621-623.

[88] 江勇, 卢思琪, 韩涛, 等. 隐源性多灶性溃疡性狭窄性小肠炎临床特点的汇总分析. 中华炎性肠病杂志, 2018, 2(1): 41-45.

[89] 李文坤, 刘揆亮, 吴静. 隐源性多灶性溃疡性狭窄性小肠炎临床特征分析. 中国全科医学, 2018, 21(36): 4527-4530.

第六章

小肠血管性疾病

宋志强　王爱英　索宝军　张雨欣　陈　明　石雪迎

　　小肠血管性疾病是指由于各种原因导致的小肠供血障碍，使小肠壁水肿、变性、坏死等，引起腹痛、腹泻、消化道出血等一系列症状。广义的小肠血管性疾病也包括血管发育异常，如血管扩张、血管发育不良、动静脉畸形、血管瘤等与小肠血管相关的病变。

　　小肠血管性疾病主要有内因性血管疾病和外因性血管疾病。内因性小肠血管性疾病包括：① 血管阻塞性病变（如肠系膜血管栓塞）；② 血管结构性病变（如血管发育不良、遗传性出血性毛细血管发育不良、Dieulafoy 病变）；③ 血管炎性疾病（如结节性多动脉炎、系统性红斑狼疮、过敏性紫癜、白塞病、淀粉样变性）；④ 肿瘤性疾病（如血管瘤）。外因性血管疾病包括肠外血管压迫、肠绞窄、血管外伤等。

　　缺血性小肠疾病是由于各种先天或后天因素导致肠系膜上动脉或静脉不同程度闭塞，使肠壁血流灌注不足，引起肠壁的缺血性损害。空、回肠主要接受肠系膜上动脉及分支供血，肠系膜内动脉相互吻合成动脉弓。因为侧支循环比较丰富，小肠缺血一般是在小肠血管病变的基础上，当全身血液供应不足或肠系膜血管及分支阻塞的情况下发生。缺血性小肠疾病的分类比较混乱，没有统一的标准。根据是否有血管阻塞分为阻塞性肠系膜血管缺血性肠病和非阻塞性肠系膜血管缺血性肠病；根据病程分为急性肠系膜缺血和慢性肠系膜缺血；根据病因是否明确，将缺血性小肠炎分为原发性（特发性）缺血性小肠炎和继发性缺血性小肠炎。

　　由于人口老龄化的影响，肠道缺血性疾病的发生率不断提高。小肠缺血性疾病的临床表现与缺血的原因、范围、程度、病程长短和侧支循环是否建立有关。本章主要介绍血管阻塞性病变（继发性缺血性小肠炎）、原发性（特发性）缺血性小肠炎和血管结构性病变（血管发育不良）。血管炎性疾病和血管瘤见相应章节。

第一节　急性肠系膜缺血

　　急性肠系膜缺血，又称急性缺血性小肠炎，是由于肠道血液供应突然减少所致。当血液供应自行或治疗后恢复，肠壁损伤也可以缓解，部分患者可进展为不可逆转的组织损伤。急性肠道缺血可以是慢性缺血疾病的起始病因，慢性肠道缺血也可以有急性缺血发作。不同原因导致的肠系膜缺血可产生不同的临床表现。

急性肠系膜缺血病情严重，但相对罕见。多见于老年患者，随着年龄的增长发病率显著升高，男性和女性无明显差异。

一、病因和病理

急性肠系膜缺血的病因主要有以下四个方面：① 肠系膜上动脉栓塞：栓子往往来自左心房或左心室。心律失常、心肌梗死和瓣膜病变是常见的诱发因素，闭塞多发生于血管末梢部位，引起局部肠管缺血。② 肠系膜上动脉血栓形成：血栓形成通常发生在严重动脉硬化性疾病的背景下，好发于肠系膜上动脉起始处，肠梗死范围也往往更广泛。③ 肠系膜静脉血栓形成：危险因素包括门静脉高压和门静脉血栓形成、败血症、腹腔内炎症、肿瘤、外伤和手术后等。④ 非闭塞性肠系膜缺血（non-occlusive mesenteric ischemia，NOMI）：多发生在伴有动脉硬化，且伴发心功能不全的老年患者，特别是急性心肌梗死、心律失常、近期手术或血液透析的患者。通常在低心输出量、低血压、低血容量和休克的情况下发生。某些药物如洋地黄，也被认为是 NOMI 的潜在诱因。

在急性肠系膜缺血的各种原因中，肠系膜上动脉栓塞最常见，约占 50%，其次是肠系膜上动脉血栓形成和 NOMI，两者各占 15% ~ 30%，肠系膜静脉血栓约占 5%。近年来 NOMI 的发生率有下降的趋势，这与心血管疾病得到了更好的治疗有关。

正常情况下，肠道能够耐受肠系膜血流的变化，且肠道黏膜比深层组织受到更多的保护。因此，严重且持续的血液供应减少才会导致缺血性小肠炎的发生。当主要供血突然中断时，侧支循环又无法代偿，血管收缩，再灌注损伤，使肠壁的微血管和黏膜通透性发生改变，肠黏膜屏障破坏，肠道动力减弱，导致肠壁组织梗死和坏死。如果不能及时有效地治疗严重的血液供应不足，会发展为不可逆转的肠道损伤。

急性肠系膜缺血肉眼可见肠管扩张、积液、肠壁增厚、水肿、出血，黏膜面有褐色瘀斑或出血灶，黏膜片状坏死脱落。组织学可见小肠绒毛上皮坏死脱落，固有层出血、水肿，有中性粒细胞浸润，黏膜下层毛细血管扩张和小静脉血栓形成。病理改变开始主要局限于黏膜层的坏死、糜烂和溃疡，若治疗及时可逐渐恢复。随着病情进展，病变累及黏膜下层和肌层，病变恢复后可留有纤维化。

二、临床表现

急性肠系膜缺血典型的临床表现是脐周突发剧烈疼痛，可伴有恶心、呕吐和腹泻，表现为水样泻或便血。发病初期腹痛剧烈而体征轻微，腹部压痛不明显，肠鸣音正常或亢进。随着病情进展，腹胀明显，腹部出现压痛、反跳痛，肠鸣音减弱或消失，出现发热、心率加快、血压下降、休克等表现。

肠系膜上动脉栓塞临床表现突然发作；肠系膜上动脉血栓形成临床症状进展缓慢，持续数小时或数天；肠系膜静脉血栓形成症状隐蔽；NOMI 患者也可能没有腹部疼痛，以腹胀更常见。

三、实验室检查

1. 血常规　血液浓缩，出现白细胞、红细胞和红细胞压积升高。
2. 血淀粉酶、转氨酶和碱性磷酸酶等升高。
3. 代谢性酸中毒。
4. 血浆 D- 二聚体升高也很常见。
5. 大便检查可见红细胞和脓细胞，大便潜血试验阳性。

四、影像学检查

1. 腹部平片 肠管扩张、积气和肠壁增厚。

2. 小肠造影 急性腹痛较重和肠梗阻患者，慎重选择小肠造影。如果临床需要，可用水溶性造影剂进行检查。表现为病变肠管向心性狭窄、痉挛，黏膜皱襞水肿增宽，可见"指压痕"征象。部分患者可见小溃疡，病变范围比较广泛。近端肠管扩张。小肠蠕动减弱或消失。

3. CT 检查 多层螺旋 CT 扫描是目前诊断急性肠系膜缺血的首选检查方法。CT 征象包括血管异常、肠壁形态改变以及肠系膜和腹膜的间接征象。主要表现为：① 肠壁增厚，由于肠壁缺血水肿、出血所致。增强扫描可见肠壁分层，显示"靶征"或"晕环征"。部分患者由于肠管肌张力降低或丧失而表现为肠壁变薄。② 肠管扩张、腔内液体淤积。③ 肠壁积气或门静脉及分支积气是透壁坏死的特征。一旦出现腹腔内游离气体，提示肠穿孔。④ 肠系膜水肿，肠系膜静脉淤血、增粗，肠系膜积液和腹水。⑤ CTA 显示肠系膜上动脉或肠系膜静脉血管腔内充盈缺损及其他类似于血管造影的表现。

五、血管造影检查

血管造影检查主要表现为：① 肠系膜上动脉栓塞：动脉血管内类圆形充盈缺损，伴远端血管完全或不完全性闭塞。② 肠系膜上动脉血栓形成：多发生在肠系膜上动脉起始部，血管突然中断，伴反应性血管收缩、变细。③ 肠系膜静脉血栓形成：表现为门静脉-肠系膜静脉系统发生闭塞，伴血管内充盈缺损或静脉侧支循环形成。④ 非血管阻塞性肠系膜缺血：肠系膜血管主干或分支的节段性痉挛收缩，给予罂粟碱解痉处理，血管扩张。血管造影不仅可以明确诊断，还可以进行治疗干预。

六、内镜检查

急性期慎做内镜检查，避免肠穿孔等并发症的发生。急性缺血性小肠炎的内镜表现为黏膜充血、水肿、瘀斑，黏膜面呈暗红色，血管网消失，部分有黏膜坏死、脱落、溃疡形成，病变部位与正常肠管分界清楚。

七、诊断要点

急性肠系膜缺血的诊断依赖于临床症状和影像学表现，早期诊断比较困难，具有危险因素的患者即使无典型症状，也应引起高度重视，合并心血管疾病（如高血压、冠心病、动脉粥样硬化、心力衰竭和心房颤动等）的老年患者，有其他部位栓塞或缺血病史，个人或家族高凝病史等，如果出现突发剧烈腹痛，持续 2 小时以上，特别是症状与体征不相称时，均应高度怀疑急性肠系膜缺血。外周血白细胞升高，大便潜血试验阳性对诊断有一定帮助，CT 或 CTA 等影像学检查可协助确定诊断。

第二节 慢性肠系膜缺血

慢性肠系膜缺血，又称慢性缺血性小肠炎，有时也称为肠绞痛或慢性内脏综合征，是小肠血流供应不足的结果。临床无特异性症状，与其他腹部病变容易混淆，特别是功能性胃肠综合征。一般人口的总发病率为 2.8/10 万，老年人多见。慢性肠系膜缺血患者常合并身体其他部位（脑、心、肾和外周动脉）的血管疾病。

一、病因和病理

90% 的慢性肠系膜缺血为动脉粥样硬化引起，由肠系膜血管慢性动脉硬化性闭塞所致。10% 为纤维血管增生不良、动脉炎、闭塞性血栓性血管炎、放疗后血管损伤等引起。从病因上分为闭塞性慢性肠系膜缺血和非闭塞性肠系膜缺血。闭塞性慢性肠系膜缺血是由于动脉灌注减少所致，病变动脉的管径缩小至正常的 2/3 以下时，肠道的血液供应低于最低组织需求，引起组织缺氧和损伤，出现缺血症状。非闭塞性慢性肠系膜缺血（称为慢性 NOMI）为弥漫性小血管病变所致，小肠血管稀少和僵硬，导致血管扩张受限，肠道循环系统无法将餐后血流量增加到生理水平。

慢性肠系膜缺血肉眼可见肠管狭窄、肠壁增厚和区域性溃疡。病理组织学表现为黏膜面有大小不等、深浅不一的溃疡，溃疡底部有富含毛细血管的肉芽组织，固有层有淋巴细胞和浆细胞等炎症细胞浸润，黏膜和黏膜下层可见含铁血素细胞，动脉内膜纤维组织增生，以黏膜下层为中心的肠壁纤维组织增生和纤维化。

二、临床表现

主要表现为腹痛或腹部不适，疼痛多位于上腹部和脐周，为间断发作或阵发性剧烈腹痛，其特征是疼痛通常在进餐后 1 小时内发生，上腹痛可放射至全腹部。严重时，患者通常会减少食物摄入量以避免引发症状，导致体重减轻。患者伴有恶心、呕吐，随后出现腹泻、便血等。

部分患者可能出现与运动有关的疼痛，或无特征性的症状，如恶心、腹泻、黏膜损伤引起的吸收不良。部分患者表现为腹痛、腹胀、恶心、呕吐等肠梗阻症状，同时可有相关基础疾病的症状和体征。

三、实验室检查

有血红蛋白降低、白细胞升高等表现。部分患者大便潜血试验阳性。

四、影像学检查

1. 小肠造影　慢性小肠缺血可表现为肠管不同程度狭窄，狭窄范围较广，狭窄两端与正常肠管逐渐移行，肠壁边缘不整，可见锯齿状改变，黏膜皱襞增宽或消失，部分可见不规则龛影，近端肠管扩张。

2. CT 检查　主要表现为：① 肠壁增厚，增强扫描显示黏膜下层强化减弱，黏膜层和浆膜层强化增加，显示"靶征"；或黏膜层和黏膜下层水肿增厚，强化减弱，肌层因充血强化明显，显示"晕环征"。当血流再通时，引起肠壁充血、血流灌注增加，表现为肠壁强化而无分层。② 病变肠管肠腔狭窄，近端肠管扩张。③ 肠系膜血管增多、增粗，由于肠系膜血管狭窄、阻塞，小静脉淤血，小动脉扩张、充血所致。④ 部分患者 CT 检查显示小肠正常，或仅有肠系膜上动脉钙化，增强扫描可见血管内充盈缺损（血栓）。CTA 显示血管狭窄。⑤ 肠系膜密度增高、结构模糊。

五、内镜检查

小肠镜检查可见小肠黏膜充血、水肿、多发糜烂、溃疡或瘢痕，肠管环周狭窄，与正常肠管之间界限清楚，为区域性病变。

六、诊断要点

慢性肠系膜缺血的诊断主要依据病史和体格检查，并结合影像学、内镜和病理组织学检查结果。老年患者多数患有动脉粥样硬化性血管狭窄和闭塞，临床表现为腹痛、便血、腹泻。影像学检查提示肠管狭窄，肠壁增厚，内镜下可见黏膜区域性溃疡。

病理检查可见纤维素血栓或含铁血黄素细胞。

第三节 特发性缺血性小肠炎

缺血性肠炎（也称缺血性肠病）是由于各种原因导致肠道管壁血流减少，通常是在一些心脑血管疾病、糖尿病、结缔组织疾病等基础病上发生，全身血液循环异常，肠系膜血管病变、全身或局部病变引起肠壁缺血。根据病因是否明确，分为特发性缺血性肠炎和继发性缺血性肠炎。

一、病因和病理

特发性（原发性）缺血性小肠炎引起小肠缺血的原因不明，可能与小血管栓塞、痉挛、动脉硬化和肠管内压力升高等有关。

特发性缺血性小肠炎主要分为一过性型和狭窄型。一过性型的缺血以小肠黏膜坏死、糜烂、溃疡和出血为主要表现，病变限于黏膜层。狭窄型缺血性小肠炎的缺血性损害累及黏膜下层和肌层，表现为界限明确的区域性溃疡，肠管向心性狭窄，肠壁增厚。溃疡深浅不一，溃疡底部有富含血管的肉芽组织增生，以黏膜下层为中心的肠壁纤维组织增生，以淋巴细胞和浆细胞为主的慢性炎症细胞浸润，肠壁内可出现含铁血黄素细胞，肠壁内动脉内膜纤维增生，部分伴有血栓形成。

二、临床表现

多见于老年人，可伴有心脑血管疾病、糖尿病及类风湿关节炎等，男性略多。临床症状与病因、病程、缺血程度等有关。

临床表现多种多样，无特异性，主要表现为消化道出血和不完全性肠梗阻。腹痛多为间歇性中上腹或脐周疼痛，部分与进食有关，疼痛阵发性加重，可伴有恶心、呕吐。病情发展缓慢，由于疼痛频繁发作、持续时间较长、病情逐渐加重，患者往往不敢进食而导致体重下降。部分患者出现腹胀、腹泻。消化道出血一般为便血，部分患者为慢性少量出血，表现为缺铁性贫血或大便潜血阳性。

三、实验室检查

白细胞正常或轻度升高，血红蛋白降低，半数以上患者大便潜血试验阳性。

四、影像学检查

1. 小肠造影 特发性缺血性小肠炎更多见的是肠管狭窄，表现为范围较广的环形狭窄，或呈串珠样肠管变形，肠壁边缘不整，显示锯齿状或波浪状改变；或者局限于一段肠管的多发环形狭窄，狭窄之间距离较短，病变段肠管轮廓变形，狭窄近端肠管扩张，狭窄段或邻近肠黏膜表面可见多发小溃疡。在疾病初期或急性期黏膜皱襞水肿、增宽，可显示"指压痕征"。

2. CT检查 CT扫描主要表现为肠壁增厚和肠腔狭窄，近端肠管扩张，部分患者有肠系膜密度增高、结构模糊、血管增多、增粗等表现。急性期黏膜和黏膜下层水肿，增强扫描可见肠壁分层，显示"靶环征"。

五、内镜检查

急性期黏膜充血、水肿、出血，多发糜烂和小溃疡，环周或纵行溃疡；慢性期黏膜正常或有小溃疡（或瘢痕），黏膜颗粒状不平，肠管不同程度环形狭窄。

六、诊断和鉴别诊断

特发性缺血性小肠炎目前尚无统一诊断标准，日本学者饭田等参考缺血性结肠炎制定了特发性缺血性小肠炎的诊断标准：① 急性或亚急性发病，临床表现为腹痛、便血、腹泻。② 无产生血管炎的基础疾病。③ 无相关用药史（如 NSAIDs、洋地黄制剂、口服避孕药等）。④ 无腹部外伤史。⑤ 无结核病史。⑥ 粪便或活组织检查细菌培养阴性。⑦ 影像学表现：急性期黏膜水肿、增宽，显示"指压痕"、纵行溃疡。慢性期显示肠管狭窄、近端肠管扩张等。⑧ 内镜表现：黏膜发红、水肿、出血和溃疡（瘢痕），黏膜颗粒状不平，肠管不同程度环形狭窄。⑨ 特征性病理表现：黏膜上皮变性、坏死、脱落、

再生、水肿、出血，慢性期可见含铁血黄素细胞。其中② ~ ⑥是必要条件。

鉴别诊断：① 继发性缺血性小肠炎：是继发于原因明确的基础疾病或缺血原因明确的缺血性小肠炎。缺血原因包括各种原因引起的肠系膜动脉闭塞，肠系膜静脉血栓形成，血管炎，机械性血流障碍（肠粘连、肿瘤、套叠等），各种原因引起的血流降低和血管痉挛，以及外伤、放疗、药物等因素。临床症状、影像学、内镜和病理表现与特发性缺血性小肠炎基本类似。② 克罗恩病：影像学表现肠管多为偏心性狭窄、变形，病变呈节段性分布，病变之间肠管正常，溃疡多为纵行并沿着一侧肠壁分布，可见"卵石征"和瘘管形成。③ 肠结核：影像学表现肠管多为局限性环形狭窄，狭窄范围较短，黏膜表面可有结节样增生，溃疡多为环形。④ 小肠癌：影像学表现肠管小肠狭窄突然、界限清楚，狭窄段边缘不规则，显示"果核征"，黏膜皱襞破坏消失，可见不规则溃疡。⑤ 小肠淋巴瘤：影像学表现肠管小肠狭窄或动脉瘤样扩张，肠壁增厚，黏膜皱襞粗大或消失，相邻部位肠管受压。

第四节　小肠血管发育不良

胃肠道血管畸形是常见的血管异常病变，又称为动静脉畸形、血管发育不良、血管扩张、毛细血管扩张等，命名和分类尚无统一标准。病变可发生于胃肠道任何部位，以右半结肠最多见，其次是胃、十二指肠和小肠，也可发生在小肠憩室内。随着胶囊内镜和小肠镜的应用，小肠血管发育不良的发现率有所增加，近年文献报道小肠血管发育不良占57% ~ 80%。

小肠血管发育不良（small bowel angiodysplasia）是引起急性、慢性消化道出血的重要原因之一，早

期为隐匿或慢性出血，患者多因反复发作消化道出血而就诊。本病是胶囊内镜诊断原因不明消化道出血（obscure gastrointestinal bleeding，OGIB）的主要疾病之一，占 50% ~ 60%。

一、病因和病理

小肠血管发育不良病因不明，与先天性血管发育异常、后天获得性血管退行性病变、肠黏膜慢性缺血有关。小肠血管扩张症的发生与遗传性毛细血

管扩张、先天性血管发育异常、血管硬化性病变有关，与小肠内压力升高、扩张血管周围局部肠道炎症等因素也相关。患者多见于伴有高血压、动脉硬化、肝硬化、门脉高压、慢性阻塞性肺病和慢性肾病的老年人。

血管发育不良（angiodysplasias）是以异常扭曲、扩张的血管聚集为特征，病变位于肠道黏膜和黏膜下层，根据病变血管的不同分为三种类型：① 血管扩张（angioectasias）：是小肠常见的血管病变之一，病理扩张的血管以静脉血管为主。② Dieulafoy病：小肠少见，主要是动脉血管异常，表现为黏膜下恒径动脉裸露突出于局灶性黏膜缺损区，表面有活动性出血或血块附着，周围无溃疡形成。③ 动静脉畸形：少见，病变来源于较大的动脉和静脉，表现为黏膜下层或肠壁全层扭曲扩张的血管，血管壁薄厚不一，局部黏膜有糜烂或溃疡形成。

常见的血管发育不良是一种静脉与毛细血管之间交通支的病理性扩张，是单发或多发的扁平树枝状、非静脉曲张的血管异常，不伴有皮肤和脏器的血管异常。组织学指黏膜和黏膜下层血管扩张、聚集。病变一般起始于黏膜下血管丛。病理变化为黏膜下动、静脉之间交通，毛细血管扩张、迂曲，血管壁变薄，由一层内皮细胞和少量平滑肌组成。扩张迂曲的血管通过黏膜肌层累及黏膜层。

二、临床表现

主要临床表现是无痛性消化道出血。病程长短不一，数日至数年。出血方式多种多样，多数为反复间断少量或中等量出血，表现为柏油便、暗红色，大量出血时表现为鲜血便，经止血药物、输血等对症治疗后出血停止，部分患者未经特殊治疗出血自行停止。部分患者表现为慢性少量出血，实验室检查显示缺铁性贫血和大便潜血试验阳性。少数表现为急性大量出血，甚至危及生命。部分患者可无任何症状。

三、实验室检查

1. 血常规检查　部分患者有血红蛋白降低和缺铁性贫血表现。

2. 大便常规检查　大便潜血试验阳性。

四、影像学检查

1. 小肠造影和CT检查可完全正常。

2. 选择性肠系膜上动脉造影　是诊断该病的可靠方法，确诊率为75%～90%。主要表现为：① 静脉像早期充盈。② 肠壁内不规则血管丛，小静脉迂曲扩张，排空延迟。③ 活动性出血，出血速度＞0.5 ml/min，可见造影剂外溢。

3. 放射性核素扫描　用^{99m}Tc标记红细胞进行放射性核素扫描，可显示出血部位，适用于活动性出血的患者。

五、内镜检查

胶囊内镜或小肠镜是诊断小肠血管畸形的主要方法，且小肠镜可进行内镜下治疗。主要表现为单个或多个局部黏膜血管扩张，为局限性或区域性，与周围正常黏膜分界清楚；或表现为弥漫性血管扩张，范围广，色鲜红，与周围正常黏膜分界比较模糊。内镜下分为四型。1型：斑块型病变，无搏动性活动性出血；2型：无活动性出血，有出血的痕迹，如溃疡、血凝块、残留血液；3型：鲜红色斑点；4型：暗红色斑点。

六、诊断要点

小肠血管发育不良临床病程长短不一，为无痛性间断出血，且有自限性，不易引起患者重视，诊断困难，主要依据胶囊内镜、小肠镜和血管造影检查进行诊断。诊断要点为：

（1）反复发作的无痛性消化道出血。

（2）实验室检查有缺铁性贫血，大便潜血试验阳性。

（3）肠系膜上动脉造影显示肠壁内不规则血管丛，小静脉迂曲、扩张等表现。

（4）胶囊内镜或小肠镜显示单发或多发黏膜血管扩张。

附：肠系膜动静脉发育不良／血管病

纤维肌发育不良（纤维肌畸形变）（fibromuscular dysplasia，FMD）是一种非炎症性、非动脉硬化性血管病变，常发生在中等大小的动脉，如肾动脉、颈内动脉和椎动脉等，常常是多器官动脉受累。肠系膜动脉的 FMD 很少见，约占 FMD 的 1.8%，多表现为急性或慢性肠系膜缺血，多见于年轻人。

肠系膜动静脉发育不良／血管病（mesenteric ateriovenous dysplasia/vasculopathy，MAVD/V）是一种类似于 FMD 而又不同于 FMD 的血管病变。主要侵犯邻近肠壁较小口径的系膜血管，包括动脉和静脉。病因不明，病理主要表现为小肠壁黏膜层、黏膜下层和浆膜层动、静脉血管管壁增厚，血管内膜和中膜增生，外膜纤维化。血管壁平滑肌增生，呈中心性或偏心性项圈样改变，无血管炎和血栓形成。类似克罗恩病的表现有裂隙样溃疡、炎症细胞浸润、腺体结构紊乱、假幽门腺化生、黏膜和黏膜下淋巴细胞聚集，可有固有肌层纤维化，但无透壁性淋巴细胞聚集，无肉芽肿。类似于缺血性肠病的改变有黏膜面坏死、多发溃疡、腺窝萎缩、肠壁透壁性缺血坏死；或慢性反复缺血性损伤，有绒毛和腺窝的变化，幽门腺化生，黏膜下层水肿，无浆细胞和淋巴细胞聚集。

本病临床表现无特异性，术前常常诊断为克罗恩病或缺血性肠病。本病多见于成年女性，以慢性腹痛最常见，病史长短不一，也有消化道出血、呕吐、便秘等表现。

影像学及内镜表现：小肠弥漫性或节段性病变，肠管多发狭窄、变形，黏膜面多发溃疡或结节样增生。

MAVD/V 需要与以下疾病相鉴别：① 肠系膜动脉纤维肌畸形变：临床罕见，多见于年轻人，侵犯中等大小动脉，血管内膜或中膜增厚，无血管炎、血栓和肉芽肿。主要临床表现为餐后腹痛、腹胀及不全肠梗阻等缺血性表现，肠管有多灶性狭窄和溃疡。② 克罗恩病：MAVD/V 与克罗恩病表现类似，术前多诊断为克罗恩病，但血管异常在克罗恩病并不常见，克罗恩病的病理表现多为透壁性炎症和淋巴细胞聚集，非干酪性肉芽肿具有诊断意义。③ 缺血性肠病：通过临床表现不能鉴别，组织学表现也有相似点。缺血性肠病固有层有淋巴细胞和浆细胞等炎症细胞浸润，黏膜和黏膜下层可见含铁血黄素细胞，血管内可有纤维素血栓形成。

病例介绍

病例1 男，65 岁。

病史：患者 3 天前无明显诱因出现脐周持续性隐痛，伴恶心、呕吐，呕吐胃内容物，伴腹胀，排深褐色稀便，呕吐和排便后腹痛略有缓解。既往史：糖尿病史 10 年，空腹血糖控制在 10 mmol/L。体格检查：体温 36.3 ℃，呼吸 20 次／分，脉搏 78 次／分，血压 126/60 mmHg。腹部稍膨隆，柔软，右腹部深压痛，无反跳痛。实验室检查：血常规正常，大便潜血试验阳性。尿常规：比重＞1.050，尿糖（++++），尿酮体（++），尿蛋白（+）。凝血酶原时间延长（15.1 秒），凝血酶原活动度下降（61%），国际标准化比值升高（1.41），纤维蛋白原升高（7.56 g/L）。辅助检查：CT 诊断肠系膜上动脉血栓形成，肠梗阻，肠壁增厚。行开腹探查，腹腔引流术。术中见腹腔内少量淡黄色腹水，量约 100 ml，小肠明显扩张，远端小肠色泽呈暗红色，表面充血、水肿，肠管蠕动明显，考虑缺血性肠病，无穿孔、坏死，用大量生理盐水冲洗腹腔，盆腔放置引流管。术后1个半月患者主诉右侧腹痛，行小肠造影，提示回肠狭窄、黏膜水肿，缺血性肠病可能（图6-1）。

病例2 男，63岁。

病史：患者2天前无明显诱因出现腹痛，为持续性胀痛，伴恶心，无呕吐，有排气，无大便。12小时前疼痛加重。既往史：否认高血压、心脏病、脑血管病史。有哮喘病史30年，感冒后易发作。体格检查：体温36.5℃，脉搏68次/分，呼吸15次/分，血压125/78 mmHg。急性面容，表情痛苦，被动体位。腹部膨隆、柔软，左侧及中上腹有压痛，无反

跳痛，肠鸣音活跃，可闻及气过水声，移动性浊音阴性。实验室检查：白细胞升高（13.0×10⁹/L），血红蛋白下降（117 g/L）。大便潜血试验阳性。凝血酶原时间延长（14.4 s），凝血酶原活动度下降（60%），国际标准化比值升高（1.34），纤维蛋白原升高（6.0 g/L）。ESR加快（22 mm/h），CRP升高（1.81 mg/dl）。辅助检查：CT提示小肠不全梗阻，右中腹部小肠缺血可能，肠系膜上动脉血栓形成。行肠系膜上动脉支架置入术。术后10天自觉下腹疼痛，阵发性胀痛，进食后加重，伴恶心，无呕吐，无排便。小肠造影提示小肠狭窄，缺血性肠病可能（图6-2）。

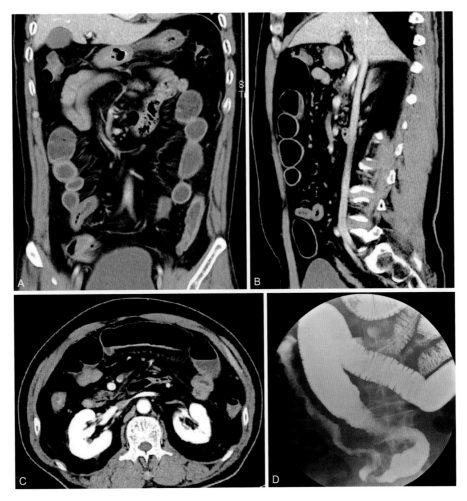

图6-1 肠系膜上动脉血栓形成，缺血性肠病。A~C. CT示部分小肠积气、积液，管腔扩张，部分肠壁增厚强化。肠系膜上动脉主干内见充盈缺损。D. 小肠造影显示回肠痉挛、狭窄，肠壁边缘不整，呈锯齿状，黏膜皱襞增宽，显示"指压痕"，病变两端逐渐移行，范围较广，近端肠管扩张

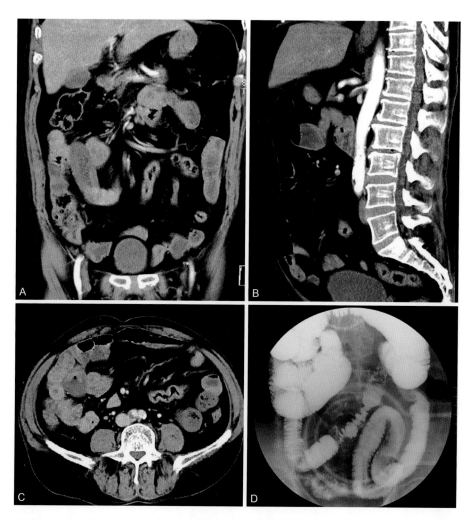

图 6-2 肠系膜上动脉血栓形成，缺血性肠病。A~C. CT 示肠系膜上动脉起始段可见条形充盈缺损，局部管腔狭窄；右中腹部小肠肠壁增厚，强化减低。D. 小肠造影显示中腹部小肠肠管狭窄，肠壁边缘不整，呈串珠样改变，黏膜皱襞增宽

病例 3 男，28 岁。

病史：患者 2 个月前无明显诱因出现脐周及上腹部疼痛，进餐后明显，伴腹泻，多为黄色稀水样便，每日 3 ~ 4 次。血管造影提示肠系膜上静脉血栓形成，抗凝治疗后症状缓解。1 周前症状再发。体格检查：体温 36.1 ℃，脉搏 70 次 / 分，呼吸 17 次 / 分，血压 125/85 mmHg，无异常体征。实验室检查：白细胞升高（ 17.6 × 10⁹/L ），中性粒细胞百分比升高（ 92.5% ），血红蛋白下降（ 113 g/L ）。凝血功能：凝血酶原时间延长（ 16.2 s ），凝血酶原活动度下降（ 53% ），国际标准化比值升高（ 1.42 ）。辅助检查：CT 提示肠系膜上静脉血栓形成，缺血性肠病，伴不

全肠梗阻。小肠造影提示回肠狭窄，缺血性肠病可能。行开腹粘连松解，小肠部分切除术。术中见距离回盲瓣 80 cm 处小肠粘连成团。分离粘连，小肠之间有脓肿，未见瘘口，近端小肠扩张，切除小肠 20 cm。距离屈氏韧带 1 m 处小肠与左上腹壁粘连致密，分离粘连，该处小肠狭窄，切除小肠 15 cm。术后病理：小肠黏膜多发溃疡，伴大量中性粒细胞浸润，偶见化脓性溃疡病灶深达浆膜层，浆膜局灶增厚，肉芽组织形成，多数血管内膜纤维性增厚、闭塞、再通，未见活动性血管炎，符合缺血性肠病（图 6-3）。

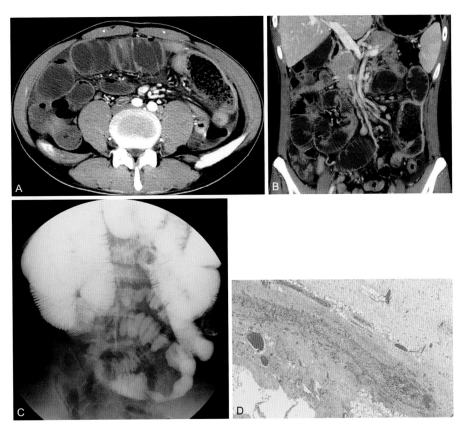

图6-3　肠系膜静脉血栓形成，缺血性肠病。A、B. CT示部分小肠肠腔扩张，部分肠壁增厚，系膜渗出。门静脉及肠系膜上静脉及部分分支管腔内见充盈缺损。C. 小肠造影显示回肠狭窄，狭窄段黏膜皱襞紊乱、部分消失，肠壁边缘不光滑，加压后局部肠管固定，狭窄近端肠管扩张。D. 病理显示小肠系膜血管可见管腔闭塞伴机化再通（HE染色）

病例4　男，65岁。

病史：患者12天前因不当饮食后出现上腹部阵发性绞痛，伴呕吐胃内容物多次，数小时后出现腹泻，为黄色稀水便，并出现发热，体温最高38.8 ℃，无黑便。既往史：患冠心病2年，未规律治疗。体格检查：体温36.5 ℃，脉搏80次/分，呼吸20次/分，血压120/80 mmHg。全腹部轻度压痛，有反跳痛，无肌紧张。实验室检查：血常规正常，大便潜血试验阳性，大便细菌培养阴性。凝血酶原活动度下降（61.3%）。辅助检查：CT诊断小肠多发病变，缺血待除外；肠系膜间隙多发淋巴结。CTA提示双肾动脉、腹腔干、肠系膜下动脉起始处狭窄。小肠造影提示回肠上段弥漫狭窄，缺血性肠炎可能。小肠镜提示空肠下段至回肠中段弥漫病变，

缺血可能（图6-4）。病理：回肠中段黏膜慢性炎症，灶性出血，绒毛变短，部分表面上皮脱落，腺体缺失，炎性肉芽组织形成，黏膜下层小血管部分堵塞，考虑缺血性肠炎可能。

病例5　女，75岁。

病史：患者3个月前进食后出现下腹部钝痛，持续数小时不能缓解，向腰背部放射，伴腹胀、恶心、呕吐，呕吐胃内容物，量约100 ml，有反酸、烧心，有里急后重及排尿困难，同时下腹部可触及10 cm长条形肿块，质软、有压痛，停止排气、排便3天，伴发热，体温38 ℃。10天前上述症状再发。既往史：有高血压病史15年，药物控制尚可。体格检查：体温36 ℃，脉搏100次/分，呼吸18次/分，血压

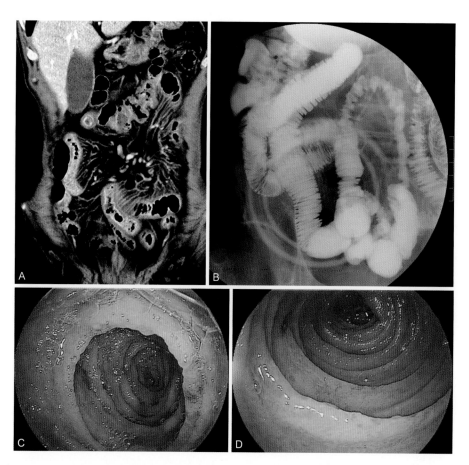

图 6-4 缺血性肠病。A. CT 示腹、盆腔内多节段小肠肠壁水肿增厚，增强扫描黏膜层强化明显；周围见渗出改变。B. 小肠造影显示回肠弥漫狭窄，肠壁边缘不整，黏膜皱襞紊乱、消失，病变范围广，局部肠管较固定。C、D. 小肠镜可见回肠黏膜弥漫充血水肿，黏膜皱襞肿胀、增厚，可见多发糜烂

139/81 mmHg。心、肺无异常，腹部平坦，有肌紧张、压痛，无反跳痛。实验室检查：血红蛋白下降（97 g/L）。大便常规、尿常规正常。ESR 加快（25 mm/h），CRP 升高（3.72 mg/dl）。辅助检查：超声提示双侧颈动脉粥样硬化斑块形成。胃镜提示慢性萎缩性胃炎，伴糜烂。CT 诊断回肠及肠系膜炎性病变，动脉粥样硬化。小肠造影诊断小肠弥漫狭窄，缺血性肠病可能。小肠镜可见回肠中下段多发狭窄、溃疡（图 6-5）。病理提示回肠黏膜慢性炎症，轻度活动，可见淋巴滤泡，少数腺上皮增生。

病例 6 男，68 岁。

病史：患者 1 周前无明显诱因出现右侧腹痛，为持续性隐痛，半天前腹痛加重，为持续性刀割样疼痛，伴低热。既往史：胃大部分切除 20 年，患高血压 1 年，心脏期前收缩 1 年。体格检查：体温 37.3 ℃，脉搏 72 次 / 分，呼吸 16 次 / 分，血压 145/72 mmHg。身体屈曲位。腹部柔软，可见手术瘢痕，腹部右侧有肌紧张、压痛和反跳痛，肠鸣音正常。实验室检查：白细胞升高（30.4×10⁹/L），中性粒细胞百分比升高（96.3%），中性粒细胞绝对值升高（29.3×10⁹/L），血红蛋白下降（82 g/L）。凝血酶原时间延长（20.2 秒），凝血酶原活动度下降（45%），国际标准化比值升高（1.93），纤维蛋白原升高（882 mg/dl），活化部分凝血活酶升高（46.5 s），APTT 比例升高（1.5）。超敏 CRP 明显升高

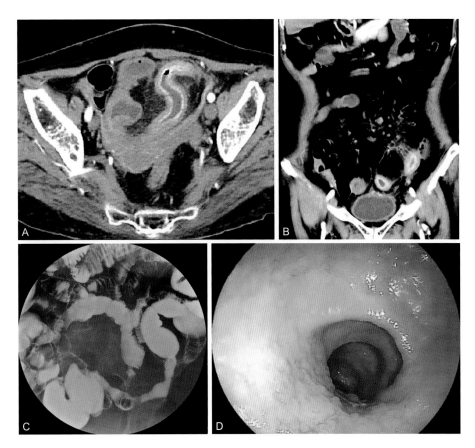

图 6-5　缺血性肠病。A、B. CT 显示中下腹部至盆腔较长一段回肠肠壁弥漫增厚，黏膜面强化明显，相应系膜脂肪间隙模糊，系膜血管影增多。C. 小肠造影显示回肠中下段不规则狭窄，肠壁边缘不整，黏膜皱襞稀少、消失，病变范围较广，近端肠管略扩张。D. 小肠镜可见肠管狭窄，黏膜不平，狭窄处见不规则溃疡，周围黏膜充血水肿，质韧

（333.8 mg/dl）。辅助检查：B 超提示肠系膜多发小淋巴结，中下腹肠管增宽。小肠造影提示小肠多发狭窄。行开腹探查、粘连松解，小肠部分切除术。术中见腹腔内少量脓液，15 ml，右上腹粘连严重，部分小肠粘连于右上腹横结肠，表面充血水肿，被覆脓苔。松解粘连后探查，距离回盲瓣 1.4 m 处局部肠管色泽变深，对系膜缘肠壁菲薄，仅残留浆膜层，局部肠系膜动脉弓无搏动，病变范围约 8 cm。切除病变肠管。术后病理：小肠坏疽伴穿孔及浆膜、系膜炎症，系膜多发性动脉血栓形成，伴少数血管内膜增生闭塞，符合缺血性小肠病（图 6-6）。

病例 7　男，44 岁。

病史：患者 5 年前无明显诱因出现黑便，伴早

乏力、头晕、心悸、皮肤苍白，间断出现腹胀。在当地医院查血红蛋白 40 ~ 60 g/L，诊断为消化道出血，给予多次输血、止血治疗，每年出血 3 ~ 4 次。8 个月前在当地医院行开腹探查，小肠憩室切除术，术后症状没有改善。近 1 个月患者黑便加重，持续乏力，输血后血红蛋白 60 g/L，2 天前再次出现黑便。体格检查：体温 36 ℃，脉搏 90 次 / 分，呼吸 18 次 / 分，血压 130/90 mmHg。右侧腹部可见纵行手术瘢痕，无压痛及反跳痛。实验室检查：血红蛋白下降（103 g/L），凝血酶原活动度下降（66.3%）。辅助检查：结肠镜提示末端回肠红斑且不平。选择性肠系膜上动脉造影提示空肠末梢血管增粗、扩张，静脉期部分区域呈球形浓聚。小肠镜可见肠管扭曲、黏膜皱襞聚集，距离回盲瓣 1 ~ 1.5 m 黏膜多发红

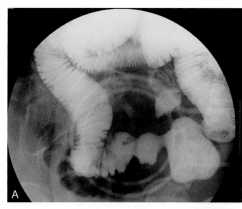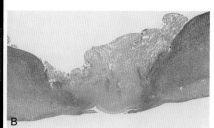

图 6-6　缺血性小肠炎。A. 小肠造影显示回肠中上段多发狭窄（3 处），最窄 0.5 cm，狭窄之间肠管扩张，局部肠管固定。B. 病理提示小肠坏疽穿孔，可见肠壁全层变性坏死，局灶穿孔（HE 染色）

斑，大小 1～3 mm，孤立存在或融合成小片状，散在血管扭曲、扩张，未见活动性出血、糜烂、溃疡（图 6-7）。诊断回肠多发血管扩张，小肠粘连。行开腹探查、粘连松解、回肠 + 盲肠切除、空肠局部切除术。术中见网膜粘连，范围较广，小肠粘连成团。松解粘连，自回盲部近端 220 cm 处打开小肠肠壁，行术中小肠镜探查，远端 40～120 cm 肠壁血管增多、紊乱，并聚集成团，类似"蜘蛛痣"表现；160 cm 至回肠末端肠壁血管增多、紊乱，并聚集成团；进镜处近端小肠距离屈氏韧带 40 cm 处可见孤立毛细血管增多、紊乱并聚集成团。行空肠局部切除，从小肠进镜处近端 5 cm 至升结肠起始段切除。

术后病理：盲肠和小肠黏膜固有层出血，可见黏膜下小血管呈开放状态通过黏膜肌层，符合血管结构不良。

病例 8　女，75 岁。

病史：患者 2 年前无明显诱因出现便血，为暗红色血便，量约 200 ml，伴头晕、心悸、一过性意识丧失。4 个月前无诱因再次便血，为暗红色血便，约 100 ml，最多每天 6 次。5 天前症状再发，为暗红色血便，每天约 200 ml，伴心悸、头晕。体格检查：体温 36.6 ℃，脉搏 88 次 / 分，呼吸 20 次 / 分，血压 140/90 mmHg。无异常体征。实验

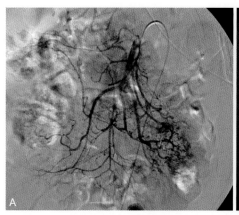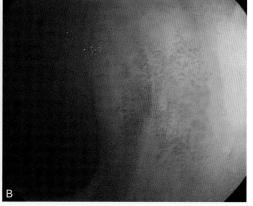

图 6-7　小肠血管畸形。A. 选择性肠系膜上动脉造影显示左下腹空肠支末梢血管明显增粗、扩张，部分区域造影剂呈球形浓聚。B. 小肠镜见回肠多发红斑，颜色鲜红，隐约可见血管纹理，黏膜表面尚光整，未见活动性出血

室检查：血红蛋白下降（81 g/L）。大便呈血样稀便，RBC 15～20/HP，WBC 1～4/HP，大便潜血试验阳性。辅助检查：小肠镜提示回肠多发点状、小片状红斑，0.1～0.3 cm，部分略隆起（图 6-8）。诊断：回肠多发毛细血管扩张。

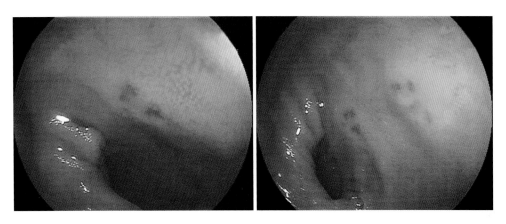

图 6-8　回肠多发毛细血管扩张。小肠镜可见回肠多发点状和小片状红斑，部分可见细小血管纹理，无活动性出血，表面黏膜光滑

病例 9　男，77 岁。

病史：患者 3 个月前无明显诱因出现乏力，活动后胸闷，休息后可以缓解。当地医院查血红蛋白 76 g/L，大便潜血试验阳性，心电图提示"陈旧性下壁心梗"，予对症等治疗后症状缓解。既往史：有高血压病史 10 年，药物治疗。体格检查：体温、脉搏、呼吸、血压正常。无异常体征。实验室检查：血红蛋白下降（101 g/L）。大便潜血试验弱阳性。辅助检查：结肠镜提示结肠毛细血管扩张，予氩离子凝固治疗（argon plasma coagulation，APC）治疗。小肠镜可见空肠中上段散在 3 处毛细血管扩张，大小 0.3～0.5 cm（图 6-9），诊断小肠多发毛细血管扩张，给予 APC 治疗。

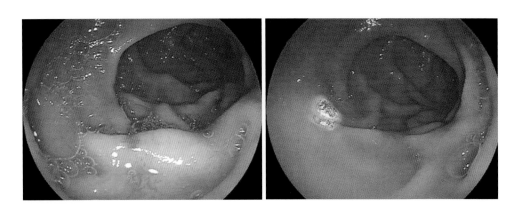

图 6-9　小肠毛细血管扩张。小肠镜可见空肠毛细血管扩张，色鲜红，隐约可见血管纹理，表面黏膜光滑，未见活动性出血，予 APC 局部烧灼治疗

病例 10 女，60 岁。

病史：1 年前无诱因出现腹部胀痛，以剑突下及脐周为著，逐渐波及全腹部，伴停止排气、排便、大汗，无恶心、呕吐，在当地医院对症治疗后好转。后症状间断反复发作。1 个月前患者再次出现腹部胀痛，伴停止排气、排便，以"肠梗阻，原因待查"收入院。体重下降 10 kg。体格检查：生命体征平稳，下腹部压痛，无反跳痛，肠鸣音减弱，2 次 / 分。实验室检查：血常规、大便常规正常。凝血酶原时间延长（13.1 s），凝血酶原活动度下降（73%）。辅助检查：小肠造影提示回肠中下段多发狭窄。CT 提示右下腹肠管炎性病变。肠系膜动、静脉超声未见异常。小肠镜可

见回肠中下段多发环形狭窄，伴溃疡形成。多学科会诊考虑 CMUSE，转外科治疗。行开腹小肠部分切除。术中见全腹小肠及系膜广泛粘连。分离粘连带，游离小肠，距离回盲瓣 35 cm 处可见 40 cm 长的回肠肠壁明显粘连迂曲，部分肠壁增厚、质韧，相应系膜增厚、质韧，近端小肠扩张。切除病变肠管。术后病理：小肠多处肠管狭窄，黏膜面多发不规则浅溃疡，溃疡深达浅肌层，周围黏膜慢性炎症伴显著幽门腺化生，黏膜下层及肠系膜内多个动、静脉内膜显著增生伴纤维化，部分管腔闭塞，外膜平滑肌增生，局灶伴纤维化，未见血管炎（图 6-10）。病变符合肠系膜动静脉发育不良 / 血管病。特殊染色：弹性纤维（＋），Masson 三色（＋）。

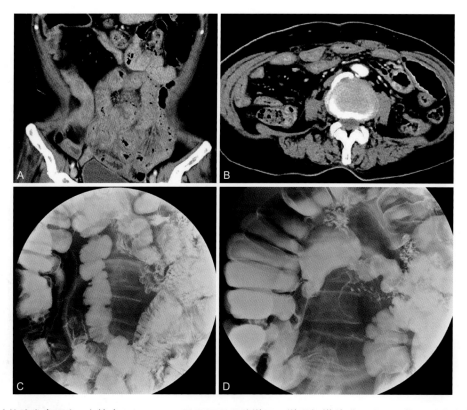

图 6-10　肠系膜动静脉发育不良 / 血管病。A、B. CT 显示回肠肠壁增厚，增强扫描黏膜面明显强化，系膜渗出。C、D. 小肠造影显示回肠中下段肠管多发狭窄、变形，狭窄段之间肠管扩张，局部肠管固定，未见明显龛影及充盈缺损。E、F. 小肠镜示回肠中下段可见多发环形狭窄，伴不规则溃疡。G、H. 病理显示黏膜下层及肠系膜多个动、静脉管壁增厚，中膜及外膜平滑肌增生伴纤维化（HE 染色）

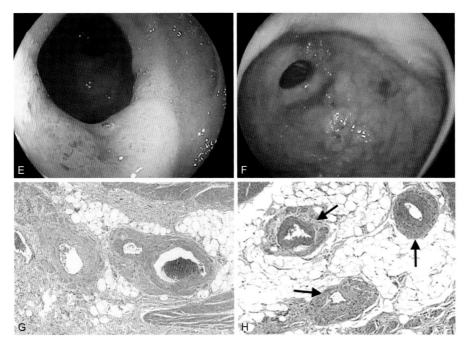

图 6-10 （续）

参考文献

[1] Malagelada JR, Malagelada C. Intestinal ischemia and vasculitides. Yamada's textbook of gastroenterology. New York: John Wiley & Sons publishing, Ltd. 2015: 2490-2508.

[2] Claid DG, Beach JM. Mesenteric ischemia. N Eng J Med, 2016, 374(10): 959-968.

[3] Klar E, Rahmanian PB, Bücker A, et al. Acute mesenteric ischemia: a vascular emergency. Dtsch Arztebl Int, 2012, 109(14): 249-256.

[4] Fidelman N, Aburahma AF, Cash BD, et al. ACR Appropriateness criteria radiologic management of mesenteric ischemia. J Am Coll Radiol, 2017, 14(5S): S266-S271.

[5] Acosta S, Wadman M, SYK I, et al. Epidemiology and prognostic factors in acute superior mesenteric artery occlusion. J Gastrointest Surg, 2010, 14(4): 628-635.

[6] Bala M, Kashuk J, Moore EE, et al. Acute mesenteric ischemia: guidelines of the World Society of Emergency Surgery. World J Emerg Surg, 2017, 12(1): 38.

[7] Kanasaki S, Furukawa A, Fumoto K, et al. Acute mesenteric ischemia: multidetector CT findings and endovascular management. Radiographics, 2018, 38(3): 945-961.

[8] Acoata S, Block T, Björnsson S, et al. Diagnostic pitfalls at admission in patients with acute superior mesenteric artery occlusion. J Emerg Med, 2012, 42(6): 635-641.

[9] Van Dijk LJ, Van Noord D, De Vries AC, et al. Clinical management of chronic mesenteric ischemia. Unit Europ Gastroenterol J, 2019, 7(2): 179-188.

[10] Kolkman JJ, Geelkerken RH. Diagnosis and treatment of chronic mesenteric ischemia: an update. Best Pract Res Clin Gastroenterol, 2017, 31(1): 49-57.

[11] Van Noord D, Kolkman JJ. Functional testing in the diagnosis of chronic mesenteric ischemia. Best Pract Res Clin Gastroenterol, 2017, 31(1): 59-68.

[12] White CJ. Chronic mesenteric ischemia: diagnosis and management. Prog Cardiovasc Dis, 2011, 54(1): 36-40.

[13] Danford CJ, Lin SC, Wolf JL. Sclerosing mesenteritis. Am J Gastroenterol, 2019, 114(6): 867-873.

[14] Huerta C, Rivero E, Montoro MA, et al. Risk factors for intestinal ischaemia among patients registered in a UK primary care database: a nested case-control study. Aliment Pharmacol Ther, 2011, 33(8): 969-978.

[15] 八尾恒良, 饭田三雄. 小肠疾病临床诊断与治疗. 北京: 人民军医出版社, 2008: 179-199.

[16] 缪飞. 小肠影像学. 上海: 上海科学技术出版社, 2013: 187-192.

[17] 郭伟, 张宏鹏. 肠系膜血管性疾病的诊治现状与展望.

中国实用外科杂志, 2006, 26(6): 465-468.

[18] 林三仁. 消化内科学高级教程. 北京: 人民军医出版社, 2009: 306-311.

[19] 陈慧敏, 戈之铮. 胃肠道血管畸形的分类、发病机制和诊治进展. 胃肠病学, 2008, 13(8): 499-501.

[20] 李兆申, 赵晓晏, 王金山. OMOM胶囊内镜. 上海: 上海科学技术出版社, 2010: 54-57.

[21] Christian SJ, Richard S. Gastrointestinal angiodysplasia. Gastrointestin Endoscopy Clinics of North Ame, 2017, 27(1): 51-62.

[22] García-Compeán D, Cueto-Aguilera AND, Jiménez-Rodríguez AR, et al. Diagnostic and therapeutic challenges of gastrointestinal angiodysplasias: a critical review and view points. World J Gastroenterol, 2019, 25(21): 2549-2564.

[23] Holleran G, McNamara D. An overview of angiodysplasia: management and patient prospects. Exp Rev Gastroenterol & Hepatol, 2018, 12(9): 863-872.

[24] Holleran G, Hall B, Zgaga L, et al. The natural history of small bowel angiody splasia. Scandinav J Gastroenterol, 2016, 51(4): 393-399.

[25] Beg S, Ragunath K. Review on gastrointestinal angiodysplasia throughout the gastrointestinal tract. Best practice & research. Clin Gastroenterol, 2017, 31(1): 119-125.

[26] Jones EA, Chaun H, Switzer P, et al. Angiodysplasia occurring in jejunal diverticulosis. Can J Gastroenterol Hepatol, 2019, doi: 10.1155/1990/309172.

[27] Thamer A. Angiodysplasia in terminal ileum: case report and review of literature. Intern J SurgCase Rep, 2020, 66: 165-168.

[28] Patil DT, Kissiedu J, Rodriguez ER, et al. Mesenteric arteriovenous dysplasia/vasculopathy is distinct from fibromuscular dysplasia. Am J Surg Pathol, 2016, 40(8): 1316-1325.

[29] Du SH, Yang SHB, Jia K, et al. Fibromuscular dysplasia of mesenteric arteries: a rare cause of multiple bowel resections——a case report and literature review. BMC Gastroenterology, 2021, 21(1): 133.

[30] Chavarria H, Yang Y, Platero T, et al. Mesenteric arteriovenous dysplasia/vasculopathy mimicking Crohn's Disease: a case report. Rev Esp Patol, 2021, 54(1): 17-21.

第七章

风湿免疫及其他相关小肠疾病

王爱英　孟灵梅　宋志强　聂尚姝　刘作静　陈　明　石雪迎　金　珠

第一节　自身免疫性肠病

自身免疫性肠病（autoimmune enteropathy，AIE）是一种病因不明、临床上较为罕见的以小肠黏膜上皮绒毛萎缩为主的自身免疫性疾病。临床特点为顽固性腹泻、重度营养不良、低白蛋白血症。病理组织学改变主要是小肠绒毛萎缩、黏膜固有层淋巴细胞浸润及隐窝上皮内凋亡小体增多。血清学可检出抗肠上皮细胞（anti-enterocyte，AE）抗体或抗杯状细胞（anti-goblet cell，AG）抗体。自身免疫性肠病主要发生于 3 岁以内的婴幼儿，估计发病率低于 1/10 万，成人病例罕见，但有增多的趋势。成人发病年龄为 18 ~ 82 岁，平均年龄 54 岁，男女比例基本相同。病变主要累及小肠，以近端小肠为著。

一、病因和病理

自身免疫性肠病的病因和发病机制还不清楚，可能与肠道免疫功能失调有关。小肠作为机体黏膜免疫的重要器官，在防御外源性病原体和异源性抗原引起变态反应中有重要作用。小肠的黏膜免疫功能也参与全身的免疫调节。一旦小肠黏膜免疫功能失调或者缺陷，就可能引起消化道甚至全身性的病理改变和疾病。

自身免疫性肠病患者小肠黏膜病理组织学改变主要有绒毛变钝、萎缩，隐窝上皮内凋亡小体和淋巴细胞数量增多，而表面上皮内淋巴细胞数量相对较少。杯状细胞和潘氏细胞数量减少或消失，有隐窝炎或隐窝脓肿形成。黏膜固有层内可见较多淋巴细胞、单核细胞和浆细胞浸润。自身免疫性肠病的病理组织学改变没有特异性，需要与乳糜泻、淋巴细胞性肠炎、淋巴瘤等进行鉴别。鉴别要点主要是自身免疫性肠病上皮淋巴细胞在隐窝内多，表面上皮内少，而乳糜泻、淋巴细胞性肠炎、淋巴瘤则淋巴细胞在上皮内多，隐窝内少。自身免疫性肠病患者黏膜隐窝内凋亡小体增多，而乳糜泻、淋巴细胞性肠炎、淋巴瘤则凋亡小体稀少或无凋亡小体存在。

二、临床表现

自身免疫性肠病的主要临床表现是顽固性腹泻和营养不良。在成人自身免疫性肠病中，患者多表现为无明显诱因的反复间断腹泻，腹泻次数平均每天可达 10 次以上，多为水样便，很少表现为黏液便、脓血便或脂肪泻，用无麦麸饮食后腹泻无好转。部分患者可伴有腹部不适、腹胀、腹鸣，少数病例可有脐周、上腹或全腹部的间歇性隐痛，也有因肠梗阻而表现为剧烈腹痛。其他临床表现有消瘦、乏力、贫血、低蛋白血症等。

部分自身免疫性肠病患者可伴有全消化系统受累的表现，包括萎缩性胃炎、结肠炎、胰腺炎及肝炎性改变等。

自身免疫性肠病患者还可伴发多种自身免疫性疾病，如类风湿关节炎、干燥综合征、系统性红斑狼疮、甲状腺炎、肾炎及肾病综合征、自身免疫性溶血性贫血、特发性血小板减少性紫癜、原发性胆汁性胆管炎、自身免疫性肝炎及门脉纤维化等。但是，合并有全身性自身免疫性疾病表现时，自身免疫性肠病是一种独立的疾病还是全身性自身免疫性疾病的小肠表现，目前尚无明确定论。

三、实验室检查

自身免疫性肠病的实验室检查缺乏特异性改变，可有粒细胞减少，ESR加快，CRP升高，血清白蛋白和前白蛋白降低，血脂紊乱，免疫球蛋白升高等。粪便检查一般无异常发现，有时可见大便隐血试验阳性。

外周血抗肠上皮细胞抗体和抗杯状细胞抗体阳性有助于诊断自身免疫性肠病。部分患者抗核抗体、抗内因子抗体、抗壁细胞抗体、抗甲状腺球蛋白抗体、抗甲状腺过氧化物酶抗体、抗酿酒酵母抗体等阳性。这些抗体在自身免疫性肠病中的诊断意义还不清楚。

四、影像学检查

自身免疫性小肠病的影像学表现无特征性，多数患者小肠造影和CT检查肠管未见异常表现，部分患者有小肠黏膜皱襞减少、肠管扩张、肠道内液体增多等吸收不良的表现。约40%的自身免疫性肠病患者可以见到明显的肠系膜淋巴结。

五、内镜检查

自身免疫性肠病的内镜下表现为小肠环形皱襞减少、变平，黏膜表面出现裂隙、凹槽，镜下注水染色时可更清晰地观察到小肠黏膜绒毛改变，包括绒毛短钝、增粗、倒伏及剥脱甚至消失，大片黏膜受损时可见因水肿和萎缩相间形成的颗粒样隆起。气囊辅助小肠镜不仅可以直接观察小肠黏膜，还可行小肠黏膜活检病理组织学检查。胶囊内镜因应用简便，患者较易接受，可完成全部小肠的观察，因此也可用于自身免疫性肠病的诊断，并可判断病变累及的范围。此外，部分患者在内镜检查时还可发现胃和结肠黏膜的炎症改变。

六、诊断和鉴别诊断

成人自身免疫性肠病的诊断主要依据 Akram 等于 2007 年提出的诊断标准：① 成年发病，且慢性腹泻持续时间超过 6 周。② 有吸收不良综合征的临床表现。③ 小肠黏膜特征性病理学改变，包括绒毛部分或完全变钝、萎缩，深部隐窝淋巴细胞增多，隐窝凋亡小体增多，表面上皮内淋巴细胞增多不明显。④ 排除其他原因引起的小肠绒毛萎缩的疾病，如乳糜泻、小肠淋巴瘤及难治性腹泻等。⑤ 抗肠上皮细胞抗体和（或）抗杯状细胞抗体阳性。上述前 4 项是成人自身免疫性肠病确诊的必要条件，而抗肠上皮细胞抗体和（或）抗杯状细胞抗体阳性仅对诊断起支持作用，即使抗体阴性，也不能排除成人自身免疫性肠病。

成人自身免疫性肠病少见，临床表现以顽固性腹泻、营养不良为主，需要与以下疾病进行鉴别：① 乳糜泻：乳糜泻在西方国家较为常见，临床典型表现为慢性腹泻、腹痛、腹胀，大便性状多为油脂状，无麸质饮食治疗有效。小肠黏膜病理表现为小肠绒毛萎缩，隐窝上皮内淋巴细胞浸润少，隐窝内凋亡小体少或无，而表面上皮内淋巴细胞增多，此与自身免疫性肠病的病理改变明显不同。② 小肠淋巴管扩张症：是由于小肠淋巴管回流受阻，小肠淋巴管和乳糜管扩张、破裂，导致富含蛋白、脂肪和淋巴细胞的淋巴液漏出，因此临床上以慢性腹泻、低蛋白血症、低球蛋白血症、低脂血症、淋巴水肿、浆膜腔积液和淋巴细胞减少等表现为特征。内镜检查可见小肠黏膜水肿增厚，大小不等的息肉样的黄白色结节。黏膜病理检查见绒毛中央乳糜管明显扩张。③ 小肠淋巴瘤：临床表现复杂、多样，可有发热、腹泻等不典型表现，内镜和影像学检查可见肠壁增厚，黏膜粗糙不平，可有糜烂、溃疡和肿块形成。病理组织学为淋巴上皮病变，间质内可见异型淋巴细胞，通过免疫组化可进一步确定诊断。

第二节　普通变异型免疫缺陷病

普通变异型免疫缺陷病（common variable immunodeficiency，CVID）是一种以 B 细胞分化受损、免疫球蛋白产生缺陷为特征的原发性免疫缺陷病，可以是多器官和多系统疾病。由于机体产生抗体能力降低，易于合并感染。西方国家发病率为 2/10 万～10/10 万。亚洲国家发病率较低，为 0.25/10 万。任何年龄均可发病，多见于 20～30 岁，男女性别无明显差异。临床主要表现为低免疫球蛋白血症、反复肺部感染和慢性腹泻。20%～60% 的患者有消化道受累，且可能是初发症状，是成人最常见的原发性免疫缺陷病。

一、病因和病理

普通变异型免疫缺陷病的病因和发病机制尚不明确，10%～20% 的患者有遗传背景。B 淋巴细胞发育异常在普通变异型免疫缺陷病患者中十分常见，可能存在固有 B 细胞的分化成熟障碍及浆细胞对分化刺激抗原无反应，以致产生抗体减少。

普通变异型免疫缺陷病肠病的病理组织学表现为绒毛萎缩、变平，隐窝变形，上皮内淋巴细胞增多，固有膜浆细胞缺失及淋巴细胞增生，隐窝凋亡和（或）中性粒细胞浸润。浆细胞缺失是普通变异型免疫缺陷病并发肠道疾病时黏膜病理组织学的重要

线索，但是浆细胞在整个胃肠道分布不均，应同时进行多部位活检以确定诊断。

二、临床表现

普通变异型免疫缺陷病患者的消化系统症状多种多样，表现为腹部不适、腹胀、腹泻、腹痛、消化不良和体重减轻。腹泻常常是患者的首发或主要症状，大便呈水样、蛋花样或糊样，多伴乏力，可伴有腹痛、恶心、食欲不振。腹泻的原因可能是感染性和非感染性。感染性腹泻的病原体多为空肠弯曲杆菌、沙门菌、蓝氏贾第鞭毛虫等。非感染性腹泻的主要原因有小肠吸收不良、小肠细菌过度生长、慢性渗出性肠病及慢性胃肠炎等。部分患者有低钾血症、低蛋白血症、贫血等营养不良和电解质紊乱表现。除胃肠道外，肝、脾也可受累，有轻度肝大伴肝转氨酶（包括 ALP）水平持续升高。患者容易合并各种感染（细菌、病毒、原虫、真菌）。部分患者合并自身免疫性疾病，如自身免疫性肝炎或干燥综合征等，出现相应的症状和体征。

三、实验室检查

血清免疫球蛋白水平下降是普通变异型免疫缺

陷病的显著特征，以 IgG、IgM 及 IgA 下降为主。大多数患者外周血中淋巴细胞总数正常，淋巴细胞亚群检查可见记忆 B 细胞、CD4$^+$ T 细胞减少，CD4/CD8 比例倒置。

其他异常表现有肝功能异常、低蛋白血症（球蛋白明显降低）及低钾血症等电解质紊乱，以及缺铁性贫血、大便潜血试验阳性。

四、影像学检查

1. 小肠造影　可以正常，也可显示黏膜皱襞减少或消失等小肠吸收不良表现。

2. CT 检查　可以正常，也可有肠壁增厚、肠系膜淋巴结肿大、肝和脾大等表现。

五、内镜检查

肠黏膜充血、水肿，绒毛萎缩，也可见肠黏膜表面粗糙、结节样改变，部分患者黏膜有糜烂和小溃疡，也可显示淋巴管扩张。小肠黏膜活检应在十二指肠、末段回肠、空肠及回肠多部位进行，以获得组织学诊断。

六、诊断和鉴别诊断

2016 年国际专家共识中普通变异型免疫缺陷病的诊断标准（年龄应大于 4 岁）为：① 具有至少一种典型的临床表现（易感染、自身免疫病、肉芽肿性疾病、淋巴细胞增生性疾病等）。② IgG 低于正常值 2 个标准差（需根据年龄调整，且至少 3 周后复查以确定为持续性低水平）。③ IgA 或 IgM 下降。④ 对疫苗反应差（T 细胞依赖型或非 T 细胞依赖型）或 Switched 记忆 B 细胞减少。⑤ 除外其他导致低丙种球蛋白血症的原因，包括药物、感染、恶性肿瘤、肾病综合征、蛋白质丢失性肠病及先天性淋巴管扩张症等。满足① ～ ⑤条可确诊。若没有典型临床症状，满足② ～ ⑤条也可诊断。

对于以消化道症状为主要表现的患者，需要与以下疾病鉴别：

1. 自身免疫性肠病　多在婴幼儿期起病，也有少数为成年起病，存在抗肠上皮细胞抗体、抗杯状细胞抗体等自身抗体。临床特点为顽固性腹泻、重度营养不良及低白蛋白血症。病理组织学改变主要是小肠绒毛萎缩，隐窝上皮内凋亡小体增多，固有层淋巴细胞、浆细胞浸润，而普通变异型免疫缺陷病常无或少量浆细胞浸润。

2. 乳糜泻　为携带有遗传易感基因的个体因摄入含麸质蛋白的谷物，如小麦、大麦和黑麦及其制品而诱发的自身免疫性肠病，存在抗组织型转谷氨酰胺酶抗体（anti-tTG）、抗肌内膜抗体（EMA）、抗麦胶蛋白抗体（AGA）等特异性抗体。病理可见上皮内淋巴细胞增多（较普通变异型免疫缺陷病明显）及绒毛萎缩，无麸质饮食治疗有效。

3. 嗜酸细胞性胃肠炎　临床表现多样，包括腹痛、腹泻、肠梗阻、腹水等。本病以胃肠道黏膜水肿增厚、嗜酸性粒细胞浸润为特点，可伴有外周血嗜酸性粒细胞升高、血清 IgE 升高。因嗜酸性粒细胞可呈灶性浸润，建议内镜下多部位活检，以回盲部、十二指肠、空肠、回肠末端病理活检阳性率较高。

第三节　系统性红斑狼疮伴发小肠疾病

系统性红斑狼疮(system lupus erytematosus, SLE)是一种以多器官、多系统损害为特征的慢性自身免疫性疾病, 亦可累及消化系统如胃肠道、肝等, 以空、回肠最易受累, 消化系统症状发生率约为50%(15%~75%), 其中约10%的患者以消化系统症状为首发表现。任何年龄均可发病, 以青春期至更年期的女性患者多见。消化道症状多种多样, 错综复杂, 且不典型, 容易延误诊断, 病情严重者可危及生命。

一、原因和病理

系统性红斑狼疮累及消化道的病因和发病机制不明, 可能与以下因素有关: ① 血管炎: 免疫复合物沉积在消化器官组织的血管壁, 侵犯的血管有肠系膜血管、肠壁小动脉、毛细血管及微细静脉, 导致肠道小血管的炎症或血栓形成, 引起肠道供血障碍。肠系膜血管炎损伤肠道平滑肌或肠神经, 引起假性肠梗阻。血管炎直接损伤肠壁、细胞因子介导的损害和血管扩张以及淋巴管扩张可致蛋白丢失性肠病。② 药物损害: 系统性红斑狼疮患者如长期接受糖皮质激素、免疫抑制剂治疗, 易发生消化系统损害。③ 应激状态或继发感染。④ 遗传或激素异常。

病理可见免疫复合物沉积于小血管壁, 多见于黏膜下层和浆膜下层, 伴炎症细胞浸润, 以嗜酸性粒细胞和中性粒细胞为主, 肠壁缺血、水肿和出血, 血管内血栓形成, 局部组织血供障碍导致管壁增厚、管腔狭窄。免疫病理检查可见肠黏膜下肌层静脉壁有免疫复合物沉着, 伴有多形核粒细胞及单核细胞浸润, 在黏膜固有层有类似的小血管炎, 在绒毛基底层有C3和纤维蛋白沉着。

二、临床表现

系统性红斑狼疮合并消化系统受损时可出现各种各样的消化道症状, 如腹痛、恶心、呕吐、腹泻、腹胀、乏力等。① 狼疮性肠炎的临床表现以腹痛、恶心、呕吐和食欲减退最为常见, 腹痛多为弥漫性下腹部疼痛, 伴有恶心、呕吐、腹泻和腹胀。65%的狼疮性肠炎合并狼疮性肾炎, 出现相应的临床表现。② 系统性红斑狼疮伴发假性肠梗阻(intestinal pseudo-obstruction, IPO): 症状为亚急性发作的腹痛、腹胀, 伴有呕吐和便秘。体格检查表现为弥漫性腹部柔韧感, 肠鸣音减弱或消失。③ 系统性红斑狼疮伴发蛋白丢失性肠病(protein-losing enteropathy, PLE), 患者表现为腹痛、腹泻、水肿、低蛋白血症等。④ 系统性红斑狼疮肠系膜血管炎的临床表现有腹痛、腹泻、恶心、呕吐、纳差、消化道出血等, 可出现缺血性肠病、肠梗死、肠梗阻、肠穿孔和腹膜炎等。体格检查腹部可有弥漫性压痛及反跳痛, 腹部膨隆, 肠鸣音减弱或消失。

25%~50%的系统性红斑狼疮患者有无痛性口腔溃疡。部分系统性红斑狼疮患者可有腹水, 发生率为8%~11%。系统性红斑狼疮合并消化系统受损的患者关节痛较少见, 发热、颊部红斑、盘状红斑及脱发等也不常见。系统性红斑狼疮消化系统受累常合并肾和血液系统受累。

三、实验室检查

1. 血液检查　溶血性贫血、白细胞减少、淋巴细胞减少及血小板减少。

2. 免疫学检查　自身抗体 ANA 阳性，抗 ds-DNA 抗体阳性，部分患者抗 SSA 抗体、抗 Sm 抗体、抗磷脂抗体阳性。

3. 尿液检查　尿蛋白定量每天＞0.5 g，尿蛋白3+，管型尿。

4. 大便常规　部分患者出现大便潜血试验阳性。

5. 其他检查　部分患者有低蛋白血症，ESR 加快，CRP 升高，补体水平降低。

四、影像学检查

1. 小肠造影　肠管不同程度狭窄，肠壁边缘不整，显示不规则锯齿状、指压痕样改变，主要是由于肠壁缺血、黏膜和黏膜下层有大量炎症细胞浸润导致黏膜皱襞增厚、增宽。肠管扩张、积液、小肠蠕动减弱等假性肠梗阻表现。黏膜水肿、皱襞增宽是蛋白丢失性肠病的表现。

2. CT 检查　腹部增强 CT 可显示肠壁及肠系膜血管异常，主要表现为局灶性或弥漫性肠壁增厚、肠壁异常强化，又称"靶征"或"双环征"。这是由于黏膜下层疏松，水肿严重，CT 增强扫描后呈低密度影，黏膜层及浆膜层因小血管增生、扩张，CT增强扫描后呈高密度影。肠系膜血管充盈增粗，显示栅栏样或梳齿状改变，肠系膜水肿，脂肪间隙模糊，系膜增厚。部分患者有肠管扩张、积气和积液等肠梗阻表现。部分患者有腹腔、盆腔等浆膜腔积液。部分患者有腹膜增厚、淋巴结肿大等炎症性表现。

五、内镜表现

系统性红斑狼疮小肠镜下表现报道较少，主要表现为小肠黏膜水肿，皱襞粗大、增宽，黏膜糜烂和溃疡比较少见。

六、诊断和鉴别诊断

系统性红斑狼疮的诊断标准目前普遍采用美国风湿病学会（ACR）1997 年推荐的分类标准，包括：① 颊部红斑；② 盘状红斑；③ 光过敏；④ 口腔溃疡；⑤ 关节炎；⑥ 浆膜炎；⑦ 肾病变；⑧ 神经病变；⑨ 血液学疾病；⑩ 免疫学异常；⑪ 抗核抗体（ANA）阳性。以上 11 项中有 4 项或 4 项以上者，除外感染、肿瘤和其他结缔组织病后，可诊断系统性红斑狼疮。

以消化系统症状为主要表现的系统性红斑狼疮患者临床表现以腹痛、恶心、呕吐、腹泻、腹胀最为常见，与以发热、关节痛、皮疹等为主诉的系统性红斑狼疮患者相比，临床症状不典型，其病程和诊断所需要的时间均较长，免疫学抗核抗体等检测有助于诊断。

以消化系统症状为主要表现的系统性红斑狼疮应主要与嗜酸细胞性胃肠炎及克罗恩病进行鉴别，也有系统性红斑狼疮合并克罗恩病的文献报道。① 嗜酸细胞性胃肠炎：以胃肠壁大量嗜酸性粒细胞浸润为特点，最多累及小肠和胃，部分患者有过敏史，60%～80% 的患者外周血嗜酸性粒细胞增多。主要临床表现为腹痛、腹泻、恶心、呕吐，部分患者有腹水，症状与系统性红斑狼疮累及消化系统的患者基本相同。系统性红斑狼疮患者小肠壁也可有较多嗜酸性粒细胞浸润，但嗜酸细胞性胃肠炎患者的抗核抗体等免疫学指标阴性。② 克罗恩病：是消化道慢性肉芽肿性炎症，病变好发于回盲部、回肠和右半结肠，临床表现有腹痛、腹泻、肠梗阻和瘘管形成，也可有口腔溃疡、关节疼痛、发热等。血清学检测抗酿酒酵母抗体（ASCA）是诊断克罗恩病较为特异性的抗体。影像学和小肠镜检查可见小肠病变呈节段性分布，以纵行溃疡和"卵石征"为特点，肠管偏心性狭窄，瘘管和窦道形成。组织学表现为透壁性炎症，非干酪样肉芽肿形成。

第四节　干燥综合征伴发小肠疾病

干燥综合征（Sjögren's syndrome，SS）是一种主要侵犯外分泌腺的慢性自身免疫性疾病，尤其是唾液腺和泪腺腺体间质有淋巴细胞和浆细胞浸润为特征，类似病变可以累及皮肤、肾、胃肠道黏膜、胆管等。干燥综合征累及消化系统大多引起肝损害，小肠受累并不常见。干燥综合征的发病率为0.5%~1%，多见于成年女性，发病年龄多在30~60岁。临床表现有口眼干燥、腮腺肿大、猖獗龋等。累及胃肠道者出现相应的症状。如果以消化道表现为起始症状，则易引起误诊。

干燥综合征可分为原发性和继发性两种类型。原发性干燥综合征指不具有另一种诊断明确的结缔组织病的干燥综合征。继发性干燥综合征是指发生于另一种诊断明确的结缔组织病如系统性红斑狼疮、类风湿关节炎等的干燥综合征。

一、病因和病理

干燥综合征病因不明，可能的发病原因有：① 免疫因素。患者血清有多种自身抗体和高免疫球蛋白，提示机体存在免疫紊乱。② 病毒感染。部分患者的发病可能与 EB 病毒、巨细胞病毒等感染有关。③ 遗传因素。有干燥综合征患者的家族发病率高于普通人群。④ 激素的作用。女性发病率明显高于男性，提示雌激素水平可能参与了该病的发生。

在多种因素的作用下，通过细胞因子促使 T 细胞、B 细胞增殖，使 B 细胞分化为浆细胞，产生大量免疫球蛋白和自身抗体，导致机体免疫损伤。累及胃肠道的干燥综合征导致胃肠道黏膜萎缩、肠道平滑肌结构和功能损害，胃肠壁小血管损伤，胃肠道供血障碍，从而引起胃肠蠕动减弱，进而表现为麻痹性肠梗阻。

干燥综合征的病理组织学表现为受累器官腺体之间有大量淋巴细胞浸润，腺体扩张、变形。血管炎也是干燥综合征的基本病变，发生率占13%~37%。病理表现为小血管壁或血管周围炎症细胞浸润，有时血管腔内可见栓塞。血管炎可导致肠道缺血、黏膜充血、水肿及糜烂等。

二、临床表现

最突出的临床表现是口腔干燥，咀嚼、吞咽困难，味觉、嗅觉减退，口腔黏膜充血、口腔溃疡，舌裂纹，龋齿发生率升高。此外，还可有眼干、眼睛异物感及腮腺肿大。

累及胃肠道的干燥综合征多见于中年女性，起病呈隐匿性和慢性进行性。临床症状多与血管受损有关，主要有腹泻、腹痛、肠梗阻等。如果缺少对疾病的了解，孤立地看待症状，就可能导致漏诊和误诊。

由于患者口腔干燥，进食减少，故可引起消化吸收不良。干燥综合征引起的腹泻多为慢性腹泻，可能与肠道黏膜萎缩、肠上皮细胞结构和功能受到破坏、平滑肌受累有关。肠壁小血管损伤、肠道供血障碍，引起缺血性小肠病。肠蠕动减弱可表现为麻痹性肠梗阻。

干燥综合征可多器官受累，肾受累后出现相应的症状和体征。

三、实验室检查

免疫学检查可见血清抗 SSA 抗体和抗 SSB 抗体阳性，抗核抗体阳性、抗 α- 胞衬蛋白抗体阳性。部分患者类风湿因子等抗体阳性。ESR 加快，CPR 升高。肝、肾功能和胰酶异常提示肝、肾及胰腺受损。

四、影像学检查

1. 小肠造影　可有小肠动力减弱、肠管扩张、肠道积液、钡剂涂布差等假性肠梗阻表现，也可有小肠狭窄、黏膜皱襞增宽或水肿等缺血性肠病的表现。

2. CT 检查　有肠管扩张积液等麻痹性肠梗阻表现。肠壁增厚，肠系膜血管增多、增粗，显示梳齿状、栅栏状等缺血性肠病表现。

五、内镜检查

肠镜显示黏膜充血、水肿、糜烂、出血、坏死、溃疡。

六、诊断和鉴别诊断

干燥综合征的诊断目前应用得比较广泛的是 2002 年美国欧洲合作联盟（AECG）修订的国际分类（诊断）标准：

1. 口腔症状（有 1 项或以上）
（1）每日口干持续 3 个月以上。
（2）成年后腮腺反复或持续肿大。
（3）吞咽干食物时需要用水帮助。
2. 眼部症状（有 1 项或以上）
（1）每日感到不能忍受的眼干持续 3 个月以上。
（2）感到反复的沙子进眼或有磨砂感。
（3）每日需要人工泪腺 3 次或以上。

3. 眼部体征（有 1 项或以上）
（1）Schirmer 试验阳性（≤5 mm/5 min）。
（2）角膜染色阳性（≥4 Van Bijsterveld 计分法）。

4. 唾液腺受损（有 1 项或以上）
（1）唾液流率阳性（≤1.5 ml/15 min）。
（2）腮腺造影阳性。
（3）唾液腺同位素检查阳性。

5. 组织学检查　下唇腺病理活检提示淋巴细胞灶≥1（4 mm^2 腺组织中至少有 50 个淋巴细胞聚集于唇腺间质者为 1 灶）。

6. 自身抗体　抗 SSA 和（或）抗 SSB 阳性。

原发性干燥综合征的诊断标准为：无任何潜在疾病情况下，符合：① 1、2、3、4 中任何 2 项 +5 和 6 项；② 3、4、5、6 中任何 3 项。继发性干燥综合征的诊断标准为：患有潜在疾病（任一结缔组织病），符合 1、2 中的任何一项，加 3、4、5 中任何 2 项。必须除外：头颈和面部放疗病史、丙肝病毒感染、获得性免疫缺陷综合征、淋巴瘤、结节病、移植物抗宿主病、抗乙酰胆碱药物的应用等。

2016 年美国风湿协会和欧洲抗风湿病联盟（ACR/EULAR）提出了新的原发性干燥综合征国际分类标准：① 灶性淋巴细胞涎腺炎，淋巴细胞灶≥1 个 /4 mm^2，3 分。② 抗 SSA 抗体和（或）Ro 抗体阳性，3 分。③ 角膜染色≥5 分（或 van Bijsterveld 评分≥4 分），至少一侧眼睛，1 分。④ Schirmer 试验≤5 mm/5 min，至少一侧眼睛，1 分。⑤ 自然唾液流率≤0.1 ml/min，1 分。具有干燥综合征相关症状和体征的患者，以上评分≥4 分，诊断为原发性干燥综合征。

以胃肠道临床表现为主要症状或首发症状的患者往往缺乏或忽略了眼干、口干等症状，容易延误诊断。当实验室检查自身抗体阳性时，追问病史可获得诊断线索，进行相关项目检查，有助于干燥综合征的诊断。

第五节　过敏性紫癜伴发小肠疾病

过敏性紫癜（allergic purpura）也称为Henoch-Schonlein综合征，是一种常见的毛细血管变态反应性疾病，是血管炎中最常见的类型之一，表现为皮肤、关节、胃肠和肾受累。欧洲发病率为5/10万。本病以儿童多见，90%的患者为10岁以下。成人发病率约为1.3/10万，平均年龄在50岁左右。与儿童相比，成人过敏性紫癜往往更严重，复发率较高，约为31%。

以腹痛、便血等为首发症状的成人过敏性紫癜少见，部分患者皮肤紫癜的出现晚于腹部症状。腹型过敏性紫癜可发生于消化道的任何部位，以十二指肠降部和末端回肠多见，这可能与以前内镜的检查限度有关，空、回肠也可受累。

一、病因和病理

过敏性紫癜的病因及发病机制尚未明确，IgA免疫复合物沉积可能起了重要作用，可由感染、药物或食物等诱发，机体对某些过敏物质产生变态反应而引起毛细血管通透性增加和脆性增加。本病主要与以下几种因素有关：① 遗传易感性。大多数过敏性紫癜患者为散发病例，但也有家族聚集性的相关报道。② 感染因素。过敏性紫癜多在秋冬季节细菌或病毒感染后出现，可能与感染有一定关系。③ 免疫异常。过敏性紫癜是一种由免疫复合物介导的小血管炎，以IgA沉积和中性粒细胞浸润为特征。另外，细胞因子、补体、内皮损伤、自身抗体在其发病机制中也可能发挥一定作用。

过敏性紫癜的基本病理变化是毛细血管及小动脉发生免疫性血管炎，胃肠道以黏膜下病变为主。

病理组织学表现为黏膜固有层出血、纤维蛋白沉积伴红细胞淤积和核碎片，黏膜和黏膜下层血管周围较多中性粒细胞浸润，也可有嗜酸性粒细胞、淋巴细胞及浆细胞浸润，间质水肿，小血管壁纤维素性坏死、灶性出血、糜烂和溃疡。免疫病理提示血管壁有IgA沉积。

二、临床表现

过敏性紫癜临床分为皮肤型、关节型、腹型、肾型和混合型，以皮肤型多见。

95%～100%的患者出现皮肤紫癜，皮肤损害是该病的最早表现。大部分出现在消化道症状之前表现为红斑、瘀点或可触及的紫癜，对称性分布，多见于下肢和臀部。

50%～75%的过敏性紫癜患者出现胃肠道受累，而且病情相对较重，主要症状有腹痛、呕吐、腹泻和消化道出血等。10%～15%的患者以消化道症状为首发表现，常常表现为腹痛，皮肤紫癜在随后出现。腹型紫癜有以下特点：① 腹痛多为阵发性绞痛。② 腹痛部位以脐周及下腹部为主，部分呈游走性。③ 症状与体征不符，腹痛明显，腹部压痛轻微。④ 抑酸、解痉及抗炎治疗无效。部分患者有恶心、呕吐，一般呕吐胃内容物。腹泻和便血一般在腹痛后出现。还可有食欲减退、腹部不适、腹胀等表现。严重的胃肠道表现，如肠套叠、肠缺血、胃肠道大出血和穿孔等比较少见。

60%～84%的患者出现关节疼痛，多为短暂性关节炎，主要累及下肢大关节。

20%～80%的患者出现肾受累，血尿和蛋白尿是该病的常见表现，为镜下或肉眼可见血尿、蛋白尿，也可见肾病综合征和（或）急性肾损伤。

三、实验室检查

1. 常规检查　部分患者早期可有中性粒细胞升高。消化道出血患者血红蛋白下降，大便潜血阳性。尿常规有红细胞、潜血试验阳性和（或）尿蛋白阳性。

2. ESR 和 CRP 升高。

3. 部分患者可有类风湿因子阳性以及白蛋白降低。

4. 自身抗体检查　IgA 升高，IgA 抗心磷脂抗体及 IgA 抗内皮细胞抗体阳性。

四、影像学检查

1. 小肠造影　主要表现为肠管痉挛收缩，黏膜皱襞增宽，肠壁边缘不光滑，呈小锯齿状改变，病变范围比较广泛或呈节段性分布。

2. CT 检查　主要表现为对称性肠管管壁水肿、增厚，伴或不伴有肠腔狭窄。增强扫描可见分层现象，显示"靶征"，可以节段性分布。邻近肠管周围淋巴结肿大，少数可出现腹腔、盆腔积液。有并发症的患者可见肠梗阻、肠套叠等表现。

五、内镜表现

过敏性紫癜的内镜表现主要为肠道黏膜的充血水肿、大片红斑形成、出血、糜烂及浅表溃疡。病变多部位受累。除小肠有上述表现外，胃、十二指肠和结肠也有类似表现。红斑和（或）瘀点是最常见、最早出现的内镜表现，随后出现的是糜烂和溃疡，多沿黏膜皱襞环形分布。胶囊内镜在评估腹型过敏性紫癜小肠受累情况时有一定的诊断价值。但由于肠壁广泛水肿，要警惕胶囊内镜滞留的风险。双气囊小肠镜可进行黏膜活检，获取病理诊断依据。

六、诊断和鉴别诊断

根据 2010 年欧洲抗风湿病联盟的标准，当患者出现皮肤紫癜或皮肤瘀斑并符合以下至少 1 项时，即可诊断为过敏性紫癜：① 腹部疼痛。② 在任何活检中，病理学证实的 IgA 血管炎。③ 关节炎或关节痛。④ 肾受累 [血尿和（或）蛋白尿]。

过敏性紫癜要与感染性小肠结肠炎、嗜酸细胞性胃肠炎、系统性红斑狼疮、药物性血管炎及克罗恩病等进行鉴别诊断。

第六节　胃肠道淀粉样变性

淀粉样变性（amyloidosis）是一组蛋白质分子病态折叠后产生异常的空间结构，并沉积于组织中引起器官功能障碍的疾病。因这类蛋白纤维接触碘和硫酸时出现与淀粉相似的反应，故命名为"淀粉样变性"。淀粉样变性分为原发性淀粉样变性或免疫球蛋白轻链淀粉样变性（immunoglobulin light chain amyloidosis，AL）、继发性淀粉样变性或血清淀粉样A 淀粉样变性（serum amyloid A amyloidosis，AA）、透析相关淀粉样变性、遗传性淀粉样变性、年龄相关全身性淀粉样变性及器官特异性淀粉样变性等。根据蛋白沉积范围，可分为系统性及局限性两种。淀粉样蛋白广泛沉积于内脏、肌肉、黏膜和皮肤时称系统性淀粉样变性；若沉积局限于某一器官，则称局限性淀粉样变性。

淀粉样变性比较罕见，发病率为 0.6/10 万 ~1/10 万。淀粉样变性可累及心脏、肾、胃肠道、皮肤、神经系统等，胃肠道受累仅占总数的 3% ~ 7%。胃肠道淀粉样变性可局限于胃肠道，或作为全身系统性受累的一部分。约 60% 的 AA 型淀粉样变性患者有胃肠道受累，AL 型淀粉样变性出现胃肠道受累相对较少。淀粉样变性多见于 45 ~ 64 岁，但随着对感染和炎症性疾病的治疗改善，AA 型淀粉样变性的发病年龄有所增加。男性多于女性。

一、病因和病理

淀粉样变性的发生与某些理化因素（化学物质、毒素、药物、γ 射线等）、免疫因素（免疫有关的疾病常常发生淀粉样变性）、遗传因素（淀粉样变性常见于家族性淀粉样物心肌病等一些遗传性疾病）、浆细胞疾病（多发性骨髓瘤、重链病）等有关。

AL 型淀粉样变性与浆细胞疾病相关，由来源于免疫球蛋白轻链片段的蛋白质沉积所致，可单独发生或与多发性骨髓瘤并发。AA 型淀粉样变性则是慢性疾病的潜在并发症，由慢性炎症性或感染性疾病所产生的急性期反应蛋白——血清淀粉样 A 蛋白沉积所致，常见的包括慢性退行性关节病（尤其是类风湿关节炎、强直性脊柱炎和银屑病关节炎）、家族性地中海热及炎症性肠病等。

淀粉样变性患者的胃肠道疾病是由淀粉样物质在黏膜浸润或神经肌肉浸润所致。此外，外源性自主神经病变也可能影响胃肠道功能。

1. 黏膜浸润　最常见的黏膜浸润部位依次是十二指肠降部、胃与结直肠、食管。① 在 AL 型淀粉样变性中，淀粉样蛋白沉积于黏膜肌层、黏膜下层和固有肌层，导致息肉样突起和环状皱襞增厚。临床常常表现为便秘、机械性肠梗阻或慢性假性肠梗阻。② 在 AA 型淀粉样变性中，颗粒状淀粉样蛋白主要沉积于黏膜层，导致黏膜细颗粒状外观、黏膜脆弱和糜烂，临床表现通常为腹泻和吸收不良。

2. 神经肌肉浸润　最初累及内源性神经系统，并导致一种以肌肉收缩幅度正常但不协调为特点的神经病变。表现为低振幅收缩的肌病，通常会显著延长肠道通过时间。

病理组织学检查，胃肠道淀粉样变性的淀粉样蛋白沉积物可见于黏膜层和黏膜下层，在黏膜下层的血管壁中最易识别。淀粉样蛋白是不可溶性纤维，刚果红染色呈阳性，碱性刚果红染色后偏光镜下可见特征性的苹果绿双折光荧光。

二、临床表现

胃肠道淀粉样变性的临床表现与淀粉样变性的类型和沉积位置有关。AL 型淀粉样变性患者通常表现为便秘、机械性肠梗阻或慢性假性肠梗阻；AA 型淀粉样变性患者通常表现为腹泻和吸收不良。淀粉样蛋白沉积于血管壁通常会导致肠缺血、肠梗死或肠穿孔；淀粉样物沉积于黏膜可引起溃疡，导致吸收不良、便血和贫血；淀粉样蛋白沉积在黏膜下层和肌层通常导致肠梗阻；淀粉样蛋白累及神经可导致肠蠕动改变和慢性肠梗阻。

1. 胃肠道出血　25% ~ 45% 的胃肠道淀粉样变性患者有消化道出血的症状，原因可能包括肠缺血、血管壁损伤或黏膜病变，如糜烂、溃疡等。

2. 吸收不良　淀粉样变性患者可能因肠黏膜受损、胰腺功能不全或细菌过度生长而发生吸收不良，表现为体重减轻、腹泻或脂肪泻。

3. 蛋白丢失性胃肠病　通常表现为腹泻、水肿、腹水、胸腔或心包积液，并有低白蛋白血症。

4. 慢性胃肠道动力障碍　患者可能表现为腹痛、腹胀、恶心、呕吐、便秘或慢性假性肠梗阻。胃肠道动力障碍还可导致肠道转运加速，引起腹泻。

三、实验室检查

1. 常规检查　血常规正常，或显示血红蛋白降低等贫血的表现。也可出现尿蛋白增加，提示肾受累。消化道出血患者大便潜血试验阳性。

2. 部分患者凝血功能异常，ESR 加快。

3. 生化检查　显示低白蛋白血症。部分患者有碱性磷酸酶升高，转氨酶、胆红素升高。

4. 电解质及维生素　营养不良患者有血清钾、钠、氯等降低，维生素 B_{12} 减少。

5. 单克隆免疫球蛋白的鉴定　应该联合血 / 尿蛋白电泳、免疫固定电泳和血清游离轻链的检测来鉴定是否存在单克隆免疫球蛋白。血清游离轻链的检测尤为重要。

四、影像学检查

1. 小肠造影　空肠比回肠更易受累，表现为空肠皱襞弥漫性增厚、增宽，部分呈不规则结节样、息肉样充盈缺损，肠壁边缘不光滑，显示不规则波浪状、锯齿状改变。小肠蠕动减弱。

2. CT 检查　肠壁弥漫增厚，管腔变窄，黏膜皱襞不规则增厚，肠道多发息肉样突起，以黏膜下层增厚较为明显，增强扫描显示"双环征"。淀粉样蛋白浸润神经肌肉时可出现小肠扩张、积液。少数患者 CT 扫描可发现肠系膜增厚或淋巴结肿大。

五、内镜检查

淀粉样变性患者的内镜表现不具有特异性。内镜下可表现为黏膜皱襞粗大、增厚，黏膜颗粒样外观，黏膜质脆、糜烂、溃疡，也可表现为结节样隆起，黏膜下肿物或弥散的黏膜出血点、淤血样表现、肠腔变窄或扩张等，极少数情况下可见形成肿瘤的淀粉样蛋白沉积物，称为淀粉样瘤。内镜表现与淀粉样物质沉积位置相关。AL 型淀粉样变性的淀粉样蛋白主要沉积于黏膜肌层、黏膜下层和黏膜固有层，形成结节样沉淀物，内镜下表现为息肉样突起和环状皱襞增厚；AA 型淀粉样变性的颗粒样淀粉样蛋白主要沉积于黏膜固有层，内镜下表现为细颗粒样外观，黏膜质脆、糜烂。

六、诊断和鉴别诊断

淀粉样变性的诊断标准为：

1. 原因不明的器官肿大和（或）器官功能不全。

2. 血和（或）尿中有单克隆免疫球蛋白轻链存在。

3. 活体组织病理检查及刚果红染色证实为淀粉样变性，并经免疫组化检查证实为 λ 链或 κ 链。

胃肠道淀粉样变性的确诊主要依靠黏膜活检、病理组织学和免疫组化染色。淀粉样蛋白在光学显微镜下显示均匀、无定形、缺乏分支的刚性纤维。刚果红染色呈砖红色，偏振光显微镜下表现为苹果绿双折射光。刚果红染色结果阳性者可进一步行免疫组化、免疫球蛋白电泳等检查，以对淀粉样变性的亚型进行分型。对疑似淀粉样变性患者，刚果红染色阴性者，需进行免疫组化等检查加以确认。

病例介绍

病例 1　男，41 岁。

病史：患者 4 个月前受凉后出现发热，体温最高 38 ℃，无寒战，伴咳嗽，无痰，当地医院诊断"病毒性感冒"，抗感染治疗后好转，后间断发热，伴干咳、食欲减退，每餐进食不足 100 g。2 个月前无明显诱因出现腹泻，为绿色稀水样便，每天 10 余次，每次 400～500 ml，无黏液、脓血，无腹痛、恶心、呕吐、发热、皮疹及关节痛等。当地医院给予补液、止泻、抗感染等对症治疗无效。改用中药治疗，食欲逐渐增加，排便次数减少，每日 3 次，但仍然为绿色稀水样便。1 个月前无诱因再次出现排便次数增加，每日 6～7 次，为绿色稀水样便，每次约 400 ml，伴恶心、呕吐。呕吐胃内容物及黄绿色水样液体。食欲减退，体重下降 20 kg。既往史：3 年前曾经患"急性乙型病毒性肝炎"。体格检查：体温 36.3 ℃，呼吸 19 次 / 分，脉搏 101 次 / 分，血压 90/75 mmHg。体型消瘦，精神欠佳，心、肺及腹部无异常。实验室检查：白细胞升高（10.27×10^9），血小板升高（467×10^9），ESR 及 CRP 正常。二氧化碳总量降低（11 mmol/L），血清白蛋白略降低（37.5 g/L）。血清铁下降（3.5 μmol/L），铁蛋白升高（453.2 μg/L）。病原学检测：1，3-β-D 葡聚糖阳性，半乳糖甘露醇聚糖抗原检测阳性。大便：苏丹Ⅲ染色（＋），寄生虫及幼虫（－），涂片可见少量孢子。

尿常规：尿蛋白（＋）。辅助检查：小肠造影前经小肠导管送入活检钳，空肠上段取活检送病理，造影提示小肠黏膜皱襞减少，吸收不良？CT 提示部分肠管积气、积液。小肠镜检查提示小肠吸收不良。活检病理提示小肠黏膜慢性活动性炎症，小肠绒毛明显萎缩，隐窝轻度变形，可见隐窝炎及隐窝脓肿，隐窝上皮较多淋巴细胞浸润和凋亡增多，表面上皮淋巴细胞相对较少，未见肉芽肿（图 7-1）。免疫荧光检测示抗肠上皮细胞抗体阴性，抗肠杯状细胞抗体阳性。

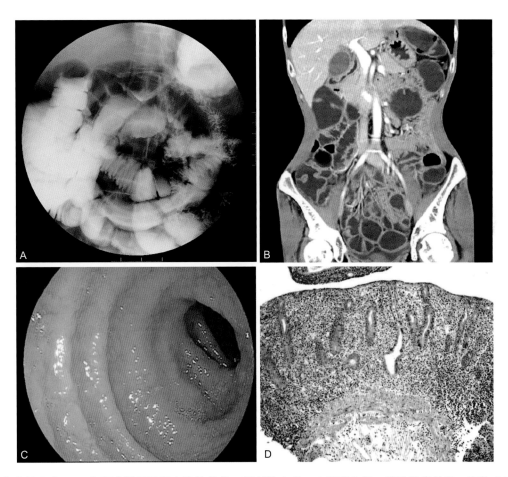

图 7-1　自身免疫性肠病。A. 小肠造影显示肠内液体较多，钡剂涂布差，小肠张力低，管腔轻度扩张，宽约 3.5 cm，蠕动减弱，黏膜皱襞减少，分布不均。B. CT 示肠管部分积气、积液，轻度扩张。C. 小肠镜可见小肠黏膜皱襞明显减少、变平，局部绒毛消失，肠壁蠕动减弱。D. 病理提示十二指肠降部黏膜重度慢性炎症（轻度活动），绒毛缺失，肠腺稍扭曲，肠腺上皮增生，未见潘氏细胞及杯状细胞（HE 染色）

病例 2 男，70 岁。

病史：患者 3 年前无明显诱因出现腹泻，为黄色稀水样便，每天 3~6 次，每天 500~1000 ml，严重时每天 10 余次，与不当饮食、气候变化有关。有时有腥臭味，可见未消化食物残渣。间断给予抗感染治疗，但症状时好时坏。1 个月前腹泻加重，伴恶心、呕吐，呕吐胃内容物，体重下降 15 kg。既往史：自幼大便以糊状为主，易腹泻。间断患口腔溃疡 30 年。10 年前因胸腺瘤手术治疗。体格检查：体温 36.6 ℃，脉搏 70 次/分，呼吸 16 次/分，血压 110/70 mmHg。营养不良，体型消瘦，全身皮肤、黏膜干燥、脱屑，色苍白，弹性差，指甲粗糙、无光泽，毛发稀疏，结膜苍白。口腔黏膜可见 3 个小溃疡，大小约 0.3cm。心、肺及腹部无异常。双下肢轻度可凹性水肿。实验室检查：白细胞降低（3.4×10^9/L），淋巴细胞计数降低（0.23×10^9/L），红细胞（2.31×10^{12}/L）和血红蛋白（66 g/L）下降，血小板正常（163×10^9/L）。CRP 升高（7.93 mg/dl）。血钠（125.1 mmol/L）和血钾（3.03 mmol/L）降低。凝血酶原时间延长（14.1 s），凝血酶原活动度下降（69.0%），国际标准化比值略升高（1.25），纤维蛋白原下降（1.92 g/L），凝血酶时间延长（20.1 s），TT 比率升高（1.39），D-二聚体定量升高（0.53）。血清总蛋白（46 g/L）和白蛋白（26 g/L）降低，总胆固醇降低（2.56 mmol/L），血钙（1.86 mmol/L）和磷（1.57 mmol/L）降低，肌酸激酶下降（21 U/L）。血清铁降低（7.7 μmol/L），总铁结合力（20.9 μmol/L）及不饱和铁结合力（13 μmol/L）下降，铁蛋白升高（1017 μg/L）。免疫球蛋白固定电泳：白蛋白略高（70.1%），α_1 球蛋白升高（5.1%），α_2 球蛋白升高（11.0%），γ 球蛋白下降（4.6%），β 球蛋白正常，白蛋白/球蛋白比值正常（2.45）。免疫球蛋白七项：IgG 下降（1.48 g/L），IgA 下降（0.34 g/L），IgM 下降（0.04 g/L），补体 C3 下降（0.41 g/L）。辅助检查：胃镜提示真菌性食管炎、慢性浅表性胃炎。病理提示十二指肠降部黏膜轻度慢性炎症，绒毛变短或缺失，上皮细胞内见淋巴细胞浸润，固有层未见浆细胞。小肠造影提示末段回肠黏膜皱襞消失。小肠镜提示回肠绒毛短缩。活检病理：小肠黏膜慢性炎症，绒毛缺失，灶状淋巴细胞浸润，浆细胞减少或缺失，形态及表型特点符合普通变异型免疫缺陷病（图 7-2）。

病例 3 女，63 岁。

病史：患者 1 年前无明显诱因出现右下腹绞痛，向腰部放射，伴腹泻，为糊状稀便，每天 2~3 次。后腹痛、腹泻间断发作。3 个月前腹痛再发，伴腹泻，为黄色稀水样便，有黏液，每天 7~8 次，伴反酸、烧心、恶心、呕吐，呕吐胃内容物。半个月前再次出现腹痛、腹泻、恶心、呕吐，伴双下肢水肿，无发热、皮疹、关节疼痛等。既往史：甲状腺功能减退 7 年，服用优甲乐治疗。体格检查：体温 36.6 ℃，脉搏 96 次/分，呼吸 20 次/分，血压 143/83 mmHg。心、肺无异常，腹部柔软，无压痛及反跳痛，移动性浊音阳性。双下肢轻度水肿。实验室检查：血红蛋白下降（112 g/L），尿蛋白（+++），大便常规正常，苏丹Ⅲ染色阴性。大便培养：细菌总数 1400，革兰氏阳性杆菌 11%，革兰氏阴性杆菌 86%，革兰氏阳性球菌 1.0%，革兰氏阴性球菌 2.0%。血清白蛋白下降（30.3 g/L），血清钾略降低（3.3 mmol/L）。ESR 加快（21 mm/h），CPR 升高（1.07 mg/dl）。游离三碘甲状腺原氨酸下降（2.19 pg/ml），抗甲状腺过氧化物酶抗体升高（460.4 U/ml）。补体 C3 下降（0.637 g/L）。抗核抗体斑点型 1∶80（+），抗 SSA 抗体（+）。腹水实验室检查：淡黄色，比重 1.017，细胞总数 1225，白细胞数 364。多核细胞占 1.0%，单核细胞百分数 99%。腹水：总蛋白 17 g/L，白蛋白 10.3 g/L，乳酸脱氢酶 229 U/L，葡萄糖 9.0 mmol/L，无细菌生长。辅助检查：CT 显示腹腔干起始部管腔狭窄，胃肠道管壁弥漫增厚，腹腔、盆腔积液。双侧胸腔积液。小肠造影提示十二指肠、空肠黏膜弥漫性病变。胃镜提示十二指肠、空肠上段黏膜弥漫充血水肿，系统性红斑狼疮肠道受累（图 7-3）。

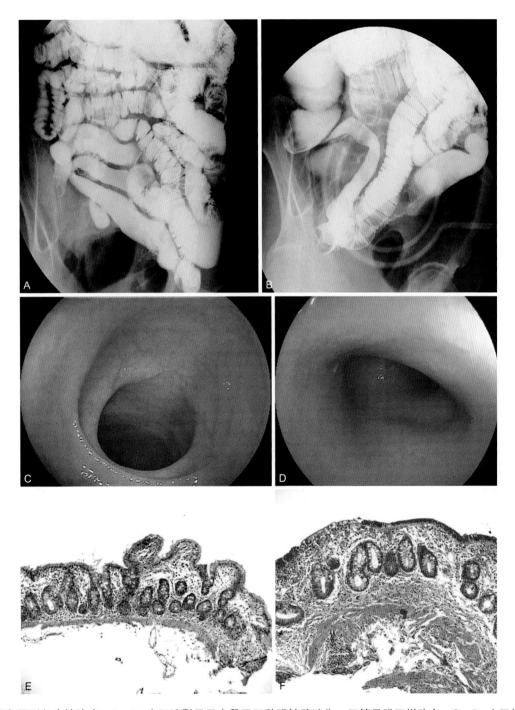

图 7-2 普通变异型免疫缺陷病。A、B. 小肠造影显示末段回肠黏膜皱襞消失，肠管呈腊肠样改变。C、D. 小肠镜可见回肠黏膜平坦，绒毛消失。E、F. 病理提示十二指肠降部黏膜轻度慢性炎症，绒毛变短或缺失，上皮细胞内见淋巴细胞浸润，固有层内未见浆细胞；小肠绒毛明显萎缩，散在及小灶状淋巴细胞浸润，浆细胞减少（HE 染色）

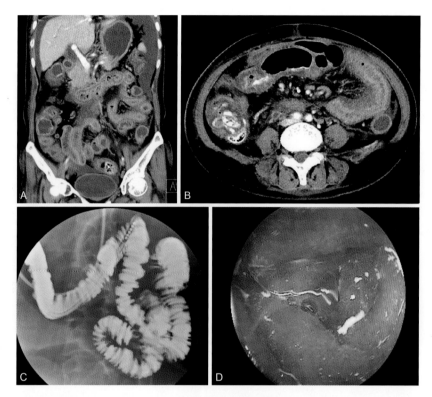

图 7-3 系统性红斑狼疮伴发小肠病变。A、B. CT 显示胃肠道弥漫管壁增厚，黏膜强化明显，黏膜下水肿，腹腔积液。C. 小肠造影显示十二指肠、空肠黏膜皱襞弥漫增宽、不均，肠壁边缘不整，呈锯齿状。D. 小肠镜可见黏膜弥漫充血水肿，表面有钡剂残留

病例 4 女，47 岁。

病史：患者 3 个月前无明显诱因出现发热，体温最高 39.5 ℃，伴下颌淋巴结肿大，无触痛，外院诊断淋巴结炎，应用磷霉素 2 天后全身出现散在点状红色皮疹，伴脱发，无瘙痒，逐渐发展至全身皮肤片状黑色皮疹。外院考虑药物性皮疹，用激素及丙种球蛋白等治疗，后出现黑便，每次量约 50 ml，大便潜血试验持续阳性。1 个月前无明显诱因出现腹痛，多于餐后发作，为脐周持续绞痛，持续 2～3 小时可自行缓解，伴恶心、呕吐，呕吐胃内容物，每次 50～200 ml。体重下降 15 kg。既往史：口干 5 年，自觉唾液量少，吞咽困难。体格检查：体温、脉搏、呼吸、血压正常，营养不良，慢性病容，全身皮肤散在色素沉着。余无异常。实验室检查：血红蛋白下降（89 g/L），大便潜血试验阳性，白蛋白降低（22.6 g/L）。血清铁降低（2.7 μmol/L），总铁结合力下降（23.7 μmol/L），不饱和铁结合力下降（21 μmol/L）。抗核抗体 ANA 斑点型 1∶320，核仁型 1∶160，抗 SSB（＋）。辅助检查：小肠造影提示回肠狭窄，缺血？CT 提示回肠炎症，继发小肠不全梗阻。小肠镜提示回肠中段溃疡性质待查，回肠黏膜绒毛低平。活检病理提示：（溃疡周边）黏膜重度慢性炎症，伴糜烂，较多嗜酸性粒细胞浸润，肉芽组织形成。眼科会诊：双侧泪液分泌试验（Schimer 试验）：右侧 4 mm，左侧 3 mm；双侧泪腺破裂时间（BUT）均 < 3 秒。考虑双眼干眼症。口腔科会诊：双侧静态唾液流率 0.2 ml/10 min。完善唇腺活检病理：小涎腺组织中三个小叶，小叶轮廓存在，导管轻度扩张，一个小叶腺泡明显减少，间质纤维组织增生，局灶单核淋巴细胞浸润（＞50 个炎细胞／灶）。结合临床，提示干燥综合征可能。因小肠不全梗阻，转外科行开腹粘连松解，小肠部分切

除。术后病理：小肠黏膜层大部分坏死，上皮脱落，可见大量炎性肉芽组织形成，黏膜下层水肿，个别小血管壁可见纤维素样坏死，局灶纤维化、硬化（图7-4）。肠系膜血管局灶内膜不规则增厚。考虑缺血性肠病恢复期改变。

病例5　男，47岁。

病史：患者39天前无明显诱因出现双下肢皮疹，局部出现水疱、溃疡、结痂等多形态表现，当地中医院诊断为"过敏性紫癜（皮肤型）"，给予抗过敏治疗，皮疹明显好转。3天前患者出现成形血便2次，每次量约200 ml，棕红色，伴左下腹疼痛，为持续性隐痛，伴恶心、呕吐，呕吐胃内容物。既往史：高血压病史5年，血压最高150/100 mmHg，药物控制。有磺胺过敏史。体格检查：体温36.2 ℃，脉搏109次/分，呼吸16次/分，血压128/78 mmHg。心、肺及腹部无异常体征。双下肢可见紫癜。实验室检查：白细胞升高（14.06×10^9/L），中性粒细胞百分比增高（91.3%）。大便潜血试验阳性。24小时尿蛋白定量增多（209 mg/24 h），尿酮体（3+），尿潜血（+），尿蛋白（2+），尿比重增加（＞1.050）。尿总蛋白/肌酐升高（264 mg/g.Cr），尿微量蛋白/肌酐升高（146.3 mg/g.Cr），余肾功能正常。凝血酶原活动度下降（76%），D-二聚体定量升高（3.13 μg/ml）。辅助检查：肠镜检查提示末端回肠溃疡，直肠和乙状结肠炎症性改变，过敏性紫癜？活检病理提示黏膜慢性炎症，局灶淋巴细胞聚集。胃镜提示慢性浅表性胃炎，十二指肠降部糜烂。活检病理：十二指肠黏膜轻度慢性炎症，中央乳糜管扩张，黏膜下层轻度慢性炎症，小血管腔部分堵塞。腹部CT提示部分小肠壁水肿，增厚，腹、盆腔少量积液。小肠造影提示回肠中段黏膜皱襞水肿、增宽（图7-5）。

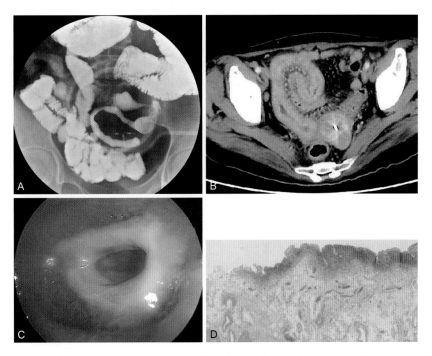

图7-4　干燥综合征伴发小肠病变。A. 小肠造影显示回肠肠管不均匀狭窄，最窄0.4 cm，范围23 cm，黏膜皱襞消失。B. CT示回肠肠壁增厚强化，局部小动脉明显增多，可见肿大淋巴结。C. 小肠镜可见回肠中下段环周溃疡形成，覆盖苔，周围黏膜无明显隆起，质韧，管腔环周狭窄，内镜无法通过。D. 病理提示小肠黏膜层溃疡形成，黏膜下个别小血管壁可见纤维素样坏死，符合血管炎导致的肠缺血（HE染色）

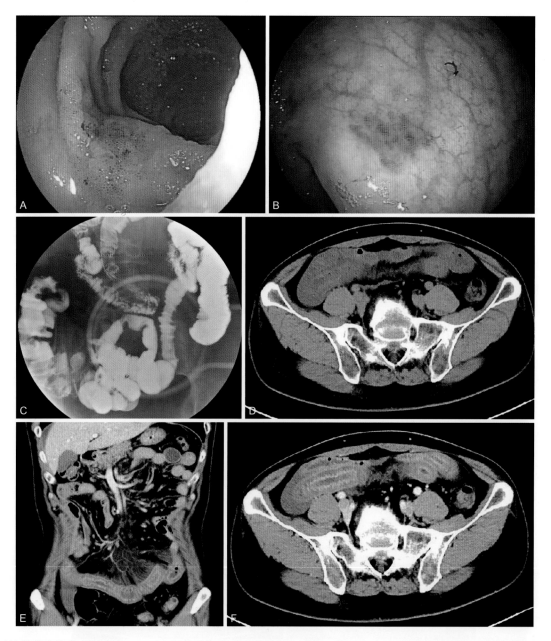

图 7-5　过敏性紫癜伴发肠道病变。A、B. 肠镜检查示末端回肠见一溃疡，约 0.3 cm，表面覆少量苔，周边黏膜充血、水肿；结肠片状糜烂、红斑，周边黏膜略充血。C. 小肠造影显示回肠中段局部肠管痉挛、略狭窄，黏膜皱襞增宽，肠壁边缘不整，呈锯齿状。D~F. CT 示部分小肠肠壁增厚、水肿，增强扫描可见分层强化；肠系膜脂肪密度增高、模糊，可见多发小淋巴结

病例 6　男，31 岁。

病史：患者 1 周前因牙痛口服"头孢"类抗生素后出现四肢皮肤紫癜，呈对称性分布，大小不等，压之不退色，无瘙痒、脱屑。4 天前出现腹痛，脐周及右下腹持续性疼痛，伴便血，为暗红色血便。体格检查：体温 36.8 ℃，脉搏 80 次/分，呼吸 16 次/分，血压 120/75 mmHg。四肢皮肤紫癜，呈对称性分布，大小不等为针尖至黄豆大，显鲜红色，压之不退色。心、肺无异常。脐周及右下腹轻压痛。实验室检查：白细胞升高（13.85×10⁹/L）。鲜血便，

大便潜血试验阳性，大便红细胞满视野，白细胞25～30/HP。CRP升高（8.26 mg/dl）。血清白蛋白降低（27.9 g/L）。辅助检查：小肠造影提示回肠下段黏膜弥漫性水肿。肠镜提示末端回肠溃疡，过敏性紫癜（图7-6）。活检病理：末端回肠黏膜慢性炎症，间质内见嗜酸性粒细胞浸润，黏膜表面可见以中性粒细胞及纤维素为主的炎性渗出物。

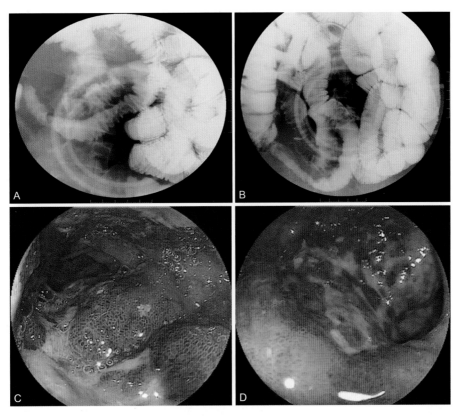

图7-6 过敏性紫癜伴发小肠病变。A、B. 小肠造影显示回肠下段痉挛收缩，黏膜皱襞增宽、不均，肠壁边缘呈锯齿状，病变范围较广。C、D. 肠镜可见末端回肠大片状溃疡，环4/5周，被覆白苔，皱襞黏膜充血、水肿，可见再生上皮，活检质软

病例7 男，54岁。

病史：患者4年前无明显诱因出现头晕、乏力。外院查血红蛋白96 g/L，服用中药补血治疗。2年前出现便血，为鲜血便。体格检查：体温、脉搏、呼吸、血压正常。贫血貌，心、肺及腹部无异常体征。实验室检查：血常规正常，大便潜血试验阳性，尿常规正常。血轻链蛋白：κ-轻链正常（1170 mg/dl），λ-轻链正常（503 mg/dl）。尿轻链蛋白：κ-轻链＜1.85 mg/dl，λ-轻链＜5.00 mg/dl。辅助检查：BUS提示右侧腋下淋巴结肿大。胃镜提示胃及十二指肠多发黏膜不平。活检病理：黏膜层及黏膜下层见大量均质粉染物质，刚果红染色（＋）。小肠造影提示小肠弥漫浸润性病变。小肠镜提示小肠多发隆起，部分伴溃疡形成，淀粉样变性？活检病理：空肠黏膜慢性炎症，黏膜固有层及黏膜下层见大量均质粉染物质，刚果红染色（＋），病变符合淀粉样变性（图7-7）。骨髓穿刺病理：骨髓增殖功能正常，三系均可见，比例正常，散在少量浆细胞，细胞分化成熟。

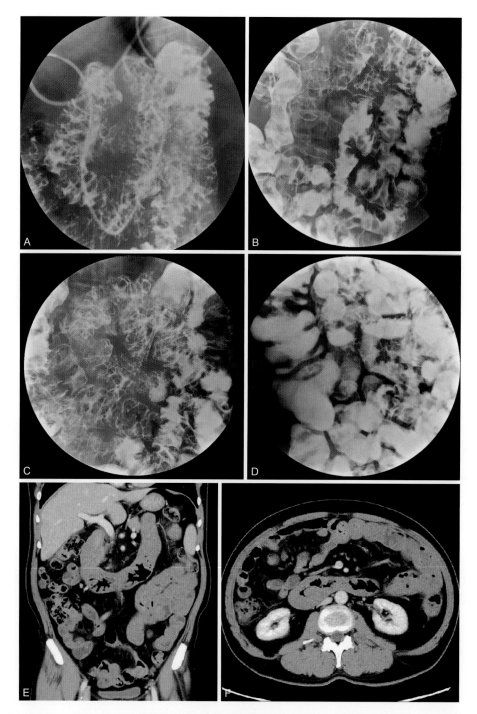

图 7-7　胃肠道淀粉样变性。A~D. 小肠造影显示小肠弥漫黏膜皱襞增宽、紊乱，呈结节样改变，肠壁边缘不整，呈粗大锯齿状，较柔软。E、F. CT 示十二指肠、部分小肠肠壁增厚，黏膜增粗，部分呈息肉样改变。G、H. 小肠镜见十二指肠、空肠多发黄白色结节样隆起，多数表面光滑，活检质韧，黏膜下组织发黄。I、J. 病理显示小肠黏膜轻度慢性炎症，黏膜固有层深部见大量均质粉染的物质（I. HE 染色），淀粉样物质在刚果红染色偏振光显微镜下呈双折光苹果绿色（J）

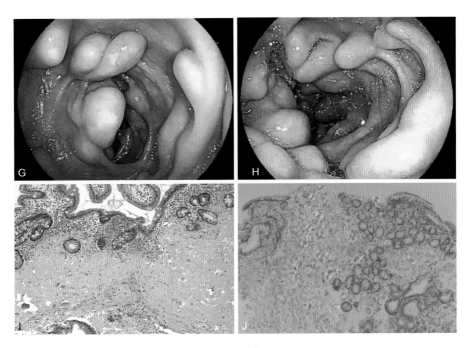

图 7-7 （续）

参考文献

[1] Akram S, Murray JA, Pardi DS, et al. Adult autoimmune enteropathy: Mayo Clinic Rochester experience. Clin Gastroenterol Hepatol, 2007, 5(11): 1282-1290.

[2] Gentile NM, Murray JA, Pardi DS. Autoimmune enteropathy: a review and update of clinical management. Curr Gastroenterol Rep, 2012, 14(5): 380-385.

[3] Freeman HJ. Adult autoimmune enteropathy. World J Gastroenterol, 2008, 14(8): 1156-1158.

[4] Masia R, Peyton S, Lauwers GY, et al. Gastrointestinal biopsy findings of autoimmune enteropathy: a review of 25 cases. Am J Surg Pathol, 2014, 38(10): 1319-1329.

[5] McCabe P, Alli-AkintadeL, Stondell J. Seronegative adult autoimmune enteropathy in a male traveler. ACG Case Rep J, 2017, 4(1): e19.

[6] Sharma A, Choung RS, Wang XJ, et al. Features of adult autoimmune enteropathy compared with refractory celiac disease. Clin Gastroenterol and Hepatol, 2018, 16(6): 877-883.

[7] 孟灵梅, 刘建军, 丁士刚, 等. 成人自身免疫性肠病一例并部分文献复习. 中华全科医师杂志, 2015, 14(10): 774-776.

[8] 赖玉梅, 叶菊香, 张燕, 等. 广泛累及小肠和结肠的成人自身免疫性肠病一例并文献复习. 中华病理学杂志, 2015, 44(1): 32-36.

[9] 阮戈冲, 张晟瑜, 周炜洵, 等. 中国成人自身免疫性肠病的临床特点分析. 基础医学与临床, 2019. 39(8): 1183-1187.

[10] 陈东风, 孙文静. 中消化道自身免疫性疾病的相关问题. 胃肠病学和肝病学杂志, 2015, 24(11): 1291-1294.

[11] Bonilla FA, Barlan I, Chapel H, et al. International consensus document (ICON): common variable immunodeficiency disorders. J Allergy Clin Immunol Pract, 2016, 4(1): 38-59.

[12] Chapel H, Patel S. Defining B-cell defects and correlation with complications in patients with common variable immune deficiency. J Allergy Clin Immunol, 2019, 144(3): 654-655.

[13] Cunningham-Rundles C, Knight AK. Common variable immune deficiency: reviews, continued puzzles, and a new registry. Immunol Res, 2007, 38(1-3): 78-86.

[14] Comunoglu N, Kara S, Kepil N. Inflammatory bowel disease-like colitis pathology in a patient with common variable immune deficiency. BMJ Case Rep, 2015, 2015: bcr2014207177.

[15] Malamut G, Verkarre V, Suarez F, et al. The enteropathy associated with common variable immunodeficiency: the

delineated frontiers with celiac disease. Am J Gastroenterol, 2010, 105(10): 2262-2275.

[16] Brandt D, Gershwin ME. Common variable immune deficiency and autoimmunity. Autoimmun Rev, 2006, 5(7): 465-470.

[17] Daniels JA, Lederman HM, Maitra A, et al. Gastrointestinal tract pathology in patients with common variable immunodeficiency (CVID). Am J Surg Pathol, 2007, 31(12): 1800-1812.

[18] Odetola O, Ananthanarayanan V. Gastrointestinal presentations of common variable immunodeficiency: hiding in plain sight. Arch Pathol Lab Med, 2019, 143(4): 525-530.

[19] 王华枫, 李为光, 孙菁, 等. 以慢性腹泻为主的普通变异型免疫缺陷临床分析. 内科理论与实践, 2020, 15(3): 167-173.

[20] 尤雯, 游燕, 刘爽, 等. 普通变异型免疫缺陷病胃肠道受累患者的临床特点分析. 胃肠病学和肝病学杂志, 2020, 29(11): 1266-1270.

[21] 龚胜兰, 蒲银, 谢玲俐, 等. 成人普通变异型免疫缺陷病13例并文献复习. J South Med Univ, 2020, 40(8): 1213-1219.

[22] Li Z, Xu D, Wang Z, et al. Gastrointestinal system involvement in systemic lupus erythematosus. Lupus, 2017(26): 1127-1138.

[23] Gu YQ, Zhu T, Wang YQ, et al. Systemic lupus erythematosus with intestinal perforation: a case report. Experimental and therapeutic medicine, 2015, 10(3): 1234-1238.

[24] Dong JO, Yang JN, Lim YJ, et al. Intestinal pseudo-obstruction as an initial manifestation of systemic lupus erythematosus. Intest Res, 2015, 13(3): 282-286.

[25] Jin P, Ji XY, Zhi H, et al. A review of 42 cases of intestinal pseudo-obstruction in patients with systemic lupus erythematosus based on case reports. Hum Immunolo, 2015, 76(9): 695-700.

[26] Brewer BN, Kamen DL. Gastrointestinal and hepatic disease in systemic lupus erythematosus. Rheum Dis Clin N Am, 2018, 44(1): 165-175.

[27] Iwasaki K, Morimoto M, Ota G, et al. Partial small intestinal resection for successful surgical management of refractory protein-losing gastroenteropathy in systemic lupus erythematosus: a case report and literature review. Medicine, 2018, 97(27): e11357.

[28] Zhang LL, Xu D, Yang H, et al. Clinical features, morbidity, and risk factors of intestinal pseudo-obstruction in systemic

lupus erythematosus: a retrospective case-control study. J Rheumatol, 2016, 43(3): 559-564.

[29] 蒋丹清, 和四伟, 陈玉芳, 等. 合并消化系统症状系统性红斑狼疮的危险因素分析及风险评估模型. 中国现代医学杂志, 2020, 30(1): 104-109.

[30] 熊理守, 伍晓剑, 任明, 等. 以消化系统症状为首发表现的系统性红斑狼疮临床特征分析. 中华消化杂志, 2010, 30(10): 737-740.

[31] 徐婧梅, 刘丹, 廖鸿帆, 等. 系统性红斑狼疮累及消化道CT表现. 中国医学影像技术, 2020, 36(7): 1036-1040.

[32] Liao CY, Chien ST, Wang CC, et al. Sjögren's syndrom associated with protein losing gastroenteropathy manifested by intestinal lymphangiectasia successfully treated with prednisolone and hydroxychloroquine. Lupus, 2015, 24(14), 1552-1556.

[33] Vitali C, Bombardieri S, Jonsson R, et al. Classification criteria for Sjögren's syndrom: a revised version of the European criteria proposed by the America-European Consensus Group. Ann Rheum Dis, 2002, 61(6): 554-558.

[34] Shiboski CH, Shiboski SC, Seror R, et al. 2016 American College of Rheumatology/European League Against Rheumatism classification criteria for primary Sjögren's syndrom: a consensus and data-driven methodology involving three international patient cohorts. Ann Rheum Dis, 2017, 76(1): 9-16.

[35] Chiu YH, Lee TSH, Chao E, et al. Application of classification criteria of Sjögren's syndrome in patients with sicca symptoms: real-world experience at a medical center. J Formos Medic Associat, 2020, 119(1): 480-487.

[36] 张欢, 刘春红, 吴斌. 原发性干燥综合征的流行病学研究进展. 现代预防医学, 2020, 7(16): 3056-3058.

[37] 喻晓雯, 王琴, 冯婧. 原发性干燥综合征的自身抗体研究进展. 中国免疫学杂志, 2018, 34(2): 301-305.

[38] 黄梅芳, 邓长生. 干燥综合征的消化系统表现. 临床内科杂志, 1996, 13(6): 17-18.

[39] 杨芦莎, 王志刚, 张群霞. 干燥综合征涎腺病变的影像学研究进展. 中国医学影像学杂, 2017, 25(12): 956-960.

[40] 曹俊, 刘文佳, 臧彦玉, 等. 干燥综合征并发缺血性结肠炎. 中华消化杂志, 2012, 32(3): 206-207.

[41] 徐立勤, 林进. 从诊断标准变迁看干燥综合征的诊断及鉴别诊断. 中国实用内科杂志, 2017, 37(6): 480-483.

[42] 郝然, 李学民. 干燥综合征分类标准的变化与诊断新进展. 国际眼科杂志, 2019, 19(10): 1713-1716.

[43] Ofori E, Ramai D, Ona MA, et al. Adult-onset Henoch-Schonlein purpura duodenitis. J Clin Med Res, 2017,

9(11): 958-961.

[44] Han Y, Jin SY, Kim DW, et al. Endoscopic and microscopic findings of gastrointestinal tract in Henoch-Schönlein purpura Single institute experience with review of literature. Medicine, 2019, 98(20): e15643.

[45] Rajalakshmim PP, Srinivasans. Gastrointestinal manifestations of Henoch-Schonlein purpura: a report of two cases. World J Radiol, 2015, 7(3): 66-69.

[46] Khader Y, Burmeister C, Patel D, et al. Henoch-Schonlein purpura presenting as upper gastrointestinal bleed in an adult patient. Cureus, 2021, 13(3): e13879.

[47] Krishnan M, Nahas J. Adult onset Henoch-Schonlein purpura and intussusception: a rare presentation. Case Rep Rheumatol, 2016(2016): 3957605.

[48] Shih YY, Liang CC, Lin CK, et al. Ileal ulcers in a patient with Henoch-Schonlein purpura. Advanc Diges Med, 2015, 2(4): 145-148.

[49] Louie CY, Gomez AJ, Sibley RK, et al. Histologic features of gastrointestinal tract biopsies in IgA vasculitis (Henoch-Schönlein Purpura). Am J Surg Pathol, 2018, 42(4): 529-533.

[50] 熊毅敏, 王一鸣, 徐维田, 等. 以消化道症状首发的成人过敏性紫癜临床及内镜分析. 实用医学杂志, 2010, 26(16): 2983-2985.

[51] 余阳华, 黄昊苏, 龙禛朴, 等. 腹型过敏性紫癜45例临床分析. 中国普通外科杂志. 2020, 29 (4): 466-472.

[52] 程芮, 严冬, 刘思茂, 等. 内镜在以消化道症状为首发表现的腹型过敏性紫癜中的应用价值. 临床和实验医学杂志, 2020, 19(16): 1772-1775.

[53] 董军乐, 胡文迪, 吴东, 等. 过敏性紫癜的消化内镜表现. 中华消化内镜杂志, 2014, 31(8): 477-480.

[54] 杨帆, 王强, 王小虎, 等. 成人过敏性紫癜伴腹水及消化道出血误诊一例. 中国医师杂志, 2015, 17(2): 303-304.

[55] Pinney JH, Smith CJ, Taube JB, et al. Systemic amyloidosis in England: an epidemiological study. Br J Haematol, 2013, 161(4): 525-532.

[56] Dahiya DS, Kichloo A, Singh J, et al. Gastrointestinal amyloidosis: a focused review. World J Gastrointest Endosc, 2021, 13(1): 1-12.

[57] Rowe K, Pankow J, Nehme F, et al. Gastrointestinal amyloidosis: review of the literature. Cureus, 2017, 9(5): e1228.

[58] Kourelis TV, Kyle RA, Dingli D, et al. Presentation and outcomes of localized immunoglobulin light chain amyloidosis: the Mayo clinic experience. Mayo Clin Proc, 2017, 92(6): 908-917.

[58] Alshehri SA, Hussein MRA. Primary localized amyloidosis of the intestine: a pathologist viewpoint. Gastroenterol Res, 2020, 13(4): 129-137.

[60] 齐凤祥, 张颖, 季英兰, 等. 淀粉样变性的消化系统表现. 世界华人消化杂志, 2019, 27(4): 260-266.

[61] 刘晓霞, 武金宝. 胃肠道淀粉样变性研究进展. 胃肠病学, 2018, 23 (2): 116-119.

[62] 刘青蓝, 姜政. 小肠淀粉样变性的诊治研究进展. 现代医药卫生, 2019, 35(14): 2163-2166.

第八章

小肠吸收不良和蛋白丢失性肠病

田雪丽　宋志强　李彩玲　王爱英　石雪迎　金　珠　陈　明

第一节　小肠吸收不良综合征

小肠是消化、吸收各种营养物质的主要场所，由于各种原因引起的营养物质（包括脂肪、蛋白质、矿物质、维生素等），特别是脂肪不能被小肠充分消化、吸收，从而导致腹泻、营养不良、体重减轻等表现，称为吸收不良综合征（intestinal malabsorption syndrome）。广义的吸收不良综合征包括消化不良与吸收不良，故又称为"消化吸收不良综合征"。

一、病因和病理

小肠吸收不良综合征可由小肠上皮细胞膜转运系统的先天性缺陷、后天性损伤所引起。吸收的三个阶段（腔内期、黏膜期和运送期）中的任何一个缺陷都可导致吸收不良，并且这些缺陷可能同时存在。

1. 腔内期（黏膜前）　① 胰酶缺乏：如慢性胰腺炎、胰腺癌、胰腺囊性纤维化、胰腺切除。② 胆盐缺乏：如胆汁性肝硬化、胆道梗阻及小肠细菌过度增长等。③ 肠黏膜刷状缘酶缺乏：如乳糖酶或蔗糖酶缺乏。

2. 黏膜期　① 小肠黏膜吸收面积不足：如小肠广泛切除。② 小肠黏膜本身病变：如乳糜泻、热带脂肪泻、寄生虫病、小肠免疫缺陷病、内分泌病等。③ 黏膜转运障碍：如葡萄糖-半乳糖载体缺陷，无β脂蛋白血症等。④ 肠壁浸润性病变：如 Whipple 病、克罗恩病、肠结核、淋巴瘤、嗜酸细胞性胃肠炎、淀粉样变性等。

3. 运送期（黏膜后）　① 淋巴系统发育异常，如原发性小肠淋巴管扩张。② 淋巴管阻塞，如小肠淋巴瘤、Whipple 病、肠结核等。③ 小肠血运障碍，如肠系膜动脉硬化、动脉炎。特别是淋巴回流障碍影响脂肪及脂溶性维生素的吸收。

小肠吸收不良的病理表现主要有小肠绒毛短缩、变平，甚至消失，上皮内炎症细胞浸润，小肠腺体增生，小肠黏膜变薄或增厚。

二、临床表现

小肠吸收不良综合征由于营养物质、维生素、矿物质等吸收障碍，引起一系列病理生理改变。

1. 腹泻　是吸收不良综合征的主要症状之一。每日排便 3~4 次或更多，粪量多，不成形，有油脂样光泽或泡沫，有恶臭味，也可表现为淡黄色或灰白色稀水样便。少数轻症或不典型病例可无腹泻。患者伴有腹部不适、腹胀、肠鸣、腹痛。部分患者可有食欲不振及恶心、呕吐。

2. 体重减轻、乏力、水肿，也是吸收不良的常见症状，由脂肪、蛋白质吸收障碍和水、电解质紊乱所致。

3. 肌肉骨骼相关症状　由于蛋白质、维生素D、钙、镁和磷酸盐吸收不良，导致手足抽搐、肌肉无力及感觉异常等。继发性甲状旁腺功能亢进等原因引起骨痛、骨软化、不明原因的骨折。钾离子补充不足可加重无力。

4. 其他相关症状和体征　维生素B族吸收不良可出现舌炎、口角炎、周围神经炎等。维生素B_{12}、叶酸及铁吸收不良可引起贫血。维生素A缺乏可引起夜盲、干眼症和毛囊角化症。锌和必需脂肪酸缺乏可引起肢端皮炎。此外，还有多因素（包括蛋白质吸收不良、继发性垂体功能减退、贫血）导致的闭经、阳痿和不孕，儿童和青少年营养吸收不良引起的生长和发育迟缓等。

三、实验室检查

1. 常规检查　血常规显示血红蛋白和红细胞降低，可为缺铁性贫血和巨幼细胞性贫血，可有淋巴管扩张引起的淋巴细胞减少等。凝血功能可有异常表现。还可有低血脂，低蛋白血症，低钾、钠、钙、磷等，血清叶酸、胡萝卜素和维生素B_{12}水平亦降低。发病的原因不同，其缺乏的电解质和矿物质也有差异。

2. 小肠吸收不良的特殊检查项目　是传统的检查方法，目前可能应用较少，但有一定的诊断意义。

（1）粪脂肪定性检查——苏丹Ⅲ染色镜检。取少许粪便置于载玻片上，用苏丹Ⅲ乙醇溶液染色，中性脂肪呈红色圆形小球。正常情况下，每低倍镜视野＜6个。该方法简单、方便，但敏感性较低。

（2）粪脂肪定量检查：正常时，每日进食脂肪80～100 g，共3天，收集72 h全部粪便，测量其粪脂肪量。正常情况下，平均24 h粪便脂肪排泄少于

6 g，或脂肪吸收率大于95%，脂肪吸收率 =[（摄入脂肪量 － 粪脂量）/ 摄入脂肪量]×100%。这种方法被认为是粪便脂肪分析的金标准。

（3）D- 木糖吸收试验：D- 木糖吸收试验是碳水化合物吸收不良的一种检测方法。D- 木糖为一种右旋戊糖，口服后直接经空肠黏膜吸收，从肾排出。如肾功能正常，测定尿内D- 木糖排出量可反映小肠的吸收功能。正常人空腹排空尿液，口服D- 木糖5 g，5 h尿液中木糖＞1.2 g。排除影响因素，＜1.0 g为异常。

（4）乳糖吸收试验：氢呼气试验是目前乳糖吸收试验的标准检测方法。被吸收的氢气可在呼出的气体中被回收。给予患者标准剂量的50 g乳糖（溶于水中）。测量基线氢气含量后，每30 min收集一次呼出气体，持续3 h。正常氢气含量增加＜10 ppm。

（5）维生素B_{12}吸收试验：患者肌内注射1 mg维生素B_{12}，1 h后口服放射性核素 ^{60}Co 标记的维生素B_{12} 0.5 μCi，收集24 h尿液，检测经尿液排出的维生素B_{12}含量。正常时，至少10%摄入的放射性物质在24 h内出现于尿液中。

四、影像学检查

1. 小肠造影　小肠双重对比造影检查有助于显示小肠黏膜皱襞的多少、宽度及高度，可动态观察肠腔的扩张、狭窄、肠壁蠕动，也可显示引起小肠吸收不良的局灶性或弥漫性病变，如克罗恩病等炎症和淋巴瘤等肿瘤性疾病。小肠吸收不良的主要表现为小肠黏膜皱襞增宽、粗细不均、紊乱，黏膜表面呈网格状改变。小肠管腔扩张，肠内液体增多，造影剂涂布不均，呈雪花状、羽毛状改变，肠管轮廓不清晰，边缘不光滑。小肠蠕动增强或减弱。

2. CT检查　CT检查有助于发现局灶性或多灶性病变以及淋巴结的肿大，如克罗恩病、小肠淋巴瘤或肠瘘等疾病引起的肠壁增厚，而微小黏膜改变如阿弗他样溃疡或绒毛萎缩则不易显示。小肠吸收

不良的 CT 主要表现为肠壁水肿、增厚，部分小肠壁变薄，肠管扩张，十二指肠和空肠黏膜皱襞稀少，回肠黏膜皱襞增多。增强扫描示肠壁强化减弱，肠系膜脂肪密度增高。

五、内镜检查

内镜检查可见十二指肠黏膜皱襞数量减少，绒毛萎缩呈马赛克、扇贝样改变。绒毛萎缩表现可以通过放大内镜和色素内镜进行观察。即使十二指肠黏膜皱襞正常，如果临床考虑吸收不良，也应进行多部位活检以增加检出的阳性率。通过内镜检查抽吸小肠液可在显微镜下检查蓝氏贾第鞭毛虫，或进行细菌培养以检测小肠细菌过度增长。

胶囊内镜对于小肠绒毛萎缩、阿弗他样小溃疡或糜烂等病变的检查优于传统的影像学检查，缺点

在于不能活检进行病理组织学诊断。如果怀疑肠管狭窄性病变，则应警惕胶囊内镜潴留的可能。

六、诊断要点

1．临床表现为脂肪性腹泻、腹胀、肠鸣、营养不良等，病程缓慢，时轻时重。

2．体格检查有舌炎、口腔炎和毛囊角化、水肿等体征。

3．实验室检查　进行粪便的脂肪定性和定量检测，乳糖、木糖和维生素 B_{12} 吸收试验，结果提示有脂肪、乳糖、木糖和维生素等物质的吸收障碍。

4．影像学检查有助于提供诊断线索。

5．内镜检查和小肠黏膜活检进行病理组织学检查是确定诊断的关键。

第二节　乳糜泻

乳糜泻（celiac disease）是一种免疫介导的慢性小肠炎症性疾病，在遗传易感人群中，患者对摄入的麸质蛋白（小麦、黑麦、大麦中的不可溶于水的蛋白质）不能耐受，导致小肠黏膜绒毛萎缩，引起营养物质吸收不良，出现腹泻、腹胀等临床症状，需终生接受无麸质饮食（gluten-free diet，GFD）治疗。乳糜泻也称为麸质过敏性肠病、非热带性口炎性腹泻。

本病发病率为 0.5%～1%，在欧洲、澳大利亚、北美洲比较常见，中国比较少见，多为散发病例。随着高敏感性血清学筛查技术的引入，小肠黏膜活检的应用以及基因检测手段的发展，全球乳糜泻的发病率有逐年增加的趋势。该病男女比例为（1.3～2）：1，男性发病率较高。

一、病因和病理

在遗传易感的人群中，特定谷物中的不溶于水的蛋白质（麸质）触发肠道免疫反应是乳糜泻发病的关键机制。各种环境、遗传因素等相互作用引起乳糜泻的临床表现。麸质蛋白由于不能被胃肠道中的消化酶完全降解，生成一些富含谷氨酰胺和脯氨酸的肽段。经过一系列反应，产生抗组织转谷氨酰胺酶抗体（anti-tissue transglutaminase，anti-tTG）、抗麦醇溶蛋白抗体（anti-gliadin antibody，AGA）、抗肌内膜抗体（endomysial antibody，EMA）及抗脱酰氨基麦胶蛋白肽抗体（antibody to deamidated gliadin peptides，anti-DGP）。遗传基因主要通过降低肠道内消化酶的生成，增强麸皮对肠道黏膜的毒性，使得

携带易感基因个体对麸质产生异常的免疫反应。

乳糜泻的病理组织学特征主要包括：① 小肠黏膜绒毛部分或完全萎缩，表现为绒毛变平或消失。② 隐窝增生。③ 上皮内淋巴细胞浸润等。Marsh-Oberhuber 根据肠道黏膜损伤的严重程度分为 4 级：Ⅰ级：肠道黏膜结构正常，仅有上皮内淋巴细胞浸润；Ⅱ级：小肠绒毛正常，上皮内淋巴细胞浸润和隐窝增生；Ⅲ级：上皮内淋巴细胞浸润、隐窝增生和不同程度的绒毛萎缩；Ⅳ级：肿瘤性改变。

二、临床表现

乳糜泻的症状主要由吸收不良引起。根据小肠黏膜受累的范围和程度，临床症状轻重不一。患者的临床表现分为典型和非典型两组，典型症状包括慢性腹泻、体重减轻和发育不良等；非典型症状包括缺铁性贫血、慢性疲劳、头痛和骨质疏松等。

1. 胃肠道症状　患者表现为腹泻、腹胀、腹痛或腹部不适等。腹泻为水样泻或脂肪性，部分患者有排气增多、恶心、呕吐、烧心、体重下降、生长发育迟缓。大多数儿童患者有胃肠道症状，而成人患者因胃肠道症状诊断乳糜泻的不超过一半。

2. 营养缺乏　最常见的是缺铁性贫血，维生素 D、维生素 B_{12}、叶酸和锌缺乏也很常见，在严重腹泻和吸收不良的患者中，其他族维生素缺乏、低钙血症和其他电解质紊乱也可发生。营养不良可导致一系列症状和体征，如皮肤紫斑等出血倾向、骨质软化和骨质疏松，感觉异常、肌肉痉挛和抽搐，继发于低蛋白血症的水肿、乏力，神经系统出现肌无力、周围神经病和共济失调，以及继发性甲状旁腺功能亢进等。

3. 乳糜泻危象　是指乳糜泻引起急性起病、进展迅速的胃肠道症状，并伴有脱水或营养不良的症状和体征，需要住院治疗和（或）肠外营养。乳糜泻危象可发生于成人或儿童，大多数发生在先前尚未确诊乳糜泻的患者中。通常需要全身应用皮质类固醇治疗。一旦危象被控制，则预后较好，且患者对无麸质饮食反应良好。

三、实验室检查

1. 常规实验室检查　血常规、维生素、钙、镁、铁等各种营养物质的检测，评价贫血和营养不良的程度。

2. 血清特异性抗体检测　对于考虑乳糜泻的患者，应首先进行血清学检测。有诊断价值的抗体包括 EMA、anti-tTG、anti-DGP 及 AGA。其中 IgA-EMA、IgA-tTG、IgA 或 IgG-DGP 检测的敏感度和特异度均 > 90%，IgA-tTG 是乳糜泻的首选检测指标，EMA 和 DGP 是有效的替代手段。若患者 IgA 水平低下或存在选择性 IgA 缺乏，则应进行基于 IgG 的检测，优选 IgG-DGP。

3. 基因检测　乳糜泻患者几乎都携带 HLA-DQ2 和（或）HLA-DQ8 基因型。携带以上基因者，患乳糜泻的风险升高。若被检者未携带此类基因，可基本排除乳糜泻的诊断。

四、影像学检查

1. 小肠造影　小肠双重造影检查可显示某些小肠吸收不良的征象，如小肠肠管扩张，造影剂涂布不良，小肠黏膜皱襞紊乱、粗细不均，空肠黏膜皱襞减少，回肠黏膜皱襞增多，小肠蠕动增强或减弱。

2. CT 检查　CT 检查可发现某些征象提示小肠吸收不良可能，如空肠皱襞数量减少，回肠皱襞数量增加，小肠肠管扩张，肠壁增厚、水肿。

五、内镜检查

胶囊内镜检查乳糜泻患者绒毛萎缩的敏感度为 70% ~ 88%，特异度为 91% ~ 100%，主要表现为绒毛萎缩、变短、变薄，可见扇贝状、沟槽状改变。双气囊小肠镜下的主要表现有小肠黏膜皱襞减少、绒毛萎缩，黏膜表面可见扇贝状、龟裂状和镶嵌样改变，部分患者有结节样改变。小肠黏膜的扇贝状改变对诊断乳糜泻的敏感度是66.7%，特异度为100%。

部分乳糜泻患者的小肠黏膜并无明显异常。小肠镜下进行黏膜活检，为病理诊断乳糜泻提供了重要的基础。乳糜泻患者多数累及近端小肠，为提高组织学诊断准确性，活检应于十二指肠近端、远端及空肠进行多部位、多块组织活检。

六、诊断和鉴别诊断

诊断乳糜泻患者需要满足以下条件中的四项：① 具有典型以慢性腹泻为主的临床症状。② 血清特异性抗体阳性。③ 人类白蛋白抗原 HLA-DQ2 和（或）HLA-DQ8 基因检测。④ 病理活检达到 Marsh Ⅱ级以上。⑤ 用去麦麸饮食治疗有效。

但临床上很多患者不能同时满足以上条件而出现以下情况：① 患者有典型临床表现而血清学阴性，可能的原因是患者已实行无麸质饮食，或具有选择性 IgA 缺乏症，或病变轻微使 IgA-tTG 呈假阴性，或患有非乳糜泻性麸质敏感、肠易激综合征等其他疾病，可完善 HLA 检测。若 HLA DQ2/DQ8 为阴性，则可排除乳糜泻诊断。② 血清学检测阳性而小肠黏膜活检组织学正常，则可能是潜伏性乳糜泻或 tTG 假阳性，或者轻微组织学异常未被发现。③ 若根据临床症状、血清学检查和小肠黏膜活检结果仍无法确诊，可让患者实行 2~8 周的高麸质饮食。当出现无法耐受的症状时可再次完善血清学检测和小肠黏膜活检。高麸质饮食时间越长，则诊断的灵敏性越高。

Ludvigsson 等通过对患者临床表现的观察，提出乳糜泻的临床分型：① 潜在型乳糜泻：血清学抗体阳性，小肠黏膜活检未见明显异常。② 无症状乳糜泻：无明显临床症状，但小肠黏膜活检明确诊断。③ 有症状乳糜泻：包括胃肠道症状及肠道外症状。④ 典型乳糜泻：腹泻和（或）吸收不良的症状和体征。⑤ 非典型乳糜泻：没有吸收不良的症状和体征。⑥ 难治性乳糜泻：尽管坚持无麸质饮食治疗，但仍有持续症状以及小肠黏膜活检异常。

第三节　小肠细菌过度生长

小肠细菌过度生长（small intestinal bacterial overgrowth，SIBO）是指由于小肠淤滞或结肠菌群异位进入小肠，引起细菌在小肠内过度繁殖，使小肠内细菌的数量和（或）种类发生了改变，临床出现腹泻、腹胀、营养不良等一系列症状。

一、病因及发病机制

防止 SIBO 发生最重要的防御因素是：① 在胃内，强大的胃酸杀死并抑制从口咽进入的微生物生长。② 小肠的正常蠕动对细菌的净化作用，特别是消化间期移行性复合运动不断将肠内容物推向结肠，限制了细菌的定植能力。③ 肠道、胰腺和胆道分泌的酶和免疫球蛋白具有抑菌和杀菌作用。④ 共生菌群的保护作用。⑤ 回盲瓣的机械和生理特性，可防止含菌量高的结肠内容物反流入小肠。上述任一防御机制受损，都可导致 SIBO 的发生。

硬皮病、淀粉样变性、糖尿病自主神经病变、甲状腺功能减退、特发性假性肠梗阻、长期使用胃肠动力抑制药物等致使小肠动力减弱而引起小肠淤滞。此外，以下因素也可导致 SIBO 的发生：小肠憩室病、外科手术引起的解剖结构改变（盲袢综合征、Billroth Ⅱ 式胃切除术、小肠端侧吻合）、各种炎症和肿瘤导致的肠管狭窄、肠粘连引起的不全性肠梗阻，使肠内容物局部滞留；各种胃肠瘘（胃 - 结肠瘘、胃 - 回肠瘘、小肠 - 结肠瘘）等异常交通导致的小肠污染；胃次全切术、恶性贫血和长期服用抑酸药物等引起胃酸减少，杀菌能力下降；严重营养不良、肝硬化、低 γ 球蛋白血症、结节性淋巴样增生和免疫缺陷等，致使肠腔内免疫机能下降。

二、临床表现

轻者可无临床症状，引起 SIBO 的基础疾病的相关症状或两者重叠。消化道症状有腹泻、腹胀、腹痛、恶心及消化不良等。腹泻是常见症状。根据病情的轻重，表现为轻度腹泻、水样腹泻或脂肪性腹泻。还有腹胀、乏力、头晕、恶心、体重下降等营养不良的表现，维生素 B_{12} 缺乏引起的巨细胞贫血和周围神经病变，脂溶性维生素缺乏引起的夜盲症、干眼症（维生素 A 缺乏）、骨软化、低钙性抽搐（维生素 D 缺乏）及神经病变等，以及低蛋白血症引起的水肿等。

三、实验室检查

1. 常规检查　血常规显示小细胞或大细胞贫血。大便化验粪脂肪含量增多。

2. 生化检查　血清铁、维生素及叶酸降低，血清白蛋白、电解质及血脂下降，凝血酶原活动度降低等。

3. 特殊检查

（1）小肠液细菌培养：一般是在内镜下或 X 线透视下插管，吸取空肠液进行菌落计数培养，以 CFU/ml 表示，是诊断 SIBO 的金标准，以菌落数 > 1×10^5 CFU/ml 为 SIBO 的判定标准。该方法操作技术要求难度较高，取材较困难，重复性差，而且抽吸液受口腔、食管、胃和十二指肠内容物的污染而可能导致假阴性和假阳性的结果。

（2）呼气试验：呼气试验指给予受试者口服能产生 CO_2、H_2 或甲烷的底物后，底物在小肠与细菌的相互作用中产生氢气和 CO_2。一部分气体经胃肠道吸收入血，最终经肺呼出，测定其呼气中 CO_2 或氢含量的变化可间接诊断 SIBO。呼气试验是一种安全、无创的 SIBO 诊断方法。① CO_2 呼气试验：包括 14C- 甘氨胆酸呼气试验和 14C-D- 木糖呼气试验。该方法的特异度和敏感度不高，存在一定的假阴性。② 氢呼气试验：底物多为葡萄糖、乳果糖、果糖、山梨醇等糖类物质，应用较为广泛的包括葡萄糖氢呼气试验（GHBT），主要检测近端小肠细菌过度生长；乳果糖氢呼气试验（LHBT），主要检测远端小肠细菌过度生长。③ 甲烷氢呼气试验：是目前临床用于诊断 SIBO 的主要方法。先检测基础呼气中甲烷和氢气的浓度，然后受试者快速口服乳果糖（10 g 乳果糖放入 200 ml 温水），之后每隔 20 min 吹气一次，至 3 h。检测各时间点吹出气体中甲烷和氢气的浓度，分别绘制时间 - 氢浓度曲线和时间 - 甲烷浓度曲线。90 min 内氢气浓度比基线增加 20 ppm，2 h 内甲烷浓度比基线增加 10 ppm，可诊断为 SIBO。

四、影像学检查

小肠造影可发现小肠憩室、狭窄及瘘管等小肠解剖学的异常，也可显示肠管的蠕动减弱、小肠淤积和扩张的表现，提示存在 SIBO 的可能，但不能做出诊断。

五、内镜检查

小肠镜检查诊断价值不大，因为小肠黏膜活检可以正常，黏膜缺损和绒毛萎缩仅在严重的病例出现，诊断 SIBO 无特异性，但可除外其他引起吸收不良的小肠黏膜病变。

六、诊断要点

对于高龄、不明原因慢性腹泻、脂肪泻、体重下降的患者，合并易引起 SIBO 的基础疾病，应警惕 SIBO，并进行呼气试验、小肠液细菌培养等相关检查以确定诊断。

第四节　短肠综合征

短肠综合征（short bowel syndrome，SBS）是各种原因所致的小肠广泛切除后肠道吸收面积显著减少，从而导致水、电解质紊乱以及各种营养物质缺乏的综合征。SBS 的定义是基于功能损伤而不是解剖损伤，疾病谱范围较广，从单一微量营养素吸收不良到完全性肠衰竭。

由于 SBS 是导致长期肠外营养（parenteral nutrition，PN）的主要原因，因此通常统计使用 PN 的人数来估计 SBS 的患病率。欧洲的数据显示，每年需长期 PN 的患者为 2/100 万人 ~ 4 人 /100 万人，其中约 35% 患有 SBS。美国每年需长期 PN 的患者约为 120 人 /100 万人，其中约 25% 患有 SBS。SBS 在女性比男性更常见。SBS 死亡率很高，为 30% ~ 50%。

一、病因和发病机制

成人 SBS 的主要病因包括因肠扭转、肠瘘、肠系膜血管病变、绞窄性小肠疝、腹部创伤或肿瘤、克罗恩病等进行广泛小肠切除。儿童 SBS 的病因主要是先天性小肠闭锁、中肠旋转不良和坏死性小肠结肠炎等。

小肠广泛切除术后，小肠吸收面积显著减少，食物在小肠的停留时间缩短，导致各种营养物质吸收不良，其严重程度主要取决于切除肠管的长度和位置、回盲瓣是否保留、残留肠管的功能及适应代偿能力。大多数营养物质在近端小肠吸收，切除过多会导致多种营养物质的缺乏。远端小肠主要吸收维生素 B_{12} 和胆盐，切除过多会导致维生素 B_{12} 缺乏、脂溶性维生素吸收不良、脂肪泻和胆结石等。回盲瓣可以减少小肠细菌定植，减慢回肠排空，从而增加肠道对水、电解质的吸收，因此在远端小肠切除时保留回盲瓣非常重要。小肠广泛切除后，胃肠道的结构和功能等均会出现代偿性变化。结构性代偿表现为吸收面积的增加，即肠黏膜皱襞增厚、绒毛增高以及腺窝加深；功能性代偿表现为肠道蠕动减弱、肠管血运和吸收功能增强。

二、临床表现

腹泻是 SBS 最早出现的主要症状。营养物质吸收障碍引起消瘦、贫血、低蛋白血症、肌肉萎缩及儿童生长发育弛缓。低钙、低镁引起手足抽搐。维生素 D 缺乏引起骨质疏松及软骨病。维生素 K 缺乏引起凝血功能障碍和出血倾向。微量元素缺乏引起皮炎、脱发等。SBS 容易合并尿路结石、胆结石、胆汁淤积和骨代谢疾病等。

SBS 的临床过程包括急性期、代偿期、恢复期三个阶段。

1. 急性期　急性期的症状在小肠切除后立即出现，肠道无法适应黏膜吸收面积的骤减，肠道过短，肠道内容物通过速度加快，患者可出现严重腹泻，引起脱水和电解质紊乱、酸碱平衡失调等。钙、镁吸收不良可出现手足搐搦。碳水化合物、脂肪、蛋白质等吸收不良表现为营养不良、免疫功能降低，容易发生感染。这一阶段持续数周到 2 个月。

2. 代偿期 肠道逐渐适应吸收面积减少所带来的变化，腹泻量较前明显减少，主要表现为体重减轻和营养缺乏。此阶段一般发生在术后 2 个月至 2 年。

3. 恢复期 腹泻减轻，体重维持在较低水平，营养支持方式和量基本定型。部分患者可从肠道获得足够营养，但多数患者仍不能通过普通饮食满足营养需求，需要依赖肠外营养，或采取肠内、肠外营养联合治疗。此阶段一般发生在术后 2 年以上。

三、实验室检查

1. 常规检查 早期血常规中白细胞和红细胞增多，为血液浓缩的表现，后期有贫血表现。尿常规草酸含量增多，可见草酸盐结石。大便常规呈水样便或脂肪便。

2. 生化检查 低蛋白、低胆固醇、低血糖等。

3. 电解质检查 血清钾、钠、钙、镁、磷等降低。

4. 维生素检测 多种维生素缺乏。

5. 动脉血气分析 可发生代谢性酸中毒。

四、影像学检查

小肠造影可测量残留小肠的长度及肠管的宽度，手术的部位及吻合方式，有无小肠旷置等。小肠蠕动增强或减弱、肠管扩张。

CT 和 MR 小肠造影也可显示小肠的长度和宽度，有无肠道病变等。

五、内镜检查

主要用于评估小肠黏膜绒毛的形态，也可显示小肠有无溃疡和狭窄等病变。

六、诊断要点

1. 有明确的小肠广泛切除病史（切除肠段 70% 以上或剩余小肠 <200 cm）。

2. 术后出现严重腹泻、营养不良的症状和体征。

3. 排除其他病因后，可考虑该疾病的诊断。

第五节 蛋白丢失性胃肠病

蛋白丢失性胃肠病（protein-losing gastroentero-pathy，PLGE）是一种以胃肠道蛋白质的异常丢失，导致低蛋白血症为特点的临床综合征，临床主要表现为水肿和低蛋白血症。最早于 1949 年由 Albright 等用核素标记检查技术证实了蛋白质从胃肠道丢失，创立了本病研究的基本方法。国内外对该疾病的报道多为个案，缺乏流行病学方面的数据。

一、病因和机制

PLGE 的病因及机制包括：① 肠淋巴管阻塞或间质压力升高，导致淋巴液回流受阻，见于原发性和继发性淋巴管扩张、肠系膜淋巴管阻塞、结核、结节病、淋巴瘤等；② 肠道黏膜破坏、黏膜糜烂和溃疡，导致蛋白质直接漏入肠腔，见于小肠溃疡、克罗恩病、结核及小肠肿瘤等；③ 小肠黏膜受损，黏膜对蛋白质的通透性增加，使蛋白质从细胞内或细胞间漏入肠腔，见于病毒性肠炎、小肠细菌过度生长、肠道寄生虫病、过敏性肠炎、嗜酸细胞性胃肠炎、麦麸敏感性肠病、热带口炎性腹泻、Menetrier 病、淀粉样变及系统性红斑狼疮等。引起蛋白质丢失不是单一机制，可能是同时通过黏膜损伤和淋巴液回流受阻造成的。

二、临床表现

多数患者的临床表现是原发病的症状，而不是蛋白质丢失本身引起的。消化道症状有腹泻、腹痛、腹胀及食欲减退等。腹泻为慢性间歇性或持续性腹泻，粪便为水样泻或半固体状态，有时带血。全身症状有水肿、消瘦。蛋白质丢失最常见的症状是血浆胶体渗透压下降所致的水肿，以下肢水肿最为常见，也可见于颜面、眼睑等，全身水肿较罕见。部分患者可有胸腔或腹腔积液。

三、实验室检查

1. 低蛋白血症　血浆蛋白减少，尤以白蛋白减少为著，大多数免疫球蛋白（IgG、IgA 和 IgM）、纤维蛋白原、脂蛋白、α_1- 抗胰蛋白酶、转铁蛋白和铜蓝蛋白减少。

2. α_1- 抗胰蛋白酶清除率　α_1- 抗胰蛋白酶是肝合成的一种糖蛋白，其相对分子质量与白蛋白相似，具有抗蛋白水解酶的活性，很少被肠道激酶消化，主要以原形从粪便中排出。测定血清和粪便中 α_1- 抗胰蛋白酶含量并计算其清除率（24 h 大便量 × 大便 α_1- 抗胰蛋白酶浓度 ÷ 血清 α_1- 抗胰蛋白酶浓度），可用于间接测定白蛋白从胃肠道丢失的情况，是 PLGE 的特异性诊断方法之一。

3. 核医学检查　利用放射性核素标记蛋白质或其他特殊物质，检测胃肠道中的放射性，推算蛋白质从胃肠道丢失的比率，判断是否存在过量蛋白质从胃肠道丢失。可采用 99Tcm- 人血清白蛋白核素扫描（99Tcm-human serum albumin scans，99Tcm-HAS）进行检查。99Tcm- 人血清白蛋白稳定性较好，检查前不需要患者做特殊准备，是目前比较常用的诊断蛋白

质丢失性肠病的方法。

四、影像学检查

1. 小肠造影　主要表现为小肠黏膜皱襞水肿、增宽、粗细不均，肠管有痉挛收缩。根据相应的造影表现，可对克罗恩病、淋巴瘤等基础疾病进行诊断和鉴别诊断。

2. CT 检查　可见肠壁均匀增厚，增强后黏膜面轻度强化或无强化。CT 检查可以显示引起蛋白质丢失的相关基础疾病，如克罗恩病、恶性肿瘤及腹膜后纤维化等。

五、内镜检查

小肠镜检查能够直接观察黏膜，对细微病变如黏膜糜烂、溃疡、小结节、黏膜白斑及绒毛萎缩等表现进行观察，优于其他检查方法，并且可以通过黏膜活检获取组织样本进行病理检查。

六、诊断和鉴别诊断

蛋白丢失性肠病的诊断要点为：① 临床症状有腹泻、腹痛、腹胀等消化道症状，以及水肿、消瘦等全身症状。② 实验室检查有低蛋白血症，排除消化道出血、蛋白尿、肝疾病时，可考虑蛋白丢失性肠病。③ 证实蛋白质从胃肠道丢失，如 99Tcm- 人血清白蛋白核素扫描、粪便 α_1- 抗胰蛋白酶测定。④ 病因的检测依赖于影像学或内镜检查以及病理检查。

蛋白丢失性肠病首先应该与能够引起水肿和低蛋白血症的其他疾病进行鉴别，主要包括肝和肾疾病。其次，应该在引起蛋白丢失性胃肠病的基础疾病之间进行鉴别。

第六节　小肠淋巴管扩张症

小肠淋巴管扩张症（intestinal lymphangiectasia，IL）是因原发或继发原因导致的肠道淋巴回流受阻和淋巴管内压力升高，使富含蛋白质、淋巴细胞、脂肪的淋巴液从小肠黏膜或淋巴管渗漏，临床表现为低蛋白血症、乳糜性腹水、外周淋巴细胞减少等临床综合征。本病也是引起蛋白丢失性肠病的主要疾病之一。根据病因不同，分为原发性小肠淋巴管扩张症（primary intestinal lymphangiectasia，PIL）和继发性小肠淋巴管扩张症（secondary intestinal lymphangiectasia，SIL）。本病少见，多为散发病例。

一、病因和病理

原发性小肠淋巴管扩张症病因不明，多认为是先天性淋巴管发育不全所致，病变主要在空、回肠，可同时伴有其他部位的淋巴管发育异常。继发性小肠淋巴管扩张症是其他疾病导致小肠淋巴管扩张，常见的有如下疾病：① 自身免疫性疾病。如系统性红斑狼疮、皮肌炎、系统性硬化等可引起肠系膜及后腹膜广泛炎性增生，致使该部位淋巴管狭窄或闭塞，产生淋巴回流障碍，继发淋巴管扩张。② 感染。丝虫病、肠系膜淋巴结结核等引起淋巴管及其周围组织炎症、狭窄或闭塞，使小肠淋巴回流障碍。③ 肿瘤。肠系膜根部淋巴瘤、后腹膜肿瘤及淋巴结转移瘤等浸润、压迫肠道淋巴管，导致淋巴回流障碍。④ 腹部外伤、手术、放射治疗等损伤淋巴管，导致回流障碍。⑤ 缩窄性心包炎、充血性心力衰竭、门静脉高压等使中心静脉压升高，导致淋巴液生成增多，回流障碍。⑥ 其他疾病。慢性胰腺炎及克罗恩病等。

小肠的淋巴管主要分布在黏膜固有层、黏膜下层和浆膜层与肠系膜之间，汇成淋巴干，经乳糜池、胸导管回流。小肠淋巴管扩张的病理表现为肠壁水肿、增厚，绒毛的中央乳糜小管明显扩张，其中有充满脂质的巨噬细胞。黏膜下层、浆膜层和肠系膜的淋巴管也有扩张。浆膜下可见脂褐素沉积。

二、临床表现

各种原因引起的小肠淋巴管狭窄、阻塞，使淋巴管压力升高，淋巴回流受阻，阻碍了小肠淋巴液进入外周循环，导致淋巴液外漏，使大量蛋白质、脂肪和淋巴细胞丢失，引起低蛋白血症和乳糜性腹水等一系列表现。

该病起病隐匿，呈慢性持续性或间歇性发作，临床表现多种多样，也可无任何症状。主要临床表现为水肿和腹泻。水肿是此病最突出的临床表现，与淋巴管回流受阻及严重的低蛋白血症有关。水肿主要见于双下肢小腿部分，开始为间歇性，后转为持续性，可为对称性或非对称性。也有上肢、阴囊、阴蒂肿胀及眼睑水肿等报道。慢性或间歇性腹泻也是小肠淋巴管扩张症的主要表现。多数患者出现大便次数及性状的改变，多为黄色稀水样便，严重时呈乳糜泻。部分患者有吸收不良综合征的表现，如缺铁性贫血、低钙血症，可出现低钙性抽搐和惊厥。部分患者可出现漏出性或乳糜性胸腔积液和腹水。

由于淋巴细胞及大量免疫球蛋白丢失，患者免疫功能低下，就诊前可有前驱感染症状。儿童可出现生长发育滞后。

三、实验室检查

实验室检查表现为外周血淋巴细胞减少，主要是 T 淋巴细胞减少；小细胞低色素贫血；低蛋白血症，免疫球蛋白 IgG 显著降低，IgA 和 IgM 轻度降低，转铁蛋白和纤维蛋白原可轻度降低；血清钙降低；大便脂肪含量升高，α_1- 抗胰蛋白清除率升高等。

四、影像学检查

1. 小肠造影　表现为小肠黏膜皱襞增宽、增多，边缘不整，可见局限性或弥漫性结节状充盈缺损；小肠肠管扩张，肠蠕动减弱；小肠肠腔内积液，钡剂涂布较差；肠间距增宽等。

2. CT 检查　表现为肠管增宽，小肠壁水肿、增厚，显示"晕轮征"；肠系膜血管迂曲、增宽；胸腔积液和腹水。CT 检查也可排除引起继发性小肠淋巴管扩张症的疾病，如肿瘤、结核等。可与淋巴管造影结合，显示腹膜后淋巴管阻塞的部位及范围。

3. 核素淋巴显像　使用 99Tcm-HAS、99Tcm-MDP 等标记血清白蛋白，进行核素显像，用于诊断淋巴回流障碍。如果小肠显影，回盲部出现放射性物质积聚，则高度提示此病；乳糜性腹水或胸腔积液者可有腹腔或胸腔放射性浓聚。

五、内镜检查

胶囊内镜和小肠镜显示病变小肠黏膜肿胀、肥厚、粗大，表面附着奶黄色或雪片状突起，也可表现为散在或弥漫分布的白色斑点，小肠黏膜呈特征性的雪花样改变。内镜诊断价值较高，具有以上特征性改变者其诊断率可达 86%。小肠镜黏膜活检可进行病理诊断。

六、诊断和鉴别诊断

小肠淋巴管扩张症的诊断依据为：① 典型的临床表现。② 外周血淋巴细胞绝对计数减少。③ 血浆白蛋白和 IgG 同时降低。④ 内镜活检或手术标本病理证实有小肠淋巴管扩张症。⑤ 辅助检查证明有肠道丢失蛋白质增多。具备前 3 条为疑诊，具备后 2 条即可确诊。排除继发性因素，可诊断原发性淋巴管扩张症。

小肠淋巴管扩张症需要与引起低蛋白血症、水肿和腹泻的疾病进行鉴别，如免疫缺陷病、慢性肝病及嗜酸细胞性胃肠炎等。

1. 普通变异型免疫缺陷病　该疾病是引起小肠吸收不良综合征、小肠绒毛普遍萎缩的少见疾病。临床上可表现为易发生感染、慢性腹泻、水肿、吸收不良等表现。特征性的检查包括 B 淋巴细胞减少，免疫球蛋白广泛降低，小肠黏膜病理检查可见浆细胞减少或消失。

2. 肝硬化失代偿期　可出现水肿、低蛋白血症、贫血、腹腔积液等，与小肠淋巴管扩张症类似，但肝硬化失代偿期一般有慢性肝炎的病史，实验室检查提示低白蛋白，白蛋白与球蛋白比值降低或倒置，血小板和（或）白细胞明显降低，以及脾功能亢进。腹水多为血清 - 腹水白蛋白梯度（≥ 11 g/L）升高性质。影像学检查有肝硬化表现。

3. 嗜酸细胞性胃肠炎　部分患者可表现为腹泻、水肿、腹腔积液的临床表现。该病可有过敏史，外周血嗜酸性粒细胞增多，胃肠黏膜组织中可见大量嗜酸性粒细胞浸润。

病例介绍

病例 1　女，53 岁。

病史：患者 4 年前无明显诱因出现饭后腹泻，每天 7~8 次，为黄色糊状不成形便，无黏液、脓血，每次约 100 ml，伴腹胀，进食后加重，便后缓解，伴呕吐，每天 2 次，呕吐胃内容物，量约 20 ml，伴口腔溃疡。1 年前出现双下肢对称性水肿，为凹陷性，严重时难以屈曲、行走。外院检查血红蛋白下降（88 g/L），白蛋白下降（25.10 g/L）。给予补充白蛋白、利尿等治疗后下肢水肿减轻。体重下降 30 kg。体格检查：体温 36.5 ℃，脉搏 80 次 / 分，呼吸 16 次 / 分，血压 120/75 mmHg。营养不良，贫血面容，心、肺及腹部无异常体征。双下肢可凹陷性水肿。实验室检查：血红蛋白下降（104 g/L），大便常规正常，大便涂片找细菌、结核分枝杆菌、真菌、寄生虫及阿米巴等阴性，苏丹 Ⅲ 染色阴性。碱性磷酸酶升高（147 U/L），血清白蛋白下降（32.9 g/L）。血钙下降（1.86 mmol/L），血磷升高（1.63 mmol/L）。总补体升高（51 U/ml），IgG 升高（21.7 g/L），IgE 升高（1102 g/L）。免疫球蛋白固定电泳：白蛋白下降（49.4%），γ 球蛋白升高（29.6%）。T 淋巴细胞亚群：CD3−、CD16+ 淋巴细胞下降（6.2%），CD3+ 淋巴细胞升高（85.1%），CD3+、CD4+ 淋巴细胞升高（46.2%），CD3−、CD19+ 淋巴细胞下降（6.3%）。辅助检查：胃镜提示十二指肠绒毛短缩，慢性浅表性胃炎。活检病理提示十二指肠黏膜慢性炎症，绒毛变短，上皮内较多淋巴细胞浸润。小肠造影提示空肠黏膜弥漫性病变，吸收不良可能。小肠镜诊断小肠黏膜弥漫绒毛萎缩。活检病理提示小肠黏膜慢性炎症，伴绒毛低平，较多淋巴细胞浸润，肠上皮细胞增生（图 8-1）。

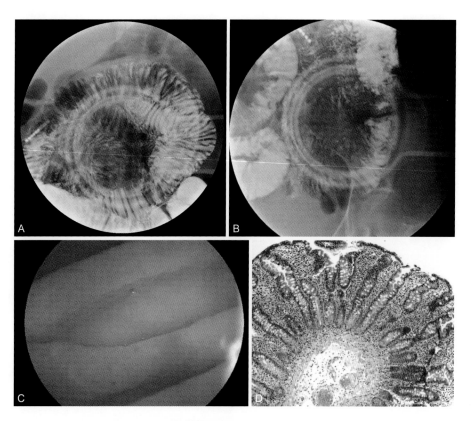

图 8-1　小肠吸收不良。A、B. 小肠造影显示空肠黏膜皱襞增粗、紊乱，粗细不均，造影剂涂布差，可见"雪花征"。C. 内镜显示小肠黏膜绒毛短缩。D. 病理提示小肠黏膜中度慢性炎症，肠绒毛低平，肠上皮细胞增生（HE 染色）

病例2 男，38岁。

病史：患者25年前无明显诱因出现大便不成形，为黄色稀水样便，每天1次。18年前因外出工作，饮食以米饭为主，大便转为黄色软便，偶有便秘。12年前服用中药（具体不详）后腹泻加重，为稀水样便，每天3~4次，伴四肢乏力。当地医院给予补钾、补液、止泻等对症治疗后好转。2年前腹泻加重，每天5~6次，伴四肢无力、眩晕、眼干、口干及体重下降。半年前外院诊断"乳糜泻"，给予泼尼松治疗。开始剂量30 mg，症状减轻，减量至5 mg时症状再次加重。自述夏天及食用面食后症状加重，冬季及禁食后腹泻缓解。体格检查：体温36.5 ℃，脉搏84次/分，呼吸18次/分，血压100/63 mmHg。体型消瘦，心、肺及腹部未见异常体征。实验室检查：血红蛋白下降（119 g/L），CRP升高（9.4 mg/dl），ESR加快（36 mm/h），抗中性粒细胞胞浆抗体（核周型）IgG 1：20阳性，抗小肠杯状细胞抗体 IgG 1：10阳性。大便苏丹Ⅲ染色阳性，大便找细菌、真菌、结核分枝杆菌、阿米巴等阴性。淋巴细胞亚群B淋巴细胞下降（2.48%），T淋巴细胞升高（87.49%），抑制/细胞毒性T淋巴细胞升高（51.54%）。补体C3降低（0.598 g/L），补体C4降低（0.102 g/L）。免疫球蛋白固定电泳：白蛋白下降（51.0%），α₂球蛋白升高（11.2%），γ球蛋白升高（24.1%），血钾降低（2.63 mmol/L）。辅助检查：胃镜提示慢性浅表性胃炎，十二指肠绒毛短缩。活检病理提示十二指肠绒毛萎缩，隐窝增生，上皮内淋巴细胞浸润，倾向于"乳糜泻"。结肠镜提示末端回肠绒毛短缩。活检病理提示小肠绒毛轻度短缩，隐窝排列规则，上皮内淋巴细胞明显增多。结合病史，考虑乳糜泻可能。胶囊内镜提示小肠绒毛弥漫均匀短缩。小肠造影提示小肠吸收不良。CT提示肠管积气（图8-2）。

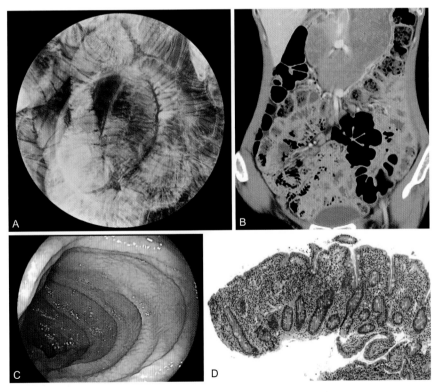

图8-2 乳糜泻。A. 小肠造影显示小肠黏膜皱襞紊乱，粗细不均，造影剂涂布较差。B. CT显示肠管积气，回肠黏膜皱襞增多。C. 内镜可见十二指肠黏膜绒毛短缩，呈鱼鳞状改变。D. 病理提示十二指肠绒毛显著低平，隐窝增生，上皮内淋巴细胞增多，固有膜淋巴单核细胞浸润（HE染色）

病例3 男，63岁。

病史：患者3个月前无明显诱因出现饭后腹胀，伴食欲不振。2个月前出现腹泻，为稀水样便，每天3~5次，量约300 ml，自觉尿量减少。1个月前腹泻加重，每天4~6次，每次量约200 ml，伴恶心、呕吐、乏力，呕吐胃内容物，体重下降20 kg。体格检查：体温36.2 ℃，脉搏80次/分，呼吸20次/分，血压129/84 mmHg。无异常体征。实验室检查：黄色稀便，大便潜血试验阳性，大便找细菌、真菌、结核分枝杆菌、寄生虫及阿米巴等均为阴性，苏丹Ⅲ染色阴性。血清白蛋白降低（35.2 g/L），碱性磷酸酶升高（147 U/L）。钙降低（1.95 mmol/L），磷降低（0.83 mmol/L）。TB淋巴细胞亚群：CD3$^+$淋巴细胞升高（79.3%），CD3$^-$、CD19$^+$淋巴细胞下降（1.2%）。叶酸降低（1.3 nmol/L）。血清铁降低（7.9 µmol/L），总铁结合力下降（21.9 µmol/L），不饱和铁结合力下降（14 µmol/L），铁蛋白升高（588.4 ng/ml）。辅助检查：小肠造影提示空肠黏膜弥漫性病变，小肠动力减弱。胶囊内镜提示十二指肠炎，小肠黏膜弥漫萎缩。小肠镜提示小肠黏膜弥漫绒毛萎缩，散在糜烂、溃疡。活检病理提示小肠黏膜慢性炎症，灶性淋巴细胞浸润，及少量浆细胞，绒毛明显短缩、缺如，肠上皮细胞增生，可见杯状细胞，未见潘氏细胞，易见凋亡小体，符合小肠吸收不良（图8-3）。

病例4 男，45岁。

病史：患者3个月前进食冷饭后出现腹泻，每天3~6次，为黄色稀便或稀水样便，无黏液、脓血，伴乏力、口渴，每日饮水3000~4000 ml。在外院予中药治疗后症状缓解。后进凉食、冷水后腹泻加重，伴四肢乏力，且逐渐加重。1周前出现行走困难，体重下降10 kg。体格检查：体温36.3 ℃，脉搏80次/分，呼吸18次/分，血压105/60 mmHg。体型消瘦，营养不良，慢性病容。左颌下可触及黄豆大小淋巴结，质硬，可活动，无压痛。心、肺及腹部无异常体征。实验室检查：红细胞降低（2.4×10^{12}/L），血红蛋白下降（106 g/L）。大便为黄色稀便，有脂肪球，大便培养阴性。血钾降低（1.8 mmol/L），钠降低（124 mmol/L），钙6.8 mg/dl，磷2.8 mg/dl。葡萄糖氢呼气试验阳性。辅助检查：小肠造影提示小肠吸收不良（图8-4）。空肠黏膜活检，病理提示空肠黏膜绒毛低平，固有层炎症细胞浸润，符合吸收不良。

病例5 女，51岁。

病史：患者半年前因肠梗阻、肠粘连于外院行剖腹探查术，见距离回盲瓣40~90 cm小肠扭转，切除病变小肠60 cm。术后出现肠瘘，又行剖腹探查术。术中见小肠广泛粘连，距离回盲瓣5~45 cm处小肠致密粘连成团，并与腹壁粘连致密，行右半结肠及部分小肠切除。术后出现腹泻，为黄色稀便，伴黏液及未消化食物，偶有暗红色血便，每天4~7次，量约500 ml，伴乏力，进流食后腹泻略减轻。当地医院给予易蒙停（洛哌丁胺）、思密达（蒙脱石散）等对症治疗，腹泻好转，停药后症状复发。既往史：1年前诊断宫颈癌，行子宫切除。体格检查：体温36.5 ℃，脉搏72次/分，呼吸20次/分，血压90/55 mmHg。体型消瘦，心、肺无异常。上腹见10 cm手术瘢痕，下腹部中线偏左见6 cm手术瘢痕，腹部3个直径1 cm引流术后瘢痕，无压痛及反跳痛。肠鸣音活跃，10次/分。实验室检查：白细胞降低（2.4×10^9/L），红细胞下降（2.81×10^{12}/L），血红蛋白降低（79 g/L），血小板降低（94×10^9/L），血清白蛋白降低（34.3 g/L），血清铁降低（3.9 µmol/L），不饱和铁结合力升高（50.0 µmol/L），血钾降低（3.08 mmol/L）。大便为黄色稀便，大便潜血试验阴性，阿米巴阴性。ESR加快（45 mm/h）。辅助检查：小肠造影提示短肠综合征可能（图8-5）。

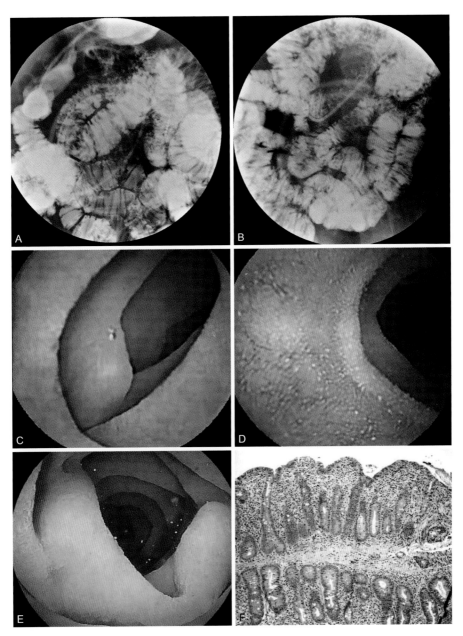

图 8-3　小肠吸收不良。A、B. 小肠造影显示小肠黏膜皱襞增宽、紊乱，粗细不均，肠壁边缘不整。C、D. 胶囊内镜见小肠黏膜绒毛短缩。E. 小肠镜可见小肠黏膜肿胀，绒毛短缩。F. 病理提示空肠下段黏膜轻度慢性炎症（轻度活动），绒毛明显变短，肠腺上皮增生（HE 染色）

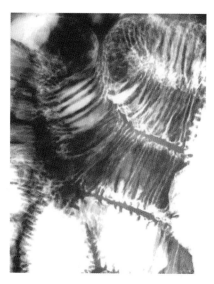

图 8-4 小肠吸收不良。小肠造影示小肠扩张，黏膜皱襞增宽、粗细不均

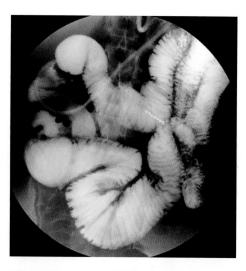

图 8-5 短肠综合征。小肠造影显示回肠及右半结肠切除，空肠 - 横结肠吻合，吻合口较窄，小肠肠管明显变短、长约 100 cm，部分管腔扩张

病例 6 女，54 岁。

病史：患者 4 年前因反复肠梗阻于外院行右半结肠根治术 + 小肠部分切除 + 小肠造瘘术。术后病理提示右半结肠中分化腺癌，侵及浆膜层，无淋巴结及脉管转移。4 个月后行小肠造瘘还纳，术后出现腹泻，每天 10 余次，为黄色稀水样便，每次量约 100 ml，间断可见泡沫及黏液，伴食物残渣，多于进食后排便。自己服用黄连素（小檗碱）、蒙脱石散等治疗无效。2 年前出现头晕、乏力，服用中药治疗，症状无缓解。目前大便每天 7~8 次。既往史：患缺铁性贫血 40 余年，间断补铁治疗。30 年前行阑尾手术。10 年前因子宫内膜异位症行子宫切除。体格检查：体温 36.5 ℃，脉搏 78 次 / 分，呼吸 16 次 / 分，血压 128/73 mmHg。腹部见手术瘢痕，无压痛及反跳痛，肠鸣音 6 次 / 分，移动性浊音阴性。实验室检查：血红蛋白下降（81 g/L）。铁蛋白下降（5.26 ng/ml），血清铁下降（3.8 μmol/L），总铁结合力升高（89.8 μmol/L），不饱和铁结合力升高（86 μmol/L），可溶性转铁蛋白受体升高（226.95 nmol/L）。大便潜血试验呈弱阳性，苏丹Ⅲ染色呈阴性，细菌、真菌、结核分枝杆菌、寄生虫、

阿米巴阴性，钙卫蛋白测定正常。辅助检查：小肠造影提示短肠综合征可能（图 8-6）。

病例 7 男，57 岁。

病史：患者 10 余年前无明显诱因出现腹痛，为阵发性上腹部疼痛，伴腹泻，每天 7~8 次，为水样便，偶有血丝，伴体重下降。8 年前出现双下肢水肿，未进行诊治。3 年前每周腹泻 4~5 天，每天 5~6 次，为水样便，偶有便血，伴恶心、呕吐、反酸、烧心，呕吐物为黄色水样。近 1 个月腹痛加重，仍伴腹泻，每天 7~8 次，为水样便，每次量约 1000 ml，偶带血丝。有时人工诱吐，呕吐物为黄色水样，量约 500 ml。体格检查：体温 36.4 ℃，脉搏 80 次 / 分，呼吸 20 次 / 分，血压 112/72 mmHg。慢性病容，心、肺及腹部无异常体征，双足背轻度水肿。实验室检查：血红蛋白降低（91.0 g/L），白蛋白降低（16.1 g/L），球蛋白降低（14.0 g/L），谷草转氨酶升高（48.0 U/L），肌酸激酶升高（521.0 U/L），肌酸激酶 -MB 升高（31.0 U/L），血钙降低（1.66 mmol/L），血钠降低（136 mmol/L）。淋巴细胞亚群：CD3+ 淋巴细胞升高（80.6%），CD3+、CD4+

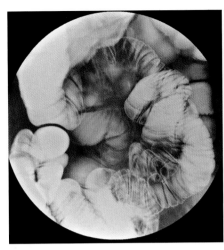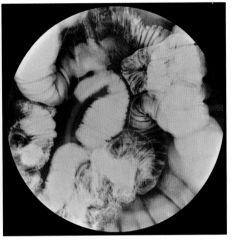

图 8-6　短肠综合征。部分小肠及右半结肠切除，回肠 – 结肠吻合，小肠明显变短，长约 150 cm

淋巴细胞升高（52.6%），CD3⁻、CD19⁺淋巴细胞下降（6.9%）。免疫球蛋白七项：IgG 下降（3.45 g/L），IgA 下降（0.341 g/L），IgE 升高（246.5 IU/ml），补体 C3 下降（0.416 g/L）。铁蛋白降低（16.94 ng/ml），血清铁降低（3.8 μmol/L），总铁结合力下降（31.8 μmol/L），不饱和铁结合力下降（28.0 μmol/L）。大便为黄色稀便，潜血试验呈弱阳性，阿米巴、虫卵未见。苏丹Ⅲ染色呈阴性。大便革兰氏细菌总数 3000，阳性杆菌降低（40%），阴性杆菌升高（55%），阳性球菌 3.0%，阴性球菌 2.0%。真菌：孢子（++++），难辨梭菌毒素 A/B 阴性。辅助检查：胃镜提示慢性浅表性胃炎。肠镜检查结肠未见异常。CT 提示小肠积气，胰腺多发小囊肿，脾小囊肿，腹、盆腔积液，双侧胸腔积液。小肠造影提示空肠中上段黏膜皱襞明显增粗、紊乱，炎症性病变可能。小肠镜可见空肠黏膜绒毛短缩低平，散在充血红斑，黏膜普遍充血、水肿，活检质软。活检病理可见小肠黏膜绒毛不同程度萎缩，局灶糜烂，偶见隐窝炎，固有层炎症细胞增多，浆细胞、淋巴细胞浸润，病变符合小肠吸收不良（图 8-7）。

病例 8　男，56 岁。

病史：患者 1 年余前进食冰冷食物后出现腹泻，每天 2 ~ 5 次，每次 200 ml，为黄色稀便。1 年前腹泻加重，每天 5 ~ 10 次，每次约 200 ml，为黄色稀水样便或水样便，伴双下肢水肿。2 个月前患者水肿加重，水肿达双上肢、腰骶部，伴腹胀、脱发。体格检查：体温 36 ℃，脉搏 78 次 / 分，呼吸 21 次 / 分，血压 100/76 mmHg。贫血貌。心、肺无异常。腹部膨隆，移动性浊音阳性，双下肢凹陷性水肿。实验室检查：白细胞降低（2.9×10⁹/L），红细胞降低（3.12×10¹²/L），血红蛋白下降（87 g/L）。大便为黄色稀便，大便潜血试验阳性。白蛋白降低（16.4 g/L）。淋巴细胞亚群：CD3⁺淋巴细胞升高（84.1%），CD3⁺、CD8⁺淋巴细胞升高（34.7%），CD3⁻、CD19⁺淋巴细胞下降（6.9%）。IgG 降低（4.99 g/L），IgM 降低（0.55 g/L），补体 C3 下降（0.50 g/L）。腹水常规：无色透明，比重 1.009，细胞总数 292/μl，单核细胞百分数 97%；腹水生化：总蛋白 5 g/L，白蛋白 3.2 g/L，乳酸脱氢酶 52 U/L，腺苷脱氨酶 7 U/L；腹水病理可见多量间皮细胞、单核细胞、少许淋巴细胞，未见肿瘤细胞。辅助检查：CT 提示部分小肠肠壁增厚，肿大淋巴结，大量腹水，胸腔、心包积液，皮下广泛水肿。胃镜提示十二指肠黏膜水肿、不平，贫血胃黏膜。活检病理提示十二指肠黏膜重度慢性炎症（活动性），伴糜

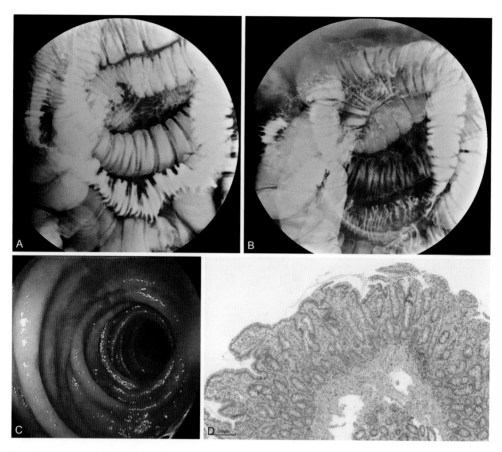

图 8-7　小肠吸收不良，蛋白丢失性胃肠病。A、B. 小肠造影显示空肠中上段黏膜皱襞明显增粗、紊乱，肠壁边缘呈锯齿状。C. 内镜示小肠黏膜轻度充血水肿，绒毛短缩低平，散在红斑。D. 病理提示空肠绒毛局灶低平，固有膜少量淋巴细胞及单核细胞浸润（HE）

烂，腺体萎缩，上皮细胞以黏液柱状上皮为主，吸收细胞、杯状细胞明显减少，固有层和黏膜下层较多淋巴细胞浸润。免疫组化 CD3（＋），CD20（个别＋），提示小 T 淋巴细胞异常增生。小肠镜提示小肠黏膜弥漫水肿，绒毛短缩消失，结节不平，颜色略白，呈贝壳状、镶嵌样。活检病理提示十二指肠黏膜慢性炎症，绒毛缺失，肠腺减少，黏膜上皮细胞及间质大量小淋巴细胞，黏膜肌层及黏膜下层部分小血管堵塞（图 8-8）。最终诊断：蛋白丢失性肠病，小淋巴细胞异常增生。

病例 9　女，9 岁。

病史：患儿 20 余天前无明显诱因出现腹泻，每天 1～2 次，为黄色稀水样便，量多，伴恶心、厌油腻。10 天前出现腹胀，且逐渐加重。既往史：5 年前曾经有腹泻，诊断低蛋白血症，输白蛋白治疗后缓解。体格检查：生命体征平稳，左颈部触及 0.5 cm 淋巴结，可活动，无压痛。咽部略充血。心、肺无异常。腹部膨隆，移动性浊音阳性。双下肢不水肿。实验室检查：血红蛋白下降（109 g/L）。中性粒细胞百分数升高（82.5%），淋巴细胞百分数下降（10.4%），淋巴细胞绝对值下降（0.4×10⁹/L）。血清白蛋白下降（21 g/L）。尿素氮下降（1.5 mmol/L），肌酐降低（41 μmol/L），血钙降低（1.59 mmol/L）。拟胆碱酯酶下降（66 U/L），葡萄糖降低（3.7 mmol/L）。免疫球蛋白七项：总补体升高（52 U/ml），IgG 降低（2.83 g/L），IgA 降低（0.61 g/L），补体 C3 下降

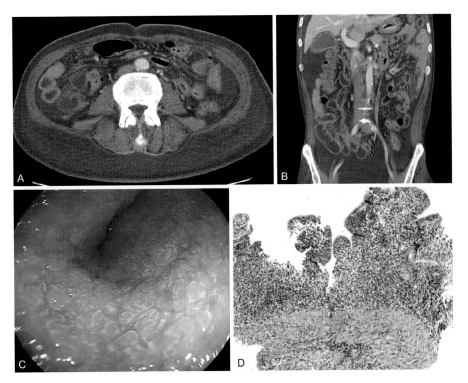

图 8-8　蛋白丢失性肠病，小 T 淋巴细胞异常增生。A、B. CT 显示部分小肠管壁增厚、黏膜下水肿，见多发肿大淋巴结，腹腔渗出积液，皮下广泛水肿。C. 内镜可见空肠黏膜弥漫水肿，结节不平，绒毛消失，颜色略偏白，呈贝壳状、镶嵌样。D. 病理提示十二指肠黏膜重度慢性炎症（活动性），绒毛增宽及变短，长短不一，上皮内见较多的淋巴细胞浸润，以绒毛的游离端明显（HE 染色）

（0.68 g/L）。蛋白电泳：白蛋白下降（48.8%），α_1 球蛋白升高（6.7%），α_2 球蛋白升高（20.7%），γ 球蛋白降低（12.3%），白蛋白 / 球蛋白比值降低（0.95），在 α_2 球蛋白和 β 球蛋白之间有一个特殊增高的区带。24 h 尿蛋白定量正常（27.6 mg/dl）。大便常规为稀水样便，大便潜血试验呈阴性，苏丹Ⅲ染色试验呈阴性。腹水实验室检查：黄色、透明，比重 1.009，细胞总数 45/µl，单核细胞占 50%，多核细胞占 50%，蛋白质定量 324.3 g/L。李氏反应阳性。腺苷脱氨酶（ADA）2 U/L。腹水涂片：结核分枝杆菌、细菌均阴性，腹水乳糜试验阴性，未见肿瘤细胞。腹水细菌培养阴性。辅助检查：腹部 CT 提示腹腔及腹膜后多发肿大淋巴结，部分融合，小肠扩张，腹、盆腔积液。小肠镜提示：回肠黏膜弥漫结节不平，淋巴管扩张可能。活检病理提示回肠黏膜淋巴管扩张（图 8-9）。

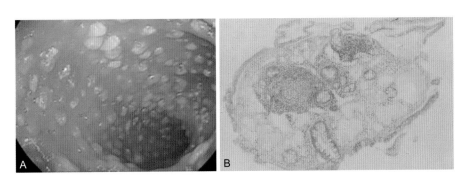

图 8-9　小肠淋巴管扩张症。A. 小肠镜可见回肠黏膜弥漫白色结节不平，大小 0.1 ~ 0.4 cm。B. 病理提示小肠绒毛间质内可见扩张的淋巴管（HE 染色）

病例 10 男，12 岁。

病史：患者 3 个月前无明显诱因出现双足凹陷性水肿，逐渐波及双侧踝、胫前、股内侧及颜面部和眼睑，晨起明显，傍晚消退。当地医院诊断"淋巴管扩张"，给予补充白蛋白、利尿等治疗，症状好转。后病情仍有反复发作。既往史：患先天性心脏病，右心室双分口，手术治愈。体格检查：体温 36.5 ℃，脉搏 96 次 / 分，呼吸 20 次 / 分，血压 100/70 mmHg。双侧眼睑及面部明显水肿，双下肢凹陷性水肿，左侧为著，咽部略充血，胸部见手术瘢痕，心、肺无异常，腹部平坦，移动性浊音

阳性，肠鸣音正常。实验室检查：中性粒细胞百分比升高（80.2%），淋巴细胞百分比下降（12.7%），淋巴细胞绝对值减少（0.6×10⁹/L）。白蛋白降低（24 g/L），血钙降低（1.93 mmol/L）。免疫七项：总补体升高（52 U/ml），IgG 降低（1.83 g/L），IgA 降低（0.58 g/L）。辅助检查：B 超提示腹腔积液。小肠镜见小肠散在结节不平，主要位于空、回肠交界以下，部分结节较白，考虑小肠淋巴管扩张症可能。活检病理部分绒毛顶端可见扩张的淋巴管，病变符合淋巴管扩张症（图 8-10）。

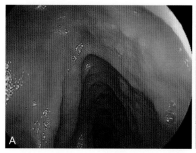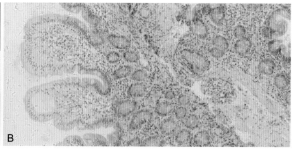

图 8-10 小肠淋巴管扩张症。A. 小肠镜可见小肠黏膜小结节不平，颜色偏白，绒毛规整。B. 病理显示左下角绒毛轴心顶部可见扩张的淋巴管（HE 染色）

参考文献

[1] Nikaki K, Gupte GL. Assessment of intestinal malabsorption. Best Pract Res Clin Gastroenterol, 2016, 30(2): 225-235.

[2] van der Heide F. Acquired causes of intestinal malabsorption. Best Pract Res Clin Gastroenterol, 2016, 30(2): 213-224.

[3] Clark R, Johnson R. Malabsorption Syndromes. Nurs Clin North Am, 2018, 53(3): 361-374.

[4] Montalto M, Santoro L, D'Onofrio F, et al. Classification of malabsorption syndromes. Dig Dis, 2008, 26(2): 104-111.

[5] 缪飞. 小肠影像学. 上海：上海科学技术出版社，2013: 208.

[6] Lebwohl B, Sanders DS, Green PHR. Coeliac disease. Lancet, 2018, 391(10115): 70-81.

[7] Vaquero L, Rodríguez-Martín L, León F, et al. New coeliac disease treatments and their complications. Gastroenterol Hepatol, 2018, 41(3): 191-204.

[8] Brown JRG, Singh P. Coeliac disease. Paediatr Int Child Health, 2019, 39(1): 23-31.

[9] Al-Toma A, Volta U, Auricchio R, et al. European Society for the Study of Coeliac Disease (ESsCD) guideline for coeliac disease and other gluten-related disorders. Unit Europ Gastroenterol J, 2019, 7(5): 583-613.

[10] Rubio-Tapia A, Hill ID, Kelly CP, et al. ACG clinical guidelines: diagnosis and management of celiac disease. Am J Gastroenterol, 2013, 108(5): 656-676.

[11] Husby S, Murray JA, Katzka DA. AGA clinical practice update on diagnosis and monitoring of celiac disease-changing utility of serology and histologic measures: expert review. Gastroenterology, 2019, 156(4): 885-889.

[12] 赵琴玥，黄梅芳，王红玲，等. 胶囊内镜在乳糜泻诊断中的应用. 世界华人消化杂志，2009, 17(26): 2705-2708.

[13] 孟远航. 乳糜泻及其相关检测方法的临床研究进展. 临

床医药文献电子杂志, 2020, 7 (80): 197-198.

[14] 刘秀莹, 陈烨. 乳糜泻临床研究进展. 中华内科杂志, 2020, 59 (9): 733-737.

[15] 李慕然, 刘艳迪, 李文. 乳糜泻临床研究进展. 世界华人消化杂志, 2011, 19(19): 2053-2057.

[16] 马冬红, 韩英. 乳糜泻诊断的研究进展. 胃肠病学, 2014, 19(5): 309-311.

[17] 莫剑忠, 江石湖, 肖树东. 江绍基胃肠病学. 2版. 上海: 上海科学技术出版社, 2013: 683-709.

[18] Rezaie A, Buresi M, Lembo A, et al. Hydrogen and methane-based breath testing in gastrointestinal disorders: the north American consensus. Am J Gastroenterol, 2017, 112(5): 775-784.

[19] Rao SSC, Bhagatwala J. Small intestinal bacterial overgrowth: clinical features and therapeutic management. Clin Transl Gastroenterol, 2019, 10(10): e00078.

[20] 严明, 李小峰. 小肠细菌过度生长诊断和治疗研究进展. 胃肠病学和肝病学杂志, 2020, 29(11): 1301-1304.

[21] 郑霞, 戴宁. 小肠细菌过度生长的发病机制和诊断进展. 胃肠病学, 2012, 17(8): 499-502.

[22] 王为, 蔡娜, 周国华. 小肠细菌过度生长诊断方法的研究进展. 医学综述, 2010, 16(24): 3775-3777.

[23] 张茹, 李园, 马金霞, 等. 长期维持质子泵抑制剂治疗对老年人小肠细菌过度生长的影响分析. 中华内科杂志, 2020, 59 (9): 706-710.

[24] 李利发. 成人短肠综合征非手术治疗现状. 医学综述, 2016, 22(1): 129-132.

[25] Massironi S, Cavalcoli F, Rausa E, et al. Understanding short bowel syndrome: current status and future perspectives. Dig Liver Dis, 2020, 52(3): 253-261.

[26] 中国短肠综合征治疗协作组. 中国短肠综合征诊疗共识(2016年版, 南京). 中华胃肠外科杂志, 2017, 20(1): 1-8.

[27] Craven MD, Washabau RJ. Comparative pathophysiology and management of protein-losing enteropathy. J Vet Intern Med, 2019, 33(2): 383-402.

[28] Braamskamp MJ, Dolman KM, Tabbers MM. Clinical practice. Protein-losing enteropathy in children. Eur J Pediatr, 2010, 169(10): 1179-1185.

[29] Craven MD, Washabau RJ. Comparative pathophysiology and management of protein-losing enteropathy. J Vet Intern Med, 2019, 33(2): 383-402.

[30] Umar SB, DiBaise JK. Protein-losing enteropathy: case illustrations and clinical review. Am J Gastroenterol, 2010, 105(1): 43-49.

[31] Elli L, Topa M, Rimondi A. Protein-losing enteropathy. Current opinion in gastroenterology, 2020, 36(3): 238-244.

[32] 朱晶晶, 胡秀, 徐秀英. 蛋白丢失性肠病的临床特点分析. 胃肠病学和肝病学杂志, 2012, 21(4): 366-369.

[33] 陈雪, 王立. 蛋白丢失性肠病的研究进展. 检验医学与临床, 2010, 7(13): 1395-1396.

[34] 李从海, 薛华丹, 孙才渊, 等. 蛋白丢失性肠病的多层螺旋CT小肠造影特征. 实用放射性杂志, 2019, 35(8): 1266-1270.

[35] Freeman HJ, Nimmo M. Intestinal lymphangiectasia in adults. World J Gastrointest Oncol, 2011, 3(2): 19-23.

[36] Siddeswari R, Manohar S, Reddy T, et al. Primary intestinal lymphangiectasia. Indian Acad Clin Med, 2016, 17(1): 60-63.

[37] 康文全, 付剑云, 吴炎. 小肠淋巴管扩张症的研究进展. 医学综述, 2010, 16(20): 3114-3117.

[38] 叶珊, 詹学. 原发性小肠淋巴管扩张症的研究进展. 中华临床医师杂志(电子版), 2016, 10(11): 1613-1616.

[39] 赵晴晴, 孙小丽, 刘揆亮, 等. CT淋巴管成像在原发性小肠淋巴管扩张症中的诊断价值. 实用放射学杂志, 2020, 36(7): 1069-1073.

第九章

小肠梗阻

孙　涛　王爱英　陈　明　石雪迎　宋志强

　　各种原因引起的小肠肠道内容物运行障碍、不能正常通过，称为肠梗阻，是外科常见的急腹症之一。可发生于任何年龄，男女发病相当。肠梗阻不仅引起肠管本身解剖与功能上的改变，亦可导致全身性的病理生理紊乱，病情复杂多变，严重者可危及生命。

　　造成小肠梗阻第一种最常见的原因是由手术所致的肠粘连，占30%～50%。大部分患者在术后1年内发生肠梗阻，也可在术后10年发生小肠梗阻。第二种为小肠恶性肿瘤所致的肠梗阻，约占肠梗阻的20%。第三种是各种疝导致的肠梗阻。第四种是克罗恩病所致肠梗阻，由于肠道的炎性病变使肠壁水肿或肠管狭窄所致。其他类型的肠梗阻占5%左右，包括放射性肠炎合并肠梗阻、腹茧症、术后早期炎性肠梗阻及粪石性肠梗阻等。

一、病因及病理生理

（一）小肠梗阻的病因及分类

1. 根据病因分类

　　（1）机械性小肠梗阻：临床最多见，是各种原因引起肠腔狭窄、堵塞，使肠内容物通过受阻。主要有以下原因：①肠腔堵塞：肠道巨大肿瘤，如息肉或脂肪瘤等引起肠腔堵塞和肠套叠等。另外，寄生虫团块、巨大结石、异物也可造成肠梗阻。②肠

壁病变：各种肠道炎症或肿瘤引起的肠壁增厚及肠腔狭窄，如肠结核、克罗恩病、放射性肠炎及NSAIDs等药物所致炎性狭窄；小肠腺癌、淋巴瘤等肿瘤浸润所致肠腔狭窄。③肠管受压：肠粘连、小肠内疝、肠扭转、肠壁外肿瘤压迫肠管，致肠管狭窄、闭塞。④其他原因：先天性肠道闭锁等。

　　（2）血运性肠梗阻：临床比较少见。由于肠系膜血管病变造成肠管血供障碍，导致肠内容物运行受阻，多见于肠系膜血管栓塞或血栓形成以及动脉硬化引起的肠系膜动脉狭窄。

　　（3）动力性肠梗阻：由于毒素刺激或神经反射功能紊乱造成肠壁平滑肌运动障碍引起的肠梗阻，但无器质性的肠腔狭窄，常见于腹膜炎、腹部手术后、严重的低钾血症及感染中毒等。

2. 根据小肠壁有无血运障碍分类

　　（1）单纯性小肠梗阻：仅有肠内容物通过受阻，并无肠管血运障碍。

　　（2）绞窄性小肠梗阻：肠梗阻伴有肠壁血运障碍。闭袢性小肠梗阻是指肠袢两端均受压而不通，常见于肠扭转、嵌顿疝，容易引起肠坏死和肠穿孔。

3. 根据肠梗阻的病程分类

　　（1）急性小肠梗阻：是由于各种原因引起肠内容物通过障碍，特别是在72 h之内发生的肠梗阻，是外科常见的急腹症，严重者会危及患者的生命。一般绞窄性、完全性小肠梗阻多是急性小肠梗阻。

（2）慢性小肠梗阻：慢性小肠梗阻通常继发于肠道炎症或者肿物引起的肠道不完全性小肠梗阻，肠腔没有完全堵塞，肠内容物可以缓慢通过，一般为单纯性小肠梗阻。

4. 根据梗阻的严重程度分类

（1）完全性小肠梗阻：一般指肠内容物完全不能通过梗阻部位。

（2）不完全性小肠梗阻：一般指部分肠内容物可通过梗阻部位。

5. 根据梗阻的部位分类

（1）高位小肠梗阻：一般指发生于十二指肠及空肠的梗阻。

（2）低位小肠梗阻：一般指发生于回肠的梗阻。

（二）病理生理

1. 局部肠管的病理生理变化　根据梗阻的不同分类，其病理生理过程不完全一致。单纯性机械性肠梗阻在早期肠蠕动增强，以便克服阻力，使肠内容物通过梗阻部位。随着病情的发展，肠腔内容物的蓄积和肠胀气的增加，从形态上可见梗阻近端肠管明显扩张，远端肠管表现为塌陷、空虚。当发生急性完全性小肠梗阻时，肠腔内压力不断升高，肠管过度扩张，造成肠壁血运障碍。最初表现为静脉回流受阻，肠管呈暗红色，继之出现动脉血运受阻，肠管呈紫黑色，出现肠壁缺血坏死、穿孔。麻痹性小肠梗阻则为全部肠管扩张。慢性不完全性肠梗阻，由于长期蠕动增强，肠壁呈代偿性增厚。痉挛性肠梗阻多为暂时性，肠管多无明显病理改变。

2. 全身性病理生理变化

（1）体液、电解质丢失和酸碱平衡失调：肠管扩张，大量体液和电解质聚集于肠壁和肠腔内，肠壁明显水肿，不能参加正常的液体交换，造成脱水和血容量减少。高位肠梗阻由于呕吐频繁，丢失大量氯离子和酸性胃液，引起低氯、低钾和代谢性碱中毒。低位肠梗阻由于肠腔内积聚了大量胃肠液，其中含大量电解质，且以碱性和中性液为主，伴随

肠壁重吸收功能障碍，等于丢失到体外。因此，会出现代谢性酸中毒和钠、钾离子的丢失。

（2）感染和中毒：肠梗阻时肠腔内压升高，肠腔内细菌大量繁殖并产生毒素，且梗阻近端肠壁水肿明显，通透性增加，肠道屏障功能损害，导致细菌移位和毒素吸收，引起脓毒血症及感染中毒性休克。

（3）休克和多器官功能不全：机体体液丢失、血浆白蛋白大量渗出、电解质和酸碱平衡紊乱、细菌及毒素物质吸收，引起全身炎症反应，严重者可导致休克。肠腔积气、积液、渗出引起腹腔内压升高，膈肌上抬，影响腹式呼吸及下腔静脉回流，造成呼吸、循环障碍，加重了休克的严重程度，出现多器官功能障碍综合征。

二、临床表现

根据引起小肠梗阻的原因、发病缓急、梗阻部位的高低以及病变程度的不同，其临床表现各有差异，但都存在肠内容物通过受阻。

（一）临床症状

1. 腹痛　典型的腹痛为阵发性绞痛，由梗阻部位以上肠管强烈蠕动所致，以机械性肠梗阻较为常见，一般可间歇数分钟，低位肠梗阻的间歇期相对较长。发作时可伴有肠鸣音亢进。如果腹痛间歇期缩短，或发展为持续性疼痛时，应警惕绞窄性肠梗阻的可能。麻痹性肠梗阻患者一般腹痛较轻。

2. 呕吐　为肠梗阻的主要症状之一。因梗阻部位的高低不同，其呕吐发生的时间、呕吐的频次和呕吐物的性质有所差异。梗阻部位愈高，则呕吐出现愈早，呕吐愈频繁，呕吐物常为胃及十二指肠内容物；梗阻部位较低时，呕吐出现相对较晚，呕吐物为积存在肠内并经发酵的肠内容物。当呕吐物呈棕褐色或血性时，常提示梗阻段肠管血运障碍。麻痹性肠梗阻的患者，呕吐多呈溢出性。

3. 腹胀 腹胀的程度亦与梗阻部位的高低相关。高位肠梗阻时，腹胀常不明显；低位或麻痹性肠梗阻时，腹胀可遍及全腹。当发生肠扭转所致的闭袢性肠梗阻时，可出现局限性腹胀。

4. 排气、排便停止 以机械性肠梗阻表现最为明显。完全性肠梗阻时，患者多停止肛门排气、排便。但高位肠梗阻或梗阻早期，梗阻远端肠管尚残留粪便和气体，可经灌肠后排出。当患者肛门排出黏液血便时，应警惕绞窄性肠梗阻的发生。

（二）体格检查

梗阻早期，在肠绞痛发作时，可看到脐周肠形及蠕动波，肠鸣音亢进，可听到高调金属音或气过水音，局部有压痛。单纯性肠梗阻全腹柔软，可有轻度压痛，但无腹膜刺激征。梗阻后期，腹胀逐渐加重。肠扭转时腹胀不对称，麻痹性肠梗阻时腹胀为均匀性。绞窄性肠梗阻由于腹腔炎性渗液的刺激，出现腹膜刺激征，表现为腹肌紧张，腹部有压痛和反跳痛，移动性浊音可呈阳性。梗阻晚期或肠麻痹时则肠鸣音减弱或消失。注意观察腹部有无手术瘢痕和疝。

早期单纯性小肠梗阻全身多无明显变化。随着病情的进展，患者呕吐等症状的加重，可表现为唇干舌燥、眼窝凹陷、脉搏加快、血压下降、尿少或无尿等血容量不足的体征。梗阻晚期或发生肠绞窄时可出现发热、脉搏加快及感染中毒性休克等表现。

三、实验室检查

1. 常规检查 血常规可有血液浓缩现象，血红蛋白、血细胞比容可升高。单纯性肠梗阻早期常无明显变化。当发生绞窄性肠梗阻时血白细胞计数及中性粒细胞增多。呕吐物和粪便检查，有大量红细胞或潜血试验阳性，应考虑肠管有血运障碍。

2. 血生化检查 可有血钾、钠、氯变化和酸碱平衡的紊乱，多有代谢性酸中毒。

3. 血磷、肌酸磷酸激酶（CPK）、CRP及血淀粉酶等检查，如果升高，提示肠坏死的可能。

四、影像学检查

1. 腹部平片 腹部平片简单易行，诊断肠梗阻的准确率在50%～60%，曾经是诊断肠梗阻的首选检查方法。在小肠梗阻3～6 h时可出现肠管扩张、积气、积液，立位或侧位腹平片检查可显示多个阶梯状液平面及扩张充气的小肠肠袢。肠管呈拱门状、阶梯状分布，远端肠管无积气。空肠肠管扩张宽度≥3 cm，内可见密集排列的条形或弧形黏膜皱襞，呈"弹簧征"、"鱼肋骨刺征"，多位于上腹部。回肠扩张肠管管径较小，多位于中下腹部，肠壁无黏膜皱襞影像。若无上述征象，也不能排除肠梗阻的可能。

2. 小肠造影 一般情况下，小肠梗阻是小肠造影检查的禁忌证。

（1）小肠灌肠造影：适用于慢性反复发作小肠梗阻或临床可疑不完全性小肠梗阻的患者。根据临床评估或腹部平片提示，小肠插管后可选择稀释钡剂或含碘造影剂进行检查。小肠双重对比造影可以明确梗阻的部位和程度，直观地显示引起小肠梗阻的原因及病变范围，如小肠肿瘤、肠结核、克罗恩病、缺血性肠炎等引起的肠管狭窄，以及肠粘连、肠管外压性病变引起的狭窄、梗阻等。

（2）选择性小肠造影：经鼻在X线透视下放置小肠减压管，将导管远端置于空肠上段，用20 ml生理盐水充盈导管前囊。随着小肠蠕动导管逐渐下行，每6～12 h向下送入导管20 cm，在进行有效胃肠减压的同时，可以动态观察小肠减压管的位置，使减压管的先端尽可能接近梗阻位置，并可进行选择性小肠造影，向导管内注入含碘造影剂（如泛影葡胺和碘海醇等），用量一般为100～200 ml，分段摄片。选择性小肠造影可明确显示小肠梗阻的部位、程度、病变范围及梗阻原因，特别是对术后粘连性肠梗阻的诊断具有重要价值，是最佳的影像学检查方法之一。

3．CT检查　CT诊断小肠梗阻的敏感性、特异性及准确性均较高，一般在90%~95%，是目前诊断肠梗阻的首选方法之一。根据患者情况进行CT平扫或增强扫描，可初步判断小肠梗阻的部位、程度，特别是对绞窄性肠梗阻的诊断具有重要价值。CT能显示肠梗阻的原因，如肿瘤性、炎症性病变，并观察肠道周围组织、腹腔的情况。

CT诊断肠梗阻的标准：

（1）肠梗阻的判断：小肠肠管扩张内径≥2.5 cm，肠腔内可见气液平面。

（2）梗阻部位的判断：近端扩张肠管与远端塌陷或正常肠管之间出现"移行带"，两者交界区即为梗阻部位。

（3）梗阻病因的判断：①机械性小肠梗阻：A.肠腔内阻塞（如寄生虫、肠石、肠套叠等），表现为软组织肿块或高密度结节影；肠套叠的移行带肠壁呈同心圆结构。B.肠壁病变（如炎症性病变、肿瘤等），表现为肠壁增厚及肠腔狭窄等。C.肠腔外病变（如肠粘连、肠扭转等），移行带部位肠管未发现明确病变，或狭窄段肠管无肠壁增厚，则考虑梗阻为粘连所致；如肠袢及肠系膜血管的走行、分布异常，考虑肠扭转；闭袢性肠梗阻时，扩张积液的肠袢呈U形或C形，其梗阻点呈鸟嘴或同心圆形。②血运性肠梗阻：表现为肠系膜血管内充盈缺损、肠壁增厚及肠系膜密度增高等。当出现小肠管

壁增厚，肠壁强化程度减低，延迟强化或不强化，切面呈"靶征"，肠壁、门静脉或肠系膜上静脉内积气，腹腔积液等征象时，提示绞窄性肠梗阻的可能。③麻痹性肠梗阻：小肠与结肠成比例扩张，无明确移行带。

五、内镜检查

胶囊内镜存在滞留的风险，是小肠梗阻患者检查的禁忌证。气囊辅助小肠镜可选择性地用于慢性反复发作、不完全性肠梗阻患者的检查。小肠镜可对小肠息肉、肿瘤、炎症等病变进行活检，也可对引起肠梗阻的息肉、部分良性狭窄进行切除、扩张和切开治疗。但小肠镜检查和治疗有造成小肠出血、肠壁穿孔的风险，临床检查时应慎重选择。

六、诊断

根据病史、典型症状及体征可明确诊断。症状、体征不典型时，可结合腹部X线平片、CT、小肠造影等辅助检查，对小肠梗阻做出进一步的诊断。

小肠梗阻的诊断，需要明确以下问题：①是否存在小肠梗阻；②是急性小肠梗阻还是慢性小肠梗阻；③是机械性小肠梗阻还是动力性小肠梗阻；④是单纯性小肠梗阻还是绞窄性小肠梗阻；⑤是低位小肠梗阻还是高位小肠梗阻；⑥是完全性小肠梗阻还是不完全性小肠梗阻；⑦造成小肠梗阻的原因是什么。

第一节　机械性肠梗阻

机械性肠梗阻是临床最常见的梗阻类型，虽然病因各异，但临床表现、诊断要点及治疗原则基本相同。常见的机械性肠梗阻包括粘连性肠梗阻、肠扭转、肠套叠和肠堵塞。

一、粘连性肠梗阻

粘连性肠梗阻是由于腹腔内粘连或粘连索带压迫引起的梗阻，最为常见，其发病率占肠梗阻的

30% ～50%。

粘连或粘连索带的形成可分为先天性和后天获得性两种原因。前者见于胎粪性腹膜炎、Meckel憩室等；后者可因腹部手术、创伤、感染、异物、放射治疗后的反应等原因造成。临床上以腹部手术后的粘连性肠梗阻最为多见。粘连只有在一定条件下才形成梗阻，常见原因包括：① 粘连团块：在肠管间、肠管与腹壁间形成广泛粘连，使肠管蠕动和扩张受到限制。② 粘连成角：一段肠祥与腹壁粘连形成锐角，在肠内容物的重力作用下使肠管成角加剧，造成通过障碍。③ 粘连内疝：粘连带在腹腔内呈两端固定而中间形成半环状空间，肠管可由此环钻入，形成内疝。④ 粘连扭转：肠祥以粘连处为支点，由于肠管动力因素发生扭转。⑤ 粘连索带压迫等。

临床表现多为慢性肠梗阻的症状，患者出现腹胀、腹痛，可伴有恶心、呕吐，肛门排便、排气减少。部分患者为慢性肠梗阻急性发作，表现为急性腹痛、腹胀，伴肛门停止排便、排气症状。高位梗阻伴有恶心、呕吐。体格检查腹部出现局限性压痛、反跳痛时，应警惕绞窄性肠梗阻的可能。早期可有肠鸣音亢进，后期可出现肠麻痹，肠鸣音减弱或消失，应与麻痹性肠梗阻进行鉴别。

粘连性肠梗阻的CT征象为扩张的肠管和狭窄肠管之间有移行带。该处为粘连部位，粘连处肠管有"鸟嘴征"和"成角征"。肠壁无增厚，肠管与腹膜或网膜之间、肠管与肠管之间的脂肪间隙模糊。CT显示粘连带有一定困难，如在梗阻点发现条索状高密度影，内有脂肪密度，使肠管牵拉、变形，可考虑为粘连带。CT检查时还要注意观察有无内疝和肠缺血等征象。

粘连性肠梗阻的诊断应结合患者腹部手术、创伤、感染史、典型的临床表现、选择性小肠造影和CT等辅助检查，进行明确诊断。

二、肠扭转

肠扭转是指肠祥沿其系膜长轴扭转而出现的急性、闭祥性肠梗阻。患者既有肠管的梗阻，又有肠系膜血管受压、血供中断。因此，病变肠管迅速出现缺血、坏死，病情凶险，变化迅速，死亡率较高。

造成肠扭转的常见原因是肠系膜过长而系膜根部附着处过窄或炎性粘连收缩靠拢；肠内容物重量骤增；突然改变体位或剧烈运动。肠扭转部位在系膜根部，可为顺时针或逆时针方向扭转，扭转较轻者可在360°以内，重者可达720°。一旦发生，扭转肠管则发生绞窄性肠梗阻，出现相应的病理生理改变。

小肠扭转多发生于青壮年，常有饱食后剧烈活动等诱因，表现为突发剧烈腹痛，呈持续性疼痛，阵发性加重。腹痛常牵涉腰背部，患者不敢平卧，喜胸膝位或蜷曲侧卧位，痛苦呻吟、频繁呕吐。体格检查可见腹胀不对称，有时可扪及局部扩张的肠管，腹部有压痛及反跳痛。诊断性腹腔穿刺可抽出血性渗液，常提示肠管坏死。该类型肠梗阻病情进展迅速，往往短时间内出现休克表现。

肠扭转的CT表现为肠系膜血管和肠祥缠绕、旋转，扭转部位呈鸟嘴样，向扭转中心点聚集的肠系膜血管呈轮辐状或旋涡状。如果两个点发生扭转，则形成闭祥性肠梗阻。肠扭转易出现肠壁缺血的征象。

典型的机械性肠梗阻表现，结合腹部平片、CT检查和腹腔穿刺多可明确诊断。需与血运障碍所致肠梗阻引起的肠缺血及肠坏死进行鉴别。

三、肠套叠

肠套叠是指一段肠管套入其相连的肠腔内，多数情况下为顺行套叠，即近端肠管套入远端肠腔内。临床上以小儿最多见，80%发生于2岁以下婴幼儿。

小儿肠套叠以原发性为主，与肠道感染、腹泻引起肠蠕动加速及节律失调有关。典型临床表现为腹痛、便血和腹部包块。腹痛发作时为剧烈绞痛，患者面色苍白、出汗，伴有呕吐和果酱样血便。体格检查时可在腹部扪及腊肠样肿块，可活动。肠套叠晚期出现肠绞窄时可呈持续性腹痛、腹胀，严重者可脱水，甚至休克。

成人小肠套叠少见，约90%有明确病因，多继发于肠道良、恶性肿瘤，如息肉、脂肪瘤、小肠腺癌等。非肿瘤性病变有Meckel憩室内翻形成肠腔内肿物。肠管套叠时连同系膜也进入肠腔，致使肠腔阻塞的同时，肠系膜血管受压，肠管可发生绞窄、坏死。成人肠套叠多属于慢性、不完全性肠梗阻，可反复发作，也可自行复位。当发生肠套叠时，可有阵发性腹痛，腹部可扪及肿块，部分患者可有少量便血。

肠套叠的CT表现为肠腔内软组织肿块影，伴有偏心性或中心低密度脂肪影，显示"靶环征"、"腊肠征"和"香蕉征"等。肠系膜血管随着肠管套入邻近肠腔内，显示"血管卷入征"。套叠近端有肠管扩张、积液等肠梗阻征象。

肠套叠的诊断主要依靠病史、体格检查和影像学检查所见，特别是腹部CT检查有助于确定诊断。

四、肠堵塞

肠堵塞是因肠道内容物和肿物堵塞肠腔而引起的肠梗阻。常见堵塞原因有肠蛔虫团、结石、异物、肿瘤等，其所致肠梗阻多为单纯性，有时可合并肠扭转、肠破裂。

以前蛔虫性肠梗阻在我国较常见，好发于儿童。蛔虫在肠道内大量繁殖，当其受到某些因素（常见有驱蛔治疗不当、腹泻、肠功能紊乱）的影响时，导致肠腔内蛔虫聚集成团，堵塞肠腔。发病时主要症状有腹痛，呈阵发性疼痛，伴呕吐，一般无明显腹胀或腹肌紧张。查体时腹部可扪及肠型肿块，疼痛明显时肠鸣音呈高调。粪便检查可见虫卵。腹部

平片检查可见梗阻近端小肠充气或液平面，肠腔内可见成团的虫体影，血白细胞计数多正常。目前，随着生活环境及卫生条件的改善，特别是在城市，蛔虫性肠梗阻已经比较少见。

小肠结石堵塞多见于便秘患者，好发于末段回肠或回盲部。临床表现为腹胀、腹痛。影像学检查可见肠腔内结石影，近端肠管扩张。

肿瘤堵塞多见于中老年患者，通常表现为慢性过程，间断出现腹胀、腹痛，可自行缓解，可伴有贫血。随着病程的迁延，症状逐渐加重并持续时间延长。影像学检查可见肠腔内实性肿物，肠腔狭窄，CT增强扫描可见肿物有强化，肠系膜可见肿大淋巴结等。

五、肠管狭窄

小肠管壁的病变可使肠腔狭窄，引起不同程度的肠梗阻，多为慢性、不完全性肠梗阻。引起小肠狭窄的常见原因有：① 肿瘤性：如小肠腺癌、淋巴瘤和小肠转移性肿瘤等。② 非肿瘤性：如小肠克罗恩病、肠结核、NSAIDs和放射性肠炎等炎症或感染性疾病；还有小肠白塞病、肠系膜动静脉发育不良/血管病，隐源性多灶性溃疡性狭窄性小肠炎（CMUSE）等（见第五章）。

小肠狭窄引起肠梗阻的临床表现多为慢性肠梗阻的症状。患者表现为腹胀、腹痛，可伴有恶心、呕吐，很少伴有肛门停止排便、排气，可以出现间断性的排便、排气减少。部分患者可有慢性肠梗阻急性发作，表现为急性腹痛、腹胀，伴有恶心、呕吐。体格检查腹部出现肌紧张、局限性压痛、反跳痛时，应警惕肠梗阻伴有穿孔的可能。

小肠狭窄性病变引起肠梗阻的诊断应结合病史、原有疾病的临床表现和肠梗阻的症状和体征、实验室相关检查、CT和小肠造影等影像学表现进行诊断，手术后病理诊断是最后确诊的依据。

第二节　血运性肠梗阻

血运性肠梗阻是指肠系膜血管发生栓塞、血栓形成或动脉痉挛缺血，导致肠壁血运障碍、肠蠕动消失、肠内容物不能正常运行的肠梗阻，临床上少见。这类梗阻是先发生肠壁血运障碍、后出现梗阻，而先梗阻、后发生肠壁血运障碍的绞窄性肠梗阻不属于此范畴。

血运性肠梗阻的病因主要有以下四类：① 肠系膜上动脉栓塞：栓子一般来自心脏的附壁血栓、心脏瓣膜病、心房颤动、感染性心内膜炎的赘生物等，栓塞可发生在肠系膜上动脉的自然狭窄部。② 肠系膜上动脉血栓形成：多在肠系膜上动脉硬化性闭塞或狭窄的基础上发生，好发于肠系膜上动脉近端约 10 cm 处。③ 肠系膜上静脉血栓形成：大多数继发于腹部创伤、腹腔感染、门静脉高压、真性红细胞增多症、高血凝状态等原因造成的血流淤滞。④ 非闭塞性肠系膜血管缺血病：发生于心排血量不足、血容量锐减、脱水、低血压或应用血管收缩药后肠系膜血管低流灌注状态。

不同病因所致肠管血运障碍引起的肠缺血病理生理改变大致相似。首先是肠黏膜不耐受缺血，黏膜坏死、脱落，肠壁水肿，大量富含蛋白质的液体渗出至肠腔和腹腔。若短时间内动脉血供恢复，肠管可存活，但仍存在缺血再灌注损伤。若缺血时间持续延长，则肠管坏死累及肌层及浆膜层，出现腹膜炎体征。患者在短时间内可能出现大量体液的丢失、肠道细菌移位而出现感染中毒性休克。

血运性肠梗阻以老年患者最为多见，常伴有冠心病史、心房颤动或动脉粥样硬化等。临床表现因系膜血管阻塞的部位、性质和发生的缓急而略有差异。系膜血管梗阻范围越广，发展过程越急，其临床表现就越严重。动脉栓塞较静脉栓塞进展快且严重。

腹痛为其主要症状之一，可为局限性或全腹疼痛，早期呈阵发性疼痛，病情加重可转为持续性疼痛。伴有恶心、呕吐，呕吐物可呈血性。体格检查早期可表现为腹部轻度压痛，肠鸣音活跃，与严重腹痛的症状不相符合，常为肠管的急性缺血期。随着病情进展，可出现腹胀、压痛明显、反跳痛及肌紧张等腹膜刺激征，肠鸣音消失，表明已出现肠坏死。

实验室检查示血白细胞明显升高、血液浓缩以及代谢性酸中毒。腹部平片检查显示肠管扩张以及肠壁水肿、增厚。CT 血管成像或血管造影检查可明确动脉栓塞及血栓形成部位。CT 检查显示肠壁增厚和水肿、强化减弱、肠系膜水肿及腹腔积液等。诊断性腹腔穿刺可抽出血性液体。

血运性肠梗阻的诊断主要依靠病史、临床表现及腹部平片检查。CT 血管成像和选择性血管造影对该病的诊断具有重要意义。亚急性或慢性缺血也可进行小肠造影检查辅助诊断。

第三节　动力性肠梗阻

动力性肠梗阻指由于毒素刺激或神经反射功能紊乱造成肠壁肌运动障碍引起的肠梗阻，但无器质性的肠腔狭窄。主要包括：① 麻痹性肠梗阻，常见原因有急性腹膜炎、腹部大手术后及腹膜后血肿等，临床上较为常见。② 痉挛性肠梗阻，可见于肠道功能紊乱和慢性铅中毒等，临床上很少见。

本病临床表现与其他肠梗阻有相同之处，都表现为腹痛、腹胀、呕吐及停止排气、排便。腹痛多为胀痛，麻痹性肠梗阻患者腹胀较明显，可遍及全腹，呕吐多为溢出性。体格检查可见肠型，肠鸣音减弱或消失。腹部平片 X 线检查可见扩张积气的小肠及多发气液平面。用碘剂小肠造影显示肠蠕动明显减弱或消失，造影剂通过缓慢，肠管扩张，肠内液体集聚，未见肠管狭窄和梗阻点。

麻痹性肠梗阻的诊断通过详细询问病史及体格检查，多数患者诊断不难，腹部平片检查、小肠造影及 CT 检查对该病诊断有一定帮助。

慢性假性肠梗阻（chronic intestinal pseudoobstruction, CIP）是由于肠道肌肉神经病变引起的肠道运动功能障碍性疾病，表现为反复发作或持续存在的肠梗阻而无肠道机械性梗阻的证据。CIP 患者的腹痛多以脐周或全腹持续性胀痛为主，很少表现为绞窄性疼痛。腹痛在呕吐或腹泻后减轻，但不能完全缓解。在肠梗阻缓解期，患者也有腹胀的表现。合并消化道其他部位的动力异常是 CIP 的另一特点。CIP 影像学表现与麻痹性肠梗阻基本相同，表现为肠管扩张，蠕动减弱甚至消失，造影剂在肠道内的通过时间明显延长。病理诊断需要取全层肠壁标本，表现为肠肌间神经节细胞减少、神经细胞异型增生。常规病理学检查无异常不能除外假性肠梗阻的诊断。

CIP 的诊断标准为：① 临床上有肠梗阻的症状和体征。② 腹部平片证实有肠梗阻的存在。③ 消化道造影检查发现有肠管的扩张，或肠蠕动明显减弱、消失。④ 排除了机械性肠梗阻。如果患者有多系统症状，有硬皮病、糖尿病等病史，则更加支持 CIP 的诊断。

第四节　术后早期炎性肠梗阻

术后早期炎性肠梗阻（early postoperative inflammatory small bowel obstruction，EPISBO）指由于腹部手术创伤或腹腔内炎症等原因在术后早期发生的一种机械性与动力性同时存在的粘连性肠梗阻，并不是一种新型肠梗阻。

腹部手术创伤指广泛分离粘连肠管、长时间的肠管暴露以及其他由于手术操作所造成的肠管损伤。腹腔内炎症指无菌性炎症，如腹腔内积血、积液或其他能够导致腹腔内无菌性炎症的残留物质。以上原因可造成：① 肠管炎症可引起肠动力降低，导致肠麻痹；② 肠粘连使肠管狭窄、梗阻，引起机械性肠梗阻。

术后早期炎性肠梗阻的临床特点为患者术后已经恢复排气、排便，随后开始进食，但进食后很快出现肠梗阻征象，常发生于术后 1～3 周，症状以腹胀、呕吐为主，腹痛相对较轻，一般无高热。如果患者有剧烈腹痛，应警惕机械性或绞窄性肠梗阻的可能。由于梗阻原因中有麻痹因素，所以患者通常只表现为胃肠道不通畅，而腹胀程度不如机械性或麻痹性肠梗阻那样显著。一般无胃肠型及蠕动波，腹部触诊有柔韧感，听诊可见肠鸣音减弱或消失。

术后早期炎性肠梗阻的诊断主要依靠病史和临床表现，腹、盆腔 CT 检查对诊断具有重要的参考价值，可显示肠壁水肿、增厚，肠管粘连，肠腔积液、积气、均匀扩张，肠系膜和腹腔内渗出等征象。增强扫描见肠壁分层强化，表现为"同心环征"。CT检查可以进一步排除其他原因引起的肠梗阻，如肠扭转和腹内疝等。小肠放置减压管，并进行选择性小肠造影可明确显示梗阻的部位和原因，对术后早期炎性肠梗阻的诊断具有一定价值，表现为小肠蠕动减弱，蠕动幅度明显减小，造影剂通过缓慢，梗阻端肠管粘连、受压变窄，近端肠管扩张积液。术后早期炎性肠梗阻多为纤维素性粘连，容易被吸收，很少引起肠绞窄，小肠减压等保守治疗可获得较好的治疗效果。

病例介绍

病例 1　男，68 岁。

病史：患者半个月前无明显诱因出现腹痛，伴排气、排便停止，急诊保守治疗后好转，8 小时前腹痛加重，以中腹部为著，伴恶心，间断排气、排便停止。体格检查：生命体征平稳，心、肺无异常。腹部膨隆，左侧腹部可见肠型，有肌紧张、压痛及反跳痛，无移动性浊音，肠鸣音亢进。实验室检查：血常规及生化指标均未见异常。辅助检查：CT 提示小肠高位不全梗阻。小肠造影提示空肠上段狭窄、粘连，伴不完全肠梗阻（图 9-1）。行开腹探查，肠粘连松解术。术中吸出淡血性腹水约 900 ml，横结肠与小肠系膜之间形成一粘连带，约 1 m 小肠疝入粘连带内形成卡压。肠管肿胀明显，呈暗红色，卡压肠管近端距离屈氏韧带 15 cm。分解粘连后将小肠肠管理顺，用温盐水浸湿的纱布覆盖小肠系膜，10 min 后肠管颜色恢复，系膜内见动脉搏动，可见肠管蠕动，放置引流管。

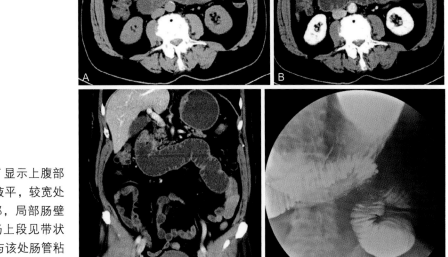

图 9-1　小肠梗阻，肠粘连。A–C. CT 显示上腹部空肠扩张、积气、积液，可见多发气液平，较宽处约 4.2 cm，肠管移行部位于左上腹部，局部肠壁未见明显增厚。D. 小肠造影显示空肠上段见带状压迹，局部肠管受压变窄，相邻肠管与该处肠管粘连，造影剂通过受阻，狭窄段之间肠管扩张

病例2 男，35岁。

病史：患者20天前无明显诱因出现腹痛、腹胀，伴恶心、呕吐，呕吐胃内容物，诊断"小肠不完全梗阻"，予禁食禁水、胃肠减压、补液等对症治疗，病情好转。既往史：30年前因腹部外伤行部分小肠切除术。体格检查：体温36.9℃，脉搏80次/分，呼吸20次/分，血压126/80 mmHg。心、肺无异常。腹部平坦、柔软，见手术瘢痕，无压痛、肌紧张及反跳痛，肠鸣音正常。实验室检查：未见异常。辅助检查：CT提示小肠低位肠梗阻，肠粘连可能。小肠造影提示回肠上段粘连、狭窄，伴不完全肠梗阻（图9-2）。行开腹粘连松解术。术中见原手术切口下网膜与肠管粘连，回肠上段可见明显卡压带，多处肠管与前腹壁粘连。松解粘连带，放置引流管。

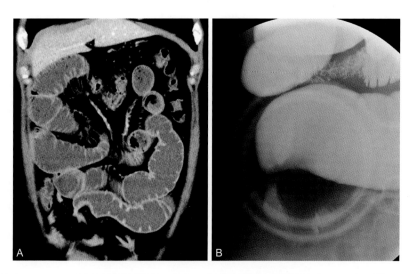

图9-2 小肠梗阻，肠粘连。A. CT显示小肠明显扩张、积气，远端肠管呈鸟嘴样狭窄，肠壁无增厚。B. 小肠造影显示右下腹回肠肠管呈鸟嘴样狭窄，造影剂通过不畅，局部肠管位置固定，近端肠管明显扩张

病例3 男，17岁。

病史：反复发作肠梗阻1年余，再发2周。患者1年前无明显诱因出现腹痛，位于脐下，伴停止排气、排便，呕吐胃内容物。当地医院诊断"肠梗阻"，保守治疗后出院。后间断出现脐周胀痛，无恶心、呕吐。2周前再次出现上述症状。体重下降5 kg。既往史：6年前患阑尾脓肿，保守治疗。体格检查：生命体征平稳，心、肺及腹部无异常。实验室检查：未见异常。辅助检查：小肠造影提示回肠下段狭窄、粘连，伴不完全肠梗阻。CT提示小肠梗阻，盆腔少量积液。行腹腔镜探查，粘连松解，小肠部分切除。术中见阑尾与末段回肠、侧腹壁粘连成团，距离回盲瓣40 cm处小肠粘连于盆腔侧腹壁、成角，小肠局部狭窄。松解粘连，分离肠管，切除阑尾及狭窄段小肠约5 cm。术后病理提示小肠局灶肠壁充血水肿，浆膜面局灶纤维结缔组织增生（图9-3）。

病例4 女，72岁。

病史：患者2天前晚餐后出现腹痛，伴腹泻，腹泻后腹痛缓解。半天前餐后再次出现腹痛，以左下腹为著，伴恶心、呕吐，呕吐胃内容物。急诊CT提示左中下腹小肠梗阻，肠扭转？腹、盆腔少量积液（图9-4）。血常规：白细胞升高（17.47×10⁹/L），中性粒细胞百分比升高（89.5%），中性粒细胞绝对值升高（15.63×10⁹/L），血红蛋白略下降（111 g/L），急诊收入院。体格检查：体温37.5℃，脉搏89次/分，呼吸18次/分，血压132/89 mmHg。腹部平坦，全腹压痛，左下腹有肌紧张和反跳痛，肠鸣音减弱

（2次/分），移动性浊音阴性。行开腹探查，粘连松解，小肠部分切除术。术中见腹腔内约 1000 ml 血性腹水，左下腹小肠卡压、成团，肠管坏死、扩张，分离后发现小肠与乙状结肠粘连带卡压小肠形成内疝。松解粘连带，切除坏死小肠 80 cm。术后病理提示小肠呈灰褐色，肠腔内可见血性内容物，肠壁变薄，肠管扩张。组织学见黏膜坏死、脱落，肠壁全层间质水肿，血管扩张充血伴出血，散在淋巴细胞、单核细胞及中性粒细胞浸润，肠系膜血管局灶血栓形成，符合肠梗阻改变（图 9-4）。

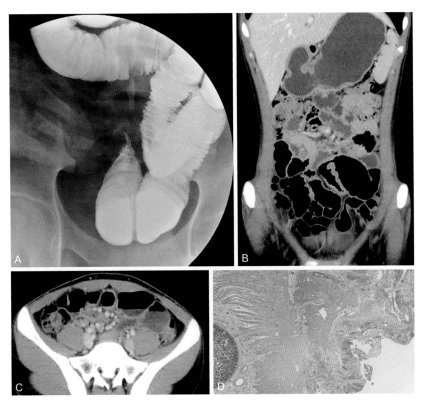

图 9-3 小肠梗阻，肠粘连。A. 小肠造影显示回肠下段肠管鸟嘴样狭窄，造影剂通过受阻，局部肠管固定，近端肠管扩张。B、C. CT 显示小肠扩张、积气、积液，部分肠壁稍增厚，增强扫描见均匀强化。D. 病理显示浆膜面纤维组织增生、粘连（HE 染色）

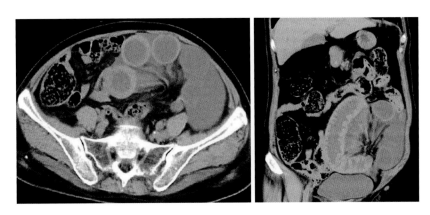

图 9-4 绞窄性小肠梗阻。CT 显示左中下腹小肠扩张、积液，肠壁增厚，肠系膜聚拢、渗出，肠管周围积液

病例 5　女，43 岁。

病史：患者 14 小时前无明显诱因出现腹痛，为脐周阵发性绞痛，伴腹胀，停止排气、排便。10 小时前症状加重，绞痛频率增加，持续时间延长，疼痛以左中上腹部为著。呕吐 1 次，为胆汁样液体，呕吐后腹痛略有缓解。既往史：11 年前行卵巢囊肿手术。体格检查：体温 37 ℃，脉搏 80 次 / 分，呼吸 18 次 / 分，血压 140/82 mmHg。急性面容，被动体位。心、肺无异常。腹部膨隆，下腹正中见手术瘢痕，左中腹部压痛明显，有反跳痛，无明显肌紧张，肠鸣音活跃，可闻及气过水声。实验室检查：

血红蛋白略降低（110 g/L），余无异常。辅助检查：CT 提示肠梗阻？肠缺血？腹腔积液。小肠造影提示小肠弥漫粘连，右侧腹部小肠狭窄，伴肠梗阻。

行开腹探查，粘连松解，部分小肠切除术。术中见腹膜、腹壁与肠管浆膜粘连紧密，腹腔内肠管呈腹茧症状态，无明显间隙。中段小肠（上次手术切开下方）与盆腔及腹壁致密粘连、成角，仔细分离肠管。见部分肠管水肿、管壁增厚、肠管狭窄。切除病变肠管。术后病理提示肠壁浆膜面肉芽组织及纤维结缔组织增生（图 9-5）。

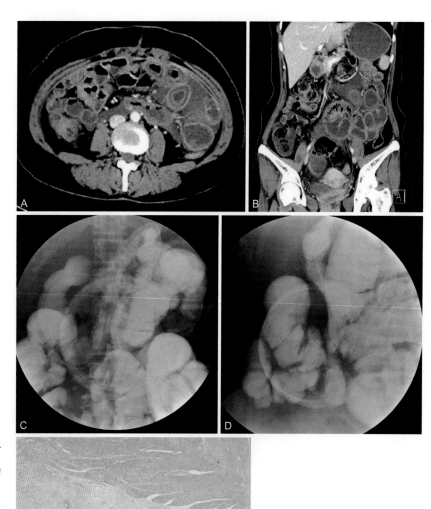

图 9-5　小肠广泛粘连，肠梗阻。A、B. CT 显示左侧腹局部小肠肠管聚拢，部分肠壁水肿增厚，增强扫描示肠壁环形强化，呈靶环征，部分肠管扩张，周围积液。C、D. 小肠造影显示小肠广泛牵拉聚集，位置固定，肠管不同程度狭窄，造影剂通过受阻，狭窄段呈鸟嘴样改变，近端肠管扩张。E. 病理显示浆膜面纤维组织增生（HE 染色）

病例 6 女，66 岁。

病史：患者 12 h 前于早餐后出现腹痛，腹痛位于中腹部，午餐后疼痛加重，伴打嗝，有排气、排便，无恶心、呕吐。CT 提示小肠扭转（图 9-6）。既往史：20 年前行卵巢囊肿手术。7 年前行腹腔镜阑尾切除术。体格检查：体温 36.8 ℃，脉搏 78 次 / 分，呼吸 18 次 / 分，血压 126/82 mmHg。腹部平坦，未见胃肠型及蠕动波，无肌紧张，上腹部有压痛和反跳痛，肠鸣音正常，移动性浊音阴性。实验室检查：白细胞升高（12.45×10⁹/L），中性粒细胞百分比升高（76.6%），中性粒细胞绝对值升高（9.35×10⁹/L）。行开腹探查，小肠系膜复位，部分肠段切除，腹腔引流术。手术中见腹腔少量脓白色腹水，小肠系膜根部扭转约 360°，复位系膜，肠管无缺血坏死，空肠近端（距屈氏韧带 40 cm 处）憩室，位于系膜缘，切除病变肠管。术后病理小肠未见缺血坏死，局灶憩室形成。

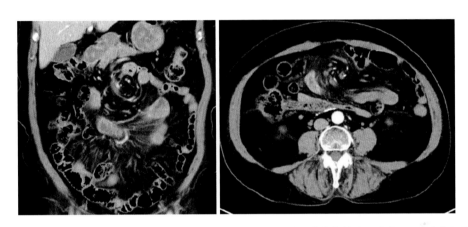

图 9-6 小肠系膜扭转。CT 显示中腹部肠系膜血管扭转呈旋涡状，肠系膜上动脉血管充盈良好，肠系膜可见少许条状渗出影，部分小肠肠管积气、积液

病例 7 男，56 岁。

病史：患者 3 天前无明显诱因出现右下腹胀痛，持续性疼痛，阵发性加重，伴恶心、呕吐，无寒战、发热、腹泻。急诊 CT 检查可疑小肠扭转，肠梗阻（图 9-7）。留置胃管，引流出暗红色血性液体。既往史：直肠癌术后 4 年半，胃癌术后 4 年。体格检查：体温 37.4℃，脉搏 92 次 / 分，呼吸 12 次 / 分，血压 121/73 mmHg。表情淡漠，强迫坐位，心、肺无异常。腹部见手术瘢痕，腹式呼吸消失，未见胃肠型及蠕动波，有肌紧张、全腹压痛和反跳痛，肠鸣音正常，移动性浊音阴性。实验室检查：白细胞升高（15.21×10⁹/L），中性粒细胞百分比升高（91.5%），中性粒细胞绝对值升高（13.92×10⁹/L）。行开腹探查，粘连松解，扭转肠管复位，坏死肠管切除，并行胃 - 空肠吻合、空肠 - 回肠吻合。术中见输出襻肠管扭转缠绕，系膜根部血管受压，小肠大面积坏死，近端至胃 - 空肠吻合口，远端至末端回肠 10 cm。肠管复位，解除血管压迫，观察 1 h，Roux-en-Y 空肠吻合口远端肠管有蠕动，系膜血管搏动好，从吻合口远端 50 cm 至末段回肠 15 cm 处断系膜后行侧侧吻合。关闭系膜裂孔，冲洗，放置引流管。术后病理：小肠组织部分黏膜坏死脱落，血管扩张充血，部分肠壁全层坏死，伴大量淋巴细胞、单核细胞及中性粒细胞浸润。

图 9-7 小肠梗阻，肠扭转。CT 显示小肠系膜旋涡状改变，系膜渗出，残胃及部分小肠扩张，肠壁强化减弱

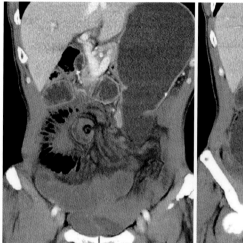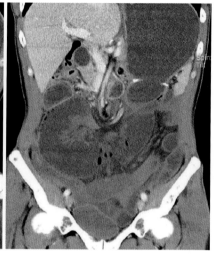

病例 8 男，54 岁。

病史：患者 11 h 前无诱因出现腹痛，为上腹部疼痛，逐渐加重，伴腹胀，停止排气、排便，无恶心、呕吐。既往史：长期便秘。体格检查：体温 36.9 ℃，脉搏 72 次 / 分，呼吸 21 次 / 分，血压 127/72 mmHg。腹部膨隆，叩诊鼓音，有压痛，无反跳痛，移动性浊音阴性，肠鸣音减弱，无气过水声。实验室检查：白细胞升高（ 13.02×10^9/L ），中性粒细胞百分比升高（ 87.6% ），中性粒细胞绝对值升高（ 8.86×10^9/L ），血红蛋白略下降（ 119 g/L ）。CT 诊断

低位小肠梗阻，部分肠管缺血水肿（图 9-8 ）。行手术开腹探查，坏死小肠切除，腹腔引流。术中吸出血性腹水 50 ml，部分小肠呈紫黑色，系膜绞窄、水肿增厚，近端小肠扩张，肠壁增厚。切除病变小肠。术后病理标本显示绞窄小肠起始段小肠重复畸形，长 15 cm，环绕小肠及系膜，形成活结，导致远端小肠缺血坏死。组织学改变：小肠局灶黏膜糜烂，肠壁全层广泛出血，伴血管扩张淤血，局灶肠憩室样结构形成，符合肠梗阻改变。

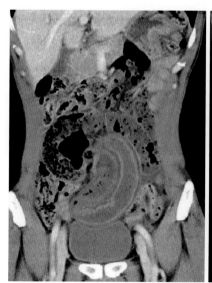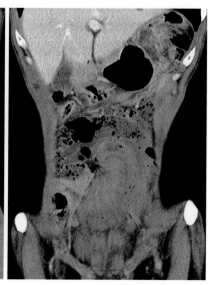

图 9-8 绞窄性肠梗阻。CT 显示中下腹部局部 U 形小肠肠袢，肠壁增厚、水肿，增强扫描示部分节段强化减低，部分小肠肠管及系膜血管聚集，近端小肠扩张

病例9 女，25岁。

病史：患者12 h前无明显诱因出现上腹部疼痛，伴恶心、呕吐3次，呕吐胃内容物，每次约20 ml。伴腹胀、腹泻1次，为不成形稀便，量约100 ml。急诊CT提示肠套叠。既往史：17年前因"肠梗阻，肠息肉"行部分小肠切除术。体格检查：体温37 ℃，脉搏80次/分，呼吸15次/分，血压120/80 mmHg。腹部可见手术瘢痕，脐周膨隆，可见肠型及蠕动波，上腹部压痛，无反跳痛，肠鸣音正常，移动性浊音阴性。实验室检查：白细胞升高（$20.44×10^9$/L），中性粒细胞百分比升高（92.2%），中性粒细胞绝对值升高（$18.84×10^9$/L），血红蛋白下降（91.0 g/L）。尿比重增加（1.029），尿酮体（++）。凝血酶原时间延长（13.8秒），凝血酶原活动度下降（59.0%），国际标准化比值升高（1.29）。血清白蛋白下降（22.2 g/L），降钙素原升高（1.97 ng/L）。CT诊断：近端空肠套叠，中腹部小肠梗阻，肠壁缺血坏死可能；盆腔积液。行开腹探查，小肠部分切除术。术中见两处小肠套叠，第一处位于屈氏韧带下约20 cm，近端套入远端，范围10 cm。复位后于套入部小肠内触及大量肿物。第二处距离回盲瓣100 cm，套入小肠20 cm，小肠卡压严重，复位困难。切开复位，套入远端小肠肿物，有蒂与肠管相连。探查小肠内多发肿物散在分布，大者2~3 cm。分段结扎系膜，切除部分病变肠管。术后病理示小肠多发Peutz-Jeghers息肉，局灶肠黏膜充血水肿，伴缺血坏死，符合肠套叠所致缺血。出院诊断：肠套叠，Peutz-Jeghers综合征。术后10个月小肠造影提示小肠多发息肉，符合Peutz-Jeghers综合征，小肠变短（图9-9）。

病例10 男，26岁。

病史：患者3天前无诱因出现脐周疼痛，持续不缓解，伴恶心、呕吐。呕吐胃内容物，量少。近2天停止排气、排便。CT诊断肠套叠，继发肠梗阻（图9-10）。体格检查：体温37.8 ℃，脉搏107次/分，呼吸20次/分，血压132/66 mmHg。精神不振。腹部略膨隆，叩诊鼓音，无胃肠型及蠕动波，腹肌略紧张，脐周有压痛及轻微反跳痛，移动性浊音阴性，肠鸣音减弱。实验室检查：血红蛋白下降（95 g/L）。快速肌酸激酶升高（424 U/L）。凝血酶原时间延长（13.3秒），凝血酶原活动度下降（69%）。行开腹探查，复位小肠套叠，切除坏死小肠，切除小肠息肉。术中见小肠套叠距离回盲瓣100 cm，复位困难。切开小肠套叠复位，套叠近端10 cm处可见肿物，直径4 cm，有蒂与肠壁相连，套入段小肠缺血坏死，切除肿物及坏死小肠。术后病理提示Peutz-Jeghers息肉伴小肠出血性梗死。

病例11 女，62岁。

病史：患者5天前无诱因出现腹痛，为脐周隐痛，伴排便次数增多，近2天排气、排便停止，伴恶心、呕吐。既往史：卵巢囊肿术后30余年。体格检查：体温36.7 ℃，脉搏60次/分，呼吸20次/分，血压120/90 mmHg。腹部平坦，无胃肠型及蠕动波，右下腹有压痛及反跳痛，移动性浊音阴性，肠鸣音正常。实验室检查：血红蛋白略降低（111 g/L）。CT诊断肠套叠，继发肠梗阻（图9-11）。行开腹小肠肿瘤根治术。术中见少量腹水，小肠广泛扩张，套叠已经复位，肿物位于回肠下段，距离回盲瓣75 cm，直径3 cm，未侵出浆膜。切除病变肠管。术后病理提示小肠脂肪瘤。

病例12 男，72岁。

病史：患者4个月前无明显诱因出现腹痛、腹胀，当地医院诊断"肠梗阻"，对症治疗效果不佳。1周前再次出现腹痛、腹胀，伴消化不良、便秘，无恶心、呕吐、停止排气、排便。CT提示小肠间质瘤。体格检查：体温36.3 ℃，脉搏80次/分，呼吸20次/分，血压120/80 mmHg。

腹部平坦，无胃肠型及蠕动波，无压痛及反跳痛，未及包块，肠鸣音正常。实验室检查未见异常。

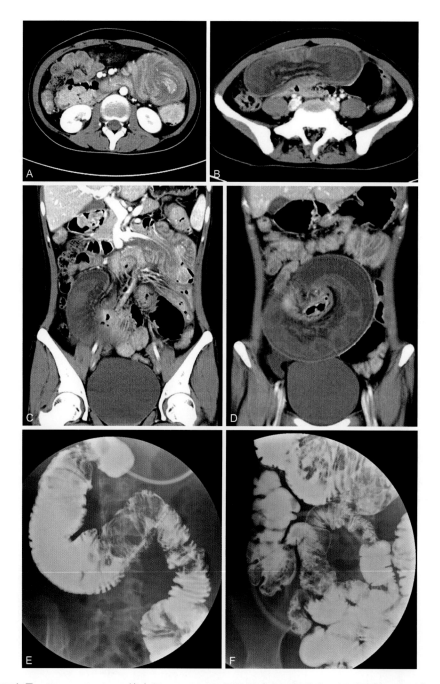

图 9-9　小肠梗阻，肠套叠，Peutz-Jeghers 综合征。A-D. CT 显示近端空肠部分套入远端肠管，呈"靶环征"，其间可见肠系膜脂肪和血管影，肠壁增厚，强化均匀；中腹部肠管扩张积液，呈 C 形影，肠壁明显水肿、增厚，强化减低，肠系膜及血管扭转呈旋涡状改变。E、F. 术后 10 个月小肠造影显示十二指肠及空肠多发大小不等、形态各异的充盈缺损，最大者位于十二指肠，几乎充满肠腔，最大径 4.6 cm，表面不平

小肠造影提示回肠下段梗阻。行开腹小肠肿瘤切除术。术中见小肠扩张，距离回盲瓣 100 cm 处可见肠套叠。复位套叠小肠，可及小肠内肿物，行肿物及部分肠管切除。术后病理诊断：小肠炎性纤维性息肉（图 9-12）。

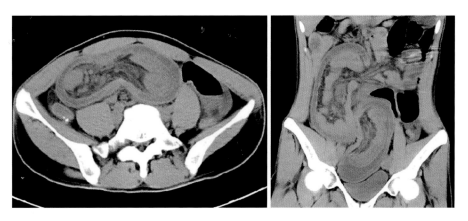

图 9-10 肠梗阻，肠套叠。CT 显示右下腹小肠套入邻近肠管内，肠壁增厚、水肿，周围脂肪间隙模糊，系膜渗出。近端肠管扩张、积液、积气

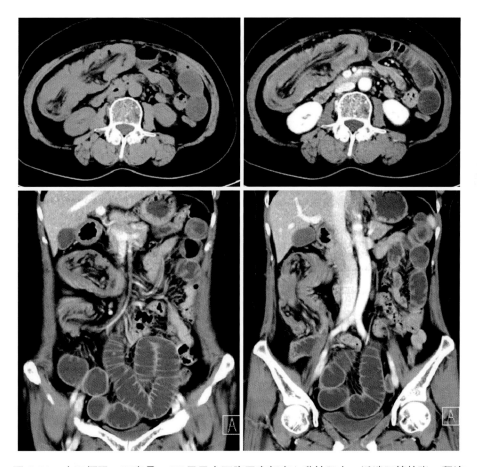

图 9-11 小肠梗阻，肠套叠。CT 显示右下腹回盲部套入升结肠内，近端肠管扩张、积液

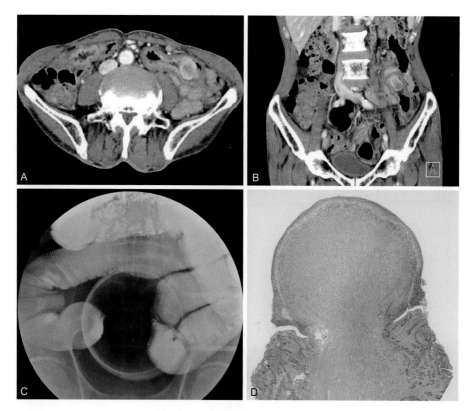

图 9-12 小肠梗阻，炎性纤维性息肉。A、B. CT 显示左下腹小肠见类圆形软组织密度影，增强扫描明显不均匀强化，近端肠管略扩张。C. 小肠造影显示钡剂到达回肠下段时通过受阻，梗阻端呈鸟嘴样，近端肠管扩张。D. 病理提示小肠炎性纤维性息肉（HE 染色）

病例 13　男，92 岁。

病史：患者 9 天前无明显诱因出现右下腹疼痛，伴恶心、呕吐。CT 提示小肠腔内结石，继发肠梗阻。给予禁食水、小肠减压、抗炎、补液等治疗，症状缓解。既往史：患高血压、糖尿病、冠心病，均药物治疗。体格检查：体温 36.2 ℃，脉搏 70 次 / 分，呼吸 20 次 / 分，血压 148/74 mmHg。腹部柔软，右下腹压痛，无肌紧张及反跳痛，未及包块，移动性浊音阴性，肠鸣音正常。实验室检查：血红蛋白下降（113 g/L），血清白蛋白下降（24.2 g/L）。放置小肠减压管，并经减压管行小肠造影，提示小肠梗阻，小肠结石（图 9-13）。行开腹探查，小肠切开，异物取出。术中见腹腔内清亮腹水，量约 300 ml。距离回盲瓣 100 cm 处小肠腔内触及异物。切开肠壁，取出异物，大小 4 cm×4 cm，棕褐色，质硬，考虑胆石。

病例 14　女，51 岁。

病史：患者 1 个月前吃柿子后间断出现腹痛，为脐周胀痛，伴恶心、呕吐，停止排气、排便。当地医院诊断"肠梗阻"，给予胃肠减压及灌肠治疗，症状好转。5 天前上述症状加重。CT 诊断小肠不完全梗阻。体格检查：体温 36.8 ℃，脉搏 109 次 / 分，呼吸 16 次 / 分，血压 96/69 mmHg。腹部膨隆，脐周有压痛，无反跳痛和肌紧张，未触及包块，肠鸣音正常，移动性浊音阴性。实验室检查：血清白蛋白降低（32.8 g/L）。置入小肠减压管，并经小肠减压管行小肠造影，提示回肠结石，伴肠梗阻（图 9-14）。行开腹小肠内粪石挤压入大肠。术中见距离回盲瓣 0.5 m 处小肠充血，范围约 10 cm，腔内较硬粪石，粪石部位及远端肠管较细，粪石无法推入远端肠管，击碎粪石成 4 块，推至结肠。

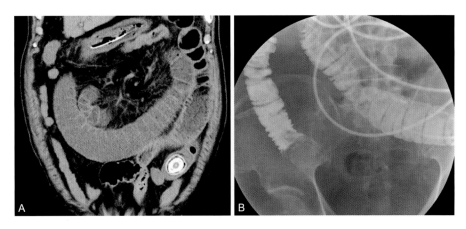

图 9-13 小肠梗阻，小肠异物（胆石）。A. CT 显示左下腹小肠管腔内高密度影，继发近端小肠积液、积气、扩张，系膜渗出。B. 小肠造影显示减压管远端造影剂通过受阻，梗阻端小肠腔内见类圆形高密度影，嵌顿于肠腔内

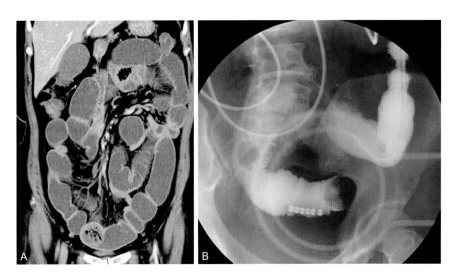

图 9-14 小肠梗阻，小肠结石。A. CT 显示小肠扩张、积气、积液，最宽处约 4.1 cm，移行区肠管内可见混合密度粪石影，肠壁未见明显增厚，增强扫描未见明显异常密度影。B. 经小肠减压管注入造影剂，回肠造影剂通过受阻，梗阻端呈杯口状改变，近端肠管略扩张

病例 15 男，45 岁。

病史：间断腹痛、呕吐半年。腹痛多于进食后发生，为中上腹胀痛，呕吐或排便后缓解，呕吐胃内容物。外院胃镜示十二指肠息肉，病理为慢性炎症；肠镜示盲肠多发憩室。以"肠梗阻"收入院。体格检查：生命体征平稳，无异常体征。实验室检查：血红蛋白下降（97 g/L），大便潜血试验阳性。辅助检查：小肠造影示空肠中段癌伴不全梗阻。CT 提示小肠癌，继发肠梗阻。行开腹小肠癌根治术。

术中见小肠肿瘤位于空肠上段，肠管环形狭窄，肿物大小约 5 cm，近端肠管扩张，肠系膜根部多发肿大淋巴结。术后病理示空肠溃疡型中分化腺癌（图 9-15）。

病例 16 女，71 岁。

病史：患者 2 个月前进食不洁饮食后出现腹泻，为黄色稀水样便，8 天后出现上腹疼痛，呕吐胃内容物。1 个月后阵发性上腹部胀痛，排便后缓解，伴

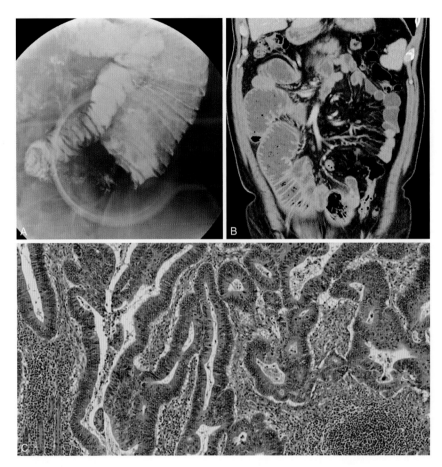

图 9-15　小肠癌，伴肠梗阻。A. 小肠造影显示空肠中段明显狭窄，造影剂通过受阻，管壁僵硬破坏，病变两端界限清楚、突然，近端肠管扩张。B. CT 显示下腹部小肠局部肠壁增厚强化，肠腔狭窄，近端肠管扩张，腔内积液、积气。C. 病理提示中分化腺癌（HE 染色）

腹胀、呕吐，排气减少。腹部 X 线平片提示"小肠高位梗阻"，以"肠梗阻"收入院。体格检查：体温 36.5 ℃，脉搏 80 次 / 分，呼吸 19 次 / 分，血压 120/70 mmHg。腹软，右侧腹见斜行肠型，中上腹压痛，无反跳痛及肌紧张，右上腹可闻及气过水声，肠鸣音 4 次 / 分，未触及包块。实验室检查：未见异常。辅助检查：CT 诊断空肠癌可能，继发不完全肠梗阻。小肠造影诊断空肠癌。行开腹小肠癌根治术。术中见肿物位于屈氏韧带约 40 cm 处，3 cm×3 cm，阻塞肠腔，近端肠管扩张。术后病理诊断：小肠隆起型中分化腺癌（图 9-16）。

病例 17　男，69 岁。

病史：患者 3 个月前进食后出现腹痛，为胀痛，伴排气、排便停止，恶心、呕吐胃内容物。外院保守治疗后症状缓解。后患者进流食，间断出现上述症状，可耐受。体重下降 15 kg。体格检查：体温 36.5 ℃，脉搏 76 次 / 分，呼吸 16 次 / 分，血压 124/84 mmHg。无异常体征。实验室检查：CA125 略升高（57.4 U/ml）。辅助检查：小肠造影诊断空肠下段狭窄、粘连，伴不完全肠梗阻。CT 诊断小肠炎性狭窄，继发肠梗阻（图 9-17）。行开腹粘连松解，小肠部分切除术。术中见屈氏韧带下 150 cm 处小肠狭

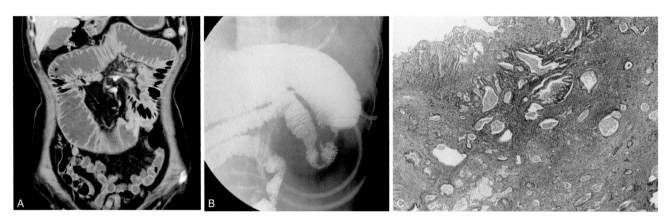

图 9-16　小肠癌，伴不完全性肠梗阻。A. CT 显示空肠局部管壁增厚，管腔狭窄，增强扫描示病变明显强化，近段肠管明显扩张。B. 小肠造影显示空肠上段局限性管腔狭窄，管壁僵硬破坏，边缘不整，病变两端界限清楚，显示"果核征"，近端肠管扩张。C. 病理提示小肠中分化管状腺癌（HE 染色）

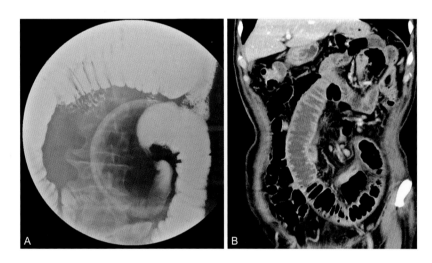

图 9-17　小肠炎性狭窄，伴不完全性肠梗阻。A. 小肠造影显示空肠下段环形狭窄，造影剂通过缓慢，局部肠管固定，活动度差，近端肠管扩张。B. CT 显示空肠局部肠壁增厚、强化，肠腔狭窄，周围渗出，近端部分空肠扩张，积液、积气

窄，浆膜面明显充血，表面多发纤维索条，狭窄肠管与邻近小肠和降结肠系膜粘连，近端肠管明显扩张，肠壁水肿、增厚。松解粘连，切除病变肠管。术后病理提示黏膜急、慢性炎伴炎性肉芽组织增生，肠壁全层可见炎症反应及水肿，周围脂肪组织灶状坏死伴炎症反应。

病例 18　女，63 岁。

病史：患者 4 个月前无明显诱因出现中上腹疼痛，伴全腹胀、呕吐。初为胃内容物，后为绿色水样物，呕吐后腹痛、腹胀无缓解。伴腹泻，每天 2～3 次，不成形，无便血。当地医院诊断为"肠梗阻"，给予禁食、禁水、补液、胃肠减压后好转。后间断出现腹胀。1 周前出现中上腹绞痛，持续疼痛，不能耐受，伴大汗、恶心、呕吐，呕吐胃内容物。体格检查：体温、脉搏、呼吸正常，血压 88/52 mmHg。右下腹深压痛及反跳痛。实验室检查：血红蛋白略降低（115.0 g/L），血清白蛋白降低（22.9 g/L）。免

疫球蛋白电泳：白蛋白降低（50.4%），α₁ 球蛋白升高（4.9%），α₂ 球蛋白升高（14.7%）。辅助检查：CT 提示小肠不全梗阻，肠壁及系膜水肿，腹、盆腔积液。经减压管注入水溶性造影剂，小肠造影提示空回肠交界处肠管狭窄，伴不完全性肠梗阻。行开腹粘连松解，部分小肠切除术。术中见右下腹小肠明显粘连、狭窄，小肠壁增厚。术后病理组织学提示小肠绒毛萎缩，隐窝分支变形伴幽门腺化生，黏膜下层纤维化，符合慢性炎症改变，局灶溃疡形成，达深肌层，周围见较显著化脓性炎症，未见肿瘤病变（图 9-18）。

病例 19 女，59 岁。

病史：患者 3 个多月前无明显诱因出现腹痛，为阵发性胀痛，伴有腹胀、恶心、呕吐、呕吐物为胃内容物，伴停止排气、排便。当地医院诊断肠梗阻，予禁食、禁水、胃肠减压、灌肠、补液等治疗后缓解。后症状反复发作，自行禁食、禁水，通便后缓解。3 天前再次腹痛、腹胀、恶心、呕吐，排气、排便停止。体格检查：体温 36.5 ℃，脉搏 88 次 / 分，呼吸 18 次 / 分，血压 138/89 mmHg。舟状腹、柔软，腹部无压痛及反跳痛，未及包块，肠鸣音正常。实验室检查：血红蛋白下降（80 g/L），血清白蛋白降低（27.8 g/L）。辅助检查：CT 提示下腹部小肠积气、积液，肠壁增厚，肠腔稍窄，浆膜面毛糙，周围脂肪间隙密度升高。小肠造影诊断回肠下段狭窄、粘连，伴不完全性肠梗阻。行开腹粘连松解，部分小肠切除。术中见脐周小肠与腹壁紧密粘连，另见下腹部小肠与左侧盆壁紧密粘连。两处粘连小肠相距 60 cm，分离过程中肠壁有破损，肠管狭窄。术后病理提示回肠增殖性结核（图 9-19）。

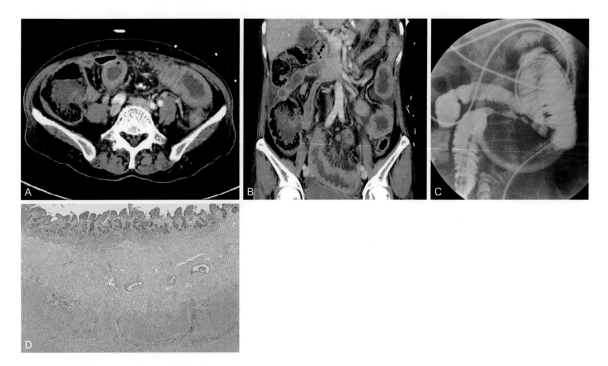

图 9-18 小肠炎性狭窄，伴不完全性肠梗阻。A、B. CT 显示下腹部较长范围肠壁均匀增厚强化，肠系膜渗出，近端肠管积液扩张。C. 经减压管小肠造影显示空回肠交界处肠管狭窄，造影剂通过缓慢，狭窄段肠壁边缘不光滑，肠壁较柔软，局部肠管位置固定，近端肠管扩张。D. 病理提示小肠绒毛萎缩，隐窝分支变形伴幽门腺化生，黏膜下层纤维化，符合慢性炎症改变（HE 染色）

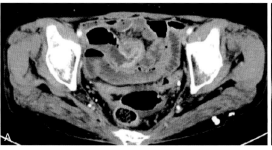
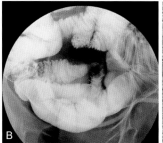
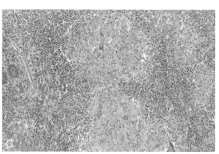

图 9-19　小肠结核，伴不完全性肠梗阻。A. CT 显示下腹部小肠肠壁增厚强化，管腔变窄，浆膜面毛糙，近端小肠积液、积气、轻度扩张。B. 小肠造影显示回肠下段管腔狭窄，肠壁边缘不整，黏膜皱襞紊乱，狭窄两端逐渐移行，局部肠管位置固定，近端肠管略扩张。C. 病理提示小肠结核，可见相互融合的肉芽肿（HE 染色）

病例 20　男，81 岁。

病史：患者 1 天前突发腹痛、腹胀，呕吐 2 次，为胃内容物。半天前腹痛、腹胀加重，停止排气、排便。既往史：高血压、心房颤动、血管栓塞、痛风病史，具体不详。体格检查：体温 36.6℃，脉搏 87 次 / 分，呼吸 20 次 / 分，血压 212/118 mmHg。急性面容，腹部平坦，左侧腹部明显压痛，有肌紧张和反跳痛，肠鸣音极弱。实验室检查：白细胞升高（13.73×10⁹/L），中性粒细胞百分比升高（92.9%）。凝血酶原时间延长（13.3 秒），凝血酶原活动度下降（72%），国际标准化比值升高（1.26），纤维蛋白原升高（6.35 g/L），D- 二聚体定量升高（0.59 μg/ml）。总胆红素升高（37.5 μmol/L），肌酸激酶升高（230 U/L），肌酸激酶同工酶 MB 升高（28 U/L），乳酸脱氢酶升高（395 U/L），尿素升高（13.26 mmol/L），葡萄糖升高（11.7 mmol/L），肌酐升高（134 μmol/L），淀粉酶升高（291 U/L）。心肌损伤标志物：N 端 -B 型钠尿肽前体升高（3910 pg/ml）。CT 诊断肠系膜上动脉栓塞，缺血性肠梗阻，部分小肠坏死（图 9-20）？局部麻醉，行肠系膜上动脉造影、肠系膜上动脉取栓术。术后病情危重，转 ICU 治疗，后家属要求转院回当地医院治疗。

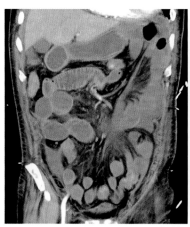
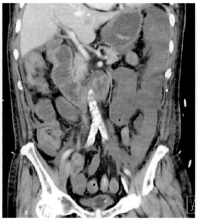
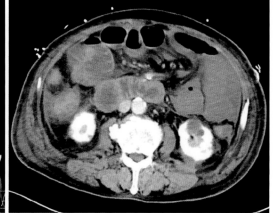

图 9-20　肠系膜上动脉栓塞，肠梗阻。CT 显示肠系膜上动脉部分分支见低密度充盈缺损，局部肠管扩张积液，部分肠管壁增厚、水肿，部分小肠肠壁强化减弱，多发渗出

病例 21 男，53 岁。

病史：患者 4 个月前无明显诱因出现持续性腹痛，伴恶心、呕吐。急诊 CT 示肠系膜上静脉血栓形成，左肾占位。血管科行介入治疗后好转。2 个月前外院行左肾癌根治术。术后出现间断腹痛，多于进食和饮水后发作，休息后缓解，伴排便减少，每 3 天 1 次，伴恶心，无呕吐。1 周前症状加重。体格检查：体温、脉搏、呼吸、血压正常。脐周及下腹部压痛，无反跳痛，肠鸣音减弱，每分钟 2 次。实验室检查：血红蛋白下降（106 g/L），血清白蛋白降低（35.3 g/L），CA125 略升高（39.48 U/ml）。辅助检查：CT 提示左肾及肾上腺术后，小肠局部增厚，继发肠梗阻，肠系膜密度增高，多发肿大淋巴结。小肠造影诊断空肠狭窄，伴不完全性肠梗阻。行开腹部分小肠切除术。术中见距离屈氏韧带 60 cm 处空肠肠管与网膜组织及附近肠系膜粘连，致空肠局部明显狭窄，近端肠管扩张。术后病理提示小肠病变符合慢性缺血性肠病（图 9-21）。

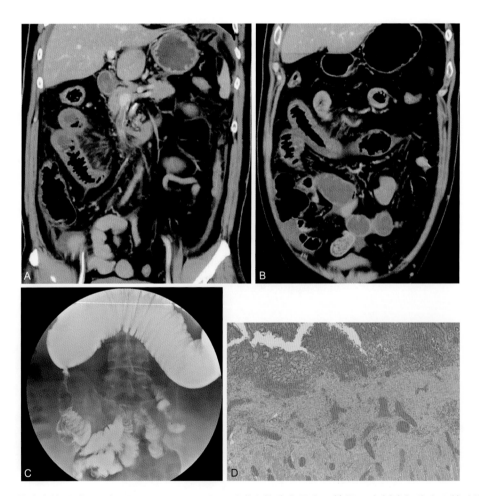

图 9-21 肠系膜上静脉血栓形成，肠梗阻。A、B. CT 显示肠系膜上静脉内见充盈缺损，右侧腹部分小肠管壁增厚，强化减弱，近端肠管扩张积液。C. 小肠造影显示空肠管腔明显狭窄，狭窄两端逐渐移行，近端肠管扩张。D. 病理提示小肠病变符合慢性缺血改变（HE 染色）

病例 22　男，72 岁。

病史：患者半个月前夜间出现腹痛，以左下腹为著，为持续性绞痛，放射至背部，伴恶心、呕吐，呕吐胃内容物，前倾体位可缓解，伴食欲不振，大便次数减少，体重下降 5 kg。体格检查：体温 36.8 ℃，脉搏 70 次 / 分，呼吸 16 次 / 分，血压 120/80 mmHg。口腔散在黏膜溃疡。心、肺无异常。腹部平坦、柔软，脐周压痛，无反跳痛和肌紧张，肠鸣音活跃，6 次 / 分。实验室检查：大便潜血试验弱阳性。CRP 升高（6.06 mg/dl）。辅助检查：CT 提示右下腹回肠局限肠壁不规则增厚，范围约 15 cm，肠壁水肿，肠腔狭窄，增强扫描强化较弱，周围脂肪间隙模糊，可见索条渗出，近端肠管积气、扩张。经小肠减压管行小肠造影，提示小肠狭窄，缺血性可能。行开腹粘连松解，小肠部分切除术。术中见距离回盲瓣 150 cm 处回肠狭窄、僵硬，范围 20 cm，肠壁及对应系膜增厚明显，近端肠管扩张。病理符合缺血性改变（图 9-22）。

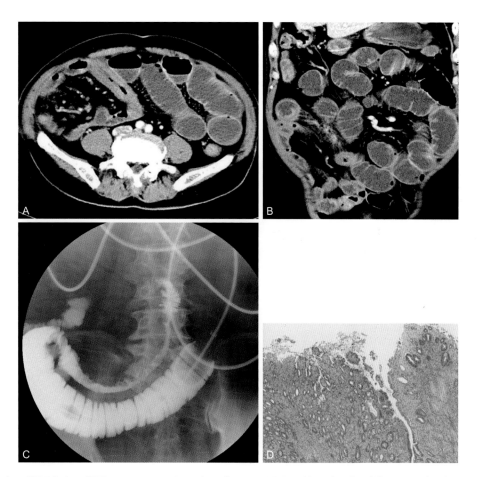

图 9-22　小肠狭窄，伴不完全肠梗阻。A、B. CT 显示右下腹回肠可见局限性肠壁不规则增厚，肠腔不规则狭窄，增强扫描示病变强化较弱，系膜渗出，病变近端部分小肠扩张积气、积液。C. 经减压管小肠造影显示回肠狭窄，肠壁欠柔软，边缘不光滑，近端肠管略扩张。D. 病理提示小肠黏膜腺体显著退变，间质纤维蛋白沉积，局灶伴糜烂及出血，符合缺血性改变（HE 染色）

病例23　男，72岁。

病史：患者4个月前运动后出现腹痛、腹胀，为上腹部钝痛，停止排气、排便，伴呕吐，呕吐胆汁样物。外院诊断"肠梗阻"，保守治疗后好转。此后间断腹胀、腹痛，进食减少，体重下降15 kg。体格检查：生命体征平稳，腹部柔软，无压痛，肠鸣音活跃，10次/分，可闻及气过水声。实验室检查：血清白蛋白降低（30.1 g/L），余无异常。辅助检查：CT提示右中下腹小肠病变，继发小肠梗阻，肠系膜渗出。小肠造影诊断空肠中段狭窄，伴小肠不完全性梗阻。行开腹部分小肠切除术。术中见距离屈氏韧带60 cm处空肠肠管与网膜组织及附近肠系膜粘连，致空肠局部明显狭窄，近端肠管扩张。术后病理符合慢性缺血性肠病（图9-23）。

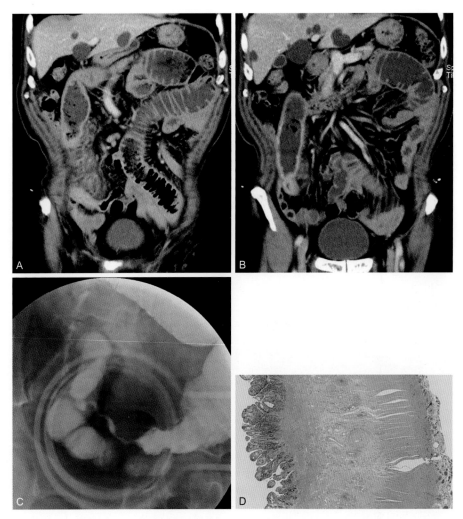

图9-23　小肠狭窄，伴不完全肠梗阻。A、B. CT显示右中下腹小肠局部肠壁增厚，管腔狭窄，周围脂肪间隙模糊。增强扫描见肠壁明显强化，近端空肠管腔扩张。C. 小肠造影显示空肠中段管腔明显狭窄，肠壁欠柔软，近端肠管明显扩张。D. 病理提示小肠黏膜呈慢性炎症，黏膜肌层增厚、纤维化，黏膜下层可见管腔增厚闭塞的血管，符合慢性缺血性肠病（HE染色）

病例 24 女，51 岁。

病史：患者 2 年前进食后出现上腹胀，伴纳差，可自行缓解。腹胀较重时伴大便不成形，每天 2~3 次，偶有腹痛、恶心，无呕吐，无停止排气、排便。近 2 年体重下降 15 kg。体格检查：体温 36.6 ℃，脉搏 66 次／分，呼吸 16 次／分，血压 120/74 mmHg。无异常体征。实验室检查：未见异常。辅助检查：CT 提示肠管弥漫扩张，积气、积液。小肠造影提示小肠动力减弱，麻痹性肠梗阻不除外（图 9-24）。胃镜提示十二指肠扩张，皱襞变浅，慢性浅表性胃炎伴胆汁反流。活检病理提示小肠及胃黏膜慢性炎症细胞浸润。肠镜提示末端回肠肠腔扩张，局部黏膜粗糙。活检病理提示末端回肠黏膜慢性炎，局灶淋巴细胞聚集。出院诊断：麻痹性肠梗阻可能，慢性浅表性胃炎伴胆汁反流。

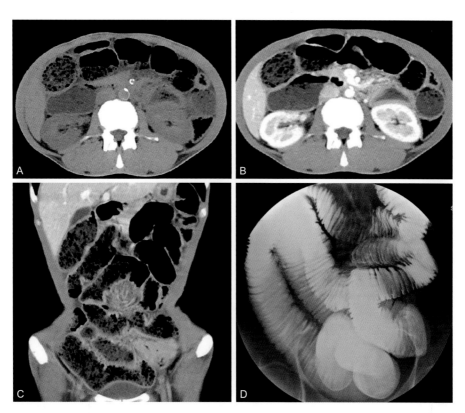

图 9-24 麻痹性肠梗阻。A~C. CT 显示肠管弥漫扩张，积气、积液，部分肠管肠壁稍增厚。D. 小肠造影显示小肠弥漫扩张，动态观察见肠管蠕动减弱，造影剂通过缓慢，活动度可

病例 25 女，64 岁。

病史：患者 11 年前无明显诱因出现全腹胀，进食后加重，伴上腹部隐痛，阵发性加剧，伴恶心、呕吐，呕吐胃内容物，伴排便费力、排气减少、乏力、双下肢凹陷性水肿。外院诊断"肠梗阻"，行手术治疗。术后腹胀无明显缓解。逐渐恢复饮食后出现腹泻，每天 4~6 次，棕黄色水样便，无黏液脓血。4 年前腹胀加重，全腹胀痛，进食后加重，伴恶心，无呕吐，有腹泻。腹胀持续存在，且进行性加重，伴腹泻。2 个月前腹胀明显加重，伴双侧肋缘下胀痛，近 4 年体重下降 10 kg。体格检查：体温 36.5 ℃，脉搏 78 次／分，呼吸 16 次／分，血压 117/67 mmHg。腹部膨隆、柔软，无压痛及反跳痛，肠鸣音减弱，1 次／分。实验室检查：血红蛋白下

降（90 g/L），大便潜血试验阴性。血清白蛋白降低（34.3 g/L），肌酐降低（42.0 μmol/L），血钙降低（1.85 mmol/L），血钾降低（3.32 mmol/L）。凝血酶原时间延长（20.5 秒），凝血酶原活动度下降（43%），国际标准化比值升高（1.89）。总三碘甲状腺原氨酸下降（0.56 ng/ml），游离三碘甲状腺原氨酸下降（1.72 pg/ml），游离甲状腺素下降（0.83 ng/dl）。大便查寄生虫、幼虫、阿米巴阴性，苏丹Ⅲ染色阴性，大便培养、涂片找细菌、真菌、

结核分枝杆菌均阴性。氢呼气试验阳性，提示小肠细菌过度生长。辅助检查：小肠造影提示小肠弥漫扩张，蠕动减弱，伴不全肠梗阻可能。26 h 后观察回肠仍有造影剂残留。CT 提示部分肠管扩张，积气、积液，部分小肠肠壁增厚（图 9-25）。出院诊断：慢性假性肠梗阻，小肠细菌过度生长，低钾血症，低白蛋白血症，低钙血症，继发性甲状旁腺功能亢进，贫血，十二指肠 - 空肠吻合术后。

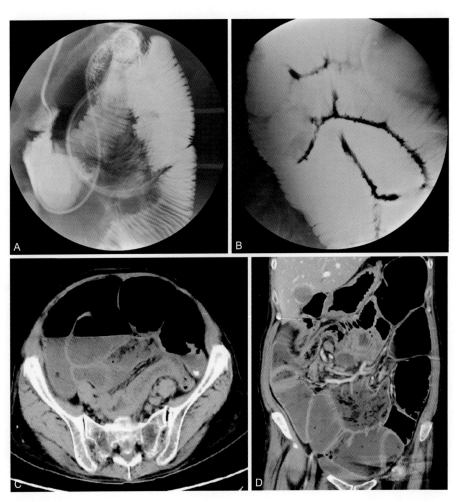

图 9-25　慢性假性肠梗阻。A、B. 小肠造影显示小肠弥漫扩张，动态观察见蠕动减弱，造影剂通过缓慢。C、D. CT 显示部分肠管扩张，积气、积液，部分小肠肠壁略增厚

病例 26 男，69 岁。

病史：患者 8 天前进食后出现上腹部疼痛，为阵发性绞痛，持续 10 min 可自行缓解，伴恶心、呕吐，呕吐胃内容物，伴停止排气、排便，无腹胀。既往史：糖尿病史 30 余年，口服二甲双胍治疗；阑尾切除 20 年。体格检查：生命体征平稳。右下腹见手术瘢痕，腹部平坦、柔软，全腹压痛，无反跳痛及肌紧张，肠鸣音消失。实验室检查：血清白蛋白降低（26.2 g/L）。CT 提示小肠梗阻。行开腹探查，粘连松解，小肠部分切除术。术中见腹腔内少量黄色腹水，右下腹盆腔小肠扩张明显，肠管之间，肠管与系膜、腹壁广泛粘连。松解粘连，探查小肠，距离回盲瓣 100 cm 处小肠环形狭窄，手指不能通过，粘连压迫所致。术后病理提示小肠黏膜局灶坏死、脱落，浆膜充血、粗糙，无脓苔及穿孔。肠壁全层血管充盈，未见血栓。术后半个月，患者进食后出现腹痛。实验室检查：白细胞升高（12.52×10⁹/L），中性粒细胞百分比升高（82.3%），中性粒细胞绝对值升高（10.31×10⁹/L），血红蛋白下降（109 g/L）。碱性磷酸酶升高（249 U/L），γ-谷氨酰转移酶升高（128 U/L），亮氨酸氨基转肽酶升高（106 U/L），拟胆碱酯酶下降（195 U/L）。复查 CT，提示小肠部分切除（可见金属缝线），肠管部分扩张，积气、积液，可见气液平面，诊断：小肠术后，小肠梗阻，盆腔少量积液，腹膜增厚。放置小肠减压管。经减压管注入水溶性造影剂行小肠造影，提示末段回肠狭窄、粘连（图 9-26）。复查 CT 提示：小肠积气、积液较前好转，腹腔积液较前吸收。术后再发肠梗阻，给予留置小肠减压管，抑酸、肠外营养支持等治疗，症状好转出院。

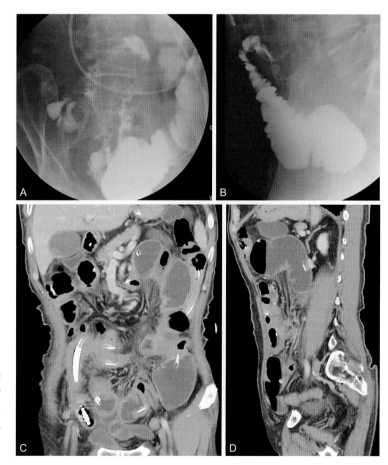

图 9-26 小肠梗阻。A、B. 经减压管小肠造影显示末段回肠狭窄，狭窄段肠管位置固定，近端小肠扩张。C、D. CT 显示右下腹肠壁增厚、肠腔狭窄，内见置管，系膜渗出，近端小肠积气、积液，部分扩张，部分肠壁增厚

病例 27　男，53 岁。

病史：患者 5 天前进食及饮水后出现中上腹疼痛，以胀痛为主，无恶心、呕吐，症状逐渐加重。1 天前出现排气、排便停止，恶心、呕吐，呕吐胃内容物，呕吐后症状缓解。既往史：半个月前因急性阑尾炎手术治疗。体格检查：体温 36.0 ℃，脉搏 60 次 / 分，呼吸 18 次 / 分，血压 120/70 mmHg。腹部见点状瘢痕，腹部平坦、柔软，中上腹有压痛，无反跳痛及肌紧张，肠鸣音减弱（2 次 / 分），移动性浊音阴性。实验室检查：未见异常。辅助检查：CT 平扫诊断肠梗阻（图 9-27）。患者 2 周前行腹腔镜阑尾切除术，痛、吐、胀、闭症状符合肠梗阻，考虑术后粘连性肠梗阻。予禁食、禁水、补液、抗感染、胃肠减压等对症治疗，症状好转。

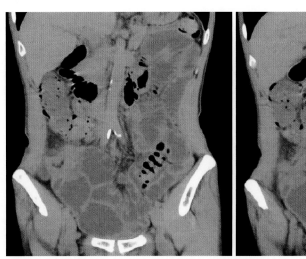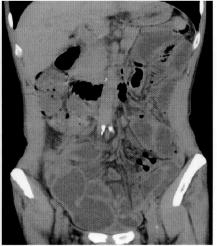

图 9-27　小肠梗阻。CT 显示右下腹局部小肠肠壁增厚，管腔缩窄，局部脂肪间隙密度模糊，近端管腔扩张、积液

参考文献

[1] 陈孝平，汪建平. 外科学. 8版. 北京：人民卫生出版社，2013: 373-379.

[2] 张树基，罗明绮. 内科急诊诊断与治疗. 北京：中国科学技术出版社，2010: 353-357.

[3] 陈启仪，姜军. 小肠梗阻诊断与治疗再认识. 中华胃肠外科杂志，2017, 20 (10): 1136-1140.

[4] 缪飞. 小肠影像学. 上海：上海科学技术出版社，2013: 318-324.

[5] 张耀朋，王爱英. 选择性小肠造影对肠梗阻诊断的影像学价值: 98例病例分析. 北京大学学报(医学版)，2014, (5): 711-714.

[6] 李德春，李瑞红，吴萍，等. 经鼻肠减压管选择性小肠造影诊断肠梗阻. 中华普通外科杂志，2009, 24(9): 705-707.

[7] 刘静，余晖，焦俊，等. 多层螺旋CT小肠造影在小肠梗阻诊断中的价值. 重庆医学，2016, 45(6): 799-801.

[8] 张敏，孟晓岩，陈念钧，等. 多排螺旋CT小肠成像与单气囊小肠镜在临床表现不典型小肠梗阻诊断中的应用. 山东医药，2014, 54(27): 51-52.

[9] 叶乐平，吴兴旺，许建明. 小肠梗阻病因诊断方法的临床研究. 中华消化杂志，2015, 35(4): 221-224.

[10] 程益荣. 多排螺旋CT在小肠梗阻诊断中的价值. 中华老年杂志，2013, 23(10): 2356-2358.

[11] 闫淑丽，郑晓林，邓章基，等. 粘连性小肠梗阻的MSCT征象分析. 放射学实践，2017, 32(8): 861-865.

[12] 岳辉，智发朝，白杨，等. 双气囊内镜对小肠狭窄性疾病诊断和治疗选择的价值. 中华消化内镜杂志，2008, 25(1): 14-17.

[13] 赵杰，宁守斌，毛高平，等. 双气囊小肠镜在不完全性小肠梗阻中的诊疗作用. 世界华人消化杂志，2012, 20(6): 524-527.

[14] 龙昉，胡茂清，龙晚生，等. MSCT对成人小肠套叠的诊断及鉴别诊断价值. 放射学实践，2021, 36(5): 633-636.

[15] 黎介寿. 认识术后早期炎性肠梗阻的特性. 中国实用外科杂志, 1998(7): 3-4.

[16] 朱维铭, 李宁. 术后早期炎性肠梗阻的诊治. 中国实用外科杂志, 2000, 20(8): 456-458.

[17] 丁杰, 许硕贵. 外科术后小肠梗阻的研究进展. 中国急救医学, 2018, 38(8): 681-683.

[18] Srinivas R, Reddy R, Cappell MS. A systematic review of the clinical presentation, diagnosis, and treatment of small bowel obstruction. Curr Gastroenterol Rep, 2017, 19(6): 28.

[19] Diamond, M Lee J, LeBedis C. Small bowel obstruction and ischemia. Radiol Clin N Am, 2019, 57(4): 689-703.

[20] Long B, Robertson J, Koyfman A. Emergency medicine evaluation and management of small bowel obstruction: evidence-based recommendations. J Emerg Med, 2019, 56(2): 166-176.

[21] Paulson EK, Thompson WM. Review of small-bowel obstruction: the diagnosis and when to worry. Radiology, 2015, 275(2): 332-342.

[22] Mallo RD, Salem L, Lalani T, et al. Computed tomography diagnosis of ischemia and complete obstruction in small bowel obstruction: a systematic review. J Gastrointest Surg, 2005, 9(5): 690-694.

[23] Quero G, Covino M, Laterza V, et al. Adhesive small bowel obstruction in elderly patients: a single-center analysis of treatment strategies and clinical outcomes. Scandin J Gastroenterol, 2021, 56(7): 784-790.

[24] Zins M, Millet I, Taourel P. Adhesive small bowel obstruction: predictive radiology to improve patient management. Radiology, 2020, 396(3): 480-492.

第十章

小肠其他疾病

王爱英　张耀朋　王　烨　陈　明　宋志强　石雪迎　金　珠

第一节　小肠憩室

小肠憩室是指小肠某一部位由于先天或后天原因使黏膜或黏膜下层甚至肌层变薄，在肠管内压增加或外部牵拉的作用下，局部向外膨出。

小肠憩室最多见的是十二指肠憩室，人群中发病率为2%~22%，占全部小肠憩室的45%~79%。其次为空肠憩室，常发生在屈氏韧带附近，空、回肠憩室人群发病率为1%~5%。小肠憩室可发生于任何年龄，以50~60岁为多见，发病率随着年龄的增长而增加，男女发病无明显统计学差异。憩室可单发或多发，多发者一般见于十二指肠和空肠，且较大，回肠憩室数量较少，体积也较小。空、回肠憩室约30%合并十二指肠或结肠憩室。

一、病因和病理

憩室形成的主要原因是局部肠壁变薄和肠内压异常升高，也可能与炎症粘连牵拉和小肠的不协调蠕动有关。肠壁薄弱可能是先天性肠肌发育不全或肌张力低下造成的，或随着年龄的增加，肠壁发生退行性变化。多种原因导致的肠腔内压力长期持续或反复升高，肠黏膜及黏膜下层组织从肠道肌层薄弱点被挤出，最终形成憩室，所以此类憩室壁的肌层组织多是缺如或薄弱。

根据憩室病壁的组成将憩室分为：① 真性憩室：憩室壁包括肠壁各层，如先天性憩室、炎症粘连牵引形成的憩室。② 假性憩室：仅包括黏膜和黏膜下层，是肠黏膜及黏膜下层组织通过肠道肌层某个薄弱点向外突出而形成。

根据憩室突出方向与肠腔的关系，可分为：① 腔外型憩室：临床最多见，表现为局部肠壁向外膨出的囊袋状结构，黏膜层与小肠黏膜相延续。② 腔内型（壁内型）憩室：罕见，憩室壁是由两层肠黏膜和其间少许黏膜下结缔组织构成，呈息肉状或囊袋状附着于十二指肠乳头附近，肠腔内观察类似息肉样表现，小肠造影见憩室内有钡剂充盈。③ 内翻型憩室：憩室浆膜面内翻套叠，黏膜面突向肠腔内，见于Meckel憩室内翻型，小肠造影显示充盈缺损，造影剂不能进入憩室内。

十二指肠憩室多位于肠道内侧壁，降部憩室多位于十二指肠乳头附近，亦称为乳头旁憩室。空、回肠憩室多数位于肠系膜侧，憩室壁薄，半透明囊袋状，可呈类圆形、分叶状或管状等。大小不等，从几毫米至10 cm。憩室黏膜为肠黏膜，也可见迷走的胃黏膜或胰腺组织。

二、临床表现

憩室颈部大小与症状的产生有关，颈部开口较宽者，憩室的内容物容易引流出来，可以长时间无症状发生；如开口狭小，或因炎症反应导致开口狭小、憩室增大，则肠内容物或食物进入憩室后滞留其中，致食物残渣腐败，从而导致憩室炎、憩室溃疡、憩室内结石、出血、穿孔和肠梗阻等多种并发症。

90% 的十二指肠憩室通常无任何症状，仅于 X 线十二指肠钡餐检查、内镜检查或剖腹探查时偶然发现。十二指肠憩室常见症状为上腹部不适、隐痛，常伴有嗳气，有时体位姿势的改变可缓解症状。空、回肠憩室可有腹部不适、腹痛、腹泻、恶心、消化不良等症状。

若小肠憩室出现并发症，则临床症状比较明显。① 憩室炎：由于憩室内容物潴留、细菌繁殖、炎性感染，可引起憩室炎，患者表现为腹痛，可急性发作。② 憩室出血：憩室炎引起的糜烂、溃疡可出现消化道出血，憩室内异位胃黏膜、异位胰腺组织也可引起出血，多为小量慢性出血，可反复发作。③ 憩室穿孔：憩室穿孔比较少见，憩室内容物大量潴留、黏膜炎性糜烂及溃疡也会并发憩室穿孔。十二指肠憩室穿孔多位于腹膜后，引起的腹膜炎症状常不典型，甚至剖腹探查仍不能发现，通常出现腹膜后脓肿、胰腺坏死和胰瘘。末端回肠憩室穿孔易误诊为阑尾穿孔，可形成局限性脓肿、肠内瘘或弥漫性腹膜炎。④ 肠梗阻：因憩室周围炎症、粘连，腔内型或内翻型憩室形成息肉样囊袋而堵塞肠腔，较大的腔外型憩室也常因憩室内容物潴留，或憩室内结石形成压迫肠管而出现不全肠梗阻症状，表现为腹痛、腹胀、恶心、呕吐。呕吐物初为胃内容物，其后为胆汁，甚至可混有血液，呕吐后症状可缓解。

十二指肠乳头旁憩室患者常伴有胆胰管梗阻、结石，患者出现梗阻性黄疸、发热、腹痛等急、慢性胆、胰系统感染症状。Lemmel 曾将十二指肠憩室合并有肝、胆、胰腺疾病时所表现的症状群称为 Lemmel 综合征，亦有人称之为十二指肠憩室综合征。

如果空、回肠发现数十个憩室，可称为憩室病，可有腹痛、腹泻和消化道出血等症状，引起小肠吸收不良、小肠细菌过度繁殖、贫血等表现。

三、实验室检查

可有血红蛋白下降，大便潜血试验阳性。部分十二指肠乳头旁憩室的患者有梗阻性黄疸指标异常：① 肝功能检查：总胆红素（TBIL）升高，结合胆红素（BRD）明显升高，结合胆红素/总胆红素 >50%，谷氨酰转肽酶（GGT）、碱性磷酸酶（ALP）、胆固醇（TG）升高，血清总胆酸（TBA）升高。② 尿胆红素呈强阳性，尿胆原减少或消失。

四、影像学检查

1. 小肠造影　小肠造影表现为十二指肠及空、回肠类圆形或半球形囊袋状影突向肠腔轮廓外，单发或多发，大小不等，边缘光滑或分叶状，口部与肠管相连，有黏膜皱襞延续到小肠。较大的憩室，颈部较宽，在憩室内有时可见气液面。如果憩室口部较窄，造影剂没有充盈，则容易漏诊。

2. CT 检查　憩室通常表现为突出于小肠肠壁之外的圆形或卵圆形囊袋状影，浆膜面轮廓光滑。由于憩室多由一窄颈与肠腔相连，CT 除可显示进入其内的阳性造影剂影外，常可见其内含有气体影。需要注意的是，当位于十二指肠降段内侧憩室内进入阳性造影剂时，有可能被误认为胆总管下端结石。

五、内镜检查

十二指肠镜为斜视镜，常可发现十二指肠憩室的开口。另外，可了解憩室与十二指肠乳头的关系，为确定手术方案提供依据。小肠镜也可发现憩室的开口，多见于空肠。

六、诊断

小肠憩室如果没有合并症，临床症状和体征无

特异性，影像学和内镜检查多数可以确诊。如果伴有出血、穿孔和肠梗阻，手术可以确诊。

第二节　小肠寄生虫病

人类胃肠道是多种原虫和蠕虫的寄生部位。原虫为单细胞的真核动物，蠕虫是多细胞动物。寄生虫多数经口进入人体，最终寄生在消化器官，以肝和肠道多见，影响消化和吸收功能，出现腹痛、腹泻等症状。胃肠道寄生虫病有十几种，可寄生于小肠的有近十种，本章主要介绍常见的蛔虫、钩虫和鞭虫。

一、蛔虫病（ascariasis）

蛔虫病是由形似蚯蚓的蛔线虫寄生于小肠或其他器官而引起的疾病，是最常见的人体消化道寄生虫之一。蛔虫病偶尔也会由猪蛔虫（*Ascaris suum*）感染所致。大部分蛔虫感染的患者是无症状的，少数患者出现症状。症状可以由幼虫移行经过肺部引起（表现为过敏性哮喘和蛔虫性肺炎），也可以由成虫所致（表现为肠道、肝胆或胰腺症状）。

蛔虫病广泛分布于世界各地，全球有 8 亿～12 亿人感染蛔虫，感染主要分布于卫生条件较差的热带和亚热带地区，大部分感染者来自亚洲（73%）、非洲（12%）和南美洲（8%），2～10 岁的儿童患病率最高，也可见于成人。农村高于城市。随着人们生活水平及环境卫生条件的改善，小肠蛔虫病的发生逐渐减少。

（一）病因和机制

传染源是蛔虫病患者和感染者，含有大量虫卵的粪便污染了泥土、瓜果和蔬菜。虫卵在温暖、潮湿的环境下发育为成熟虫卵。人主要通过两种途径感染：① 误食被含有虫卵的大便所污染的食物，或手接触了被虫卵污染的泥土后放入口中。② 进食未煮熟的感染了猪蛔虫的猪肉。成熟虫卵在胃内大部分被胃酸杀死，少部分进入小肠，在小肠内孵化出幼虫。幼虫穿过小肠壁进入肠系膜上静脉，并经肝门静脉移行于肝、心脏和肺部，引起相应的异位性病变。成虫在小肠内寄生，在 1～2 年的生存期可排出大量受精卵，成虫长 20～30 cm，宽 0.4～0.5 cm，呈蚯蚓状。

（二）临床表现

大部分患者没有症状，少数患者，尤其是在感染负荷较重的时候，会出现相应症状。主要临床表现有反复发作的上腹部或脐周疼痛，呈阵发性。部分患者出现腹部不适、厌食、恶心、呕吐、腹泻、营养不良等非特异症状。多量蛔虫在小肠内相互缠绕成团，引起蛔虫性肠梗阻。小肠内蛔虫受到发热、药物等刺激后易发生钻孔，引起较为严重的并发症。如钻入胆道，出现急性胆管炎和急性胰腺炎；钻入阑尾，引起急性阑尾炎。

少数患者在感染早期幼虫移行至肺部，引起一过性的呼吸道症状和嗜酸细胞性肺炎，称为 Loeffler 综合征（Loeffler syndrome），主要表现为干咳、呼吸困难、发热、喘息、胸骨后不适和咯血。约半数患者在肺部没有实变的情况下听诊会出现啰音和哮鸣音。约 15% 的患者在发病早期出现荨麻疹。这些症状通常是自限性的，很少引起严重后果。

（三）实验室检查

外周血嗜酸性粒细胞增多。大便涂片可见到蛔虫虫卵。有蛔虫性肺炎时在痰液中可找到嗜酸性粒细胞和 Charcot-Leyden 晶体。这是一种针型双锥体晶体，由大量存在于嗜酸性粒细胞胞质中的半乳凝素 -10（galectin-10）构成，见于多种寄生虫感染和过敏性疾病。

（四）影像学检查

小肠造影可见肠管内单发或多发蚯蚓状条形充盈缺损，边界清晰，动态观察可见蠕动。如果蛔虫摄取了造影剂，条状充盈缺损中心可见线状高密度影。多个蛔虫相互盘绕，呈团状充盈缺损。

CT 检查在阳性造影剂的对比下，蛔虫虫体显示低密度细长条形影。虫体吃钡后显示细条形高密度影。

蛔虫性肺炎 X 线胸片表现为双肺圆形或卵圆形的渗出影，直径在数毫米至数厘米。这些渗出是游走性的，通常会在数周后消失。肺部 CT 可见多发小结节影，通常位于外周，周围常有晕。

（五）内镜检查

可直观地显示蛔虫虫体，并可将蛔虫取出，特别适用于胆道蛔虫的诊断和治疗。

（六）诊断

有流行病学史，如生食未洗净的瓜果、蔬菜，或者个人不良卫生习惯等；有腹痛、食欲不振、体重下降，或伴有呼吸系统症状、肺部炎症；特征性的影像学表现和外周血嗜酸性粒细胞升高；大便中检测到蛔虫虫卵即可确诊。

二、钩虫病（ancylostomiasis）

人钩虫病是由十二指肠钩虫或美洲钩虫寄生于小肠上段引起的疾病。钩虫病以热带和亚热带多见，见于卫生条件差的国家和地区。我国长江以南地区以美洲钩虫为主，长江以北地区以十二指肠钩虫多见。人群普遍易感，以青壮年男性居多。

（一）病因

传染源为钩虫病患者和钩虫感染者。传播途径主要以皮肤接触感染为主，有生食被污染的蔬菜者可经口感染。

钩虫寄生于小肠上段，雌性钩虫虫卵随着大便排出后，在温暖潮湿的土壤中发育成感染期蚴虫（丝状蚴），土壤中的丝状蚴接触皮肤或黏膜后钻入体内，通过小静脉或淋巴管入血，依次到心、肺、支气管、咽喉部，被吞咽后进入食管、胃，到达小肠上段，经 3~4 周发育为成虫。

成虫叮咬在小肠壁上，以摄取黏膜上皮与血液为食，不断变换吸附部位，并分泌抗凝血物质，引起肠黏膜渗血。黏膜表现为点状出血，导致钩虫性贫血。

（二）临床表现

多数患者无症状。一般在感染较多钩虫，尤其是合并营养不良时，出现失血性贫血和低蛋白血症。成虫感染表现为上腹部不适、食欲减退、腹泻、乏力、消瘦等。青壮年女性患者较易发生进行性贫血，表现为面色苍白、头晕、心悸、乏力等症状。重者可出现异食癖。部分患者有低蛋白血症，表现为面部和下肢水肿，或伴有腹水。

丝状蚴侵入皮肤后引起钩蚴性皮炎，常见部位为脚趾之间和手部，表现为皮肤奇痒和烧灼感，局部有小出血点、丘疹和疱疹。幼虫感染肺部出现咳嗽和哮喘等症状。

（三）实验室检查

表现为缺铁性贫血，嗜酸性粒细胞增多。大便涂片可见钩虫虫卵，部分患者大便潜血试验阳性。

（四）影像学检查

因虫体较小，造影和 CT 等影像学检查很难发现。

（五）内镜检查

可见咬住十二指肠或空肠的虫体，长约 1 cm，前端较细，半透明，呈白色或红色（吸血时）。

（六）诊断

有流行病学史，有赤足下地的习惯；临床上有缺铁性贫血表现；大便检测到虫卵可以确诊。

三、蓝伯贾第鞭毛虫病

蓝伯贾第鞭毛虫（*Giardia Lamblia*）是消化道常见的寄生虫感染，是全球性传染病，感染率为 1%～20%。农村感染率高于城市。随着卫生医疗条件的改善，居民的卫生意识普遍提高，极大降低了感染机会。

（一）病因

传染源为蓝伯贾第鞭毛虫病患者、带虫者和动物宿主。传播途径主要由摄入包囊污染的水或食物感染，高危人群为旅行者（也称旅行者腹泻）和免疫缺陷的患者。蓝伯贾第鞭毛虫的生活史包括滋养体和包囊期。滋养体主要寄生在小肠，腹面扁平，有向内凹陷的吸盘，吸附于肠黏膜，引起局部水肿和小肠绒毛破坏。包囊寄生于回肠和大肠，有囊壁，可随大便排出体外。

（二）临床表现

患者多数急性发病，表现为水样泻、肠绞痛、恶心、纳差、腹胀等症状。腹泻可以是间歇性发作，大便稀薄，有黏液、臭味，无脓血，大便次数不多。慢性者出现吸收不良表现和消瘦、贫血及脂肪泻等。

（三）实验室检查

大便实验室检查有少量红、白细胞。大便检查可发现病原体，急性水样泻时大便中可检测出滋养体和包囊，慢性期检测不敏感。

（四）诊断和鉴别诊断

夏季或早秋出现水样泻，旅游者和免疫缺陷患者，大便中找到包囊或滋养体可确定诊断。

蓝伯贾第鞭毛虫病需要与以下疾病进行鉴别：①阿米巴痢疾：是由致病性溶组织阿米巴原虫侵入结肠壁引起的消化道传染病。临床起病比较缓慢，大便稀薄，呈暗红色果酱样，有脓血，味道腥臭。可有右下腹疼痛和压痛。大便检测到阿米巴滋养体或包囊。②细菌性痢疾：是由痢疾杆菌引起的肠道传染病。多为黏液脓血便，可有全身中毒症状，大便实验室检查有大量红、白细胞，大便培养出痢疾杆菌。③隐孢子虫病：常见于免疫缺陷患者，表现为水样泻，导致大量体液丢失而危及生命。可通过特异性病原学检测进行鉴别。

第三节 小肠异物

小肠异物（foreign matter of small bowel）是指主动（故意）或被动（误吞、遗漏）因素造成各种不同种类的物品在小肠残留，多见于儿童、老年人、精神异常或自杀者。由于食团内容物的包裹，一般较小而且钝性、质地软的异物可通过消化道排出体外，部分较大或锐性异物在小肠停留或嵌顿，引起一系列症状，需要小肠镜或手术取出。普通人群中80%～90%的吞入性消化道异物可自行排出，10%～20%的需内镜取出，仅约1%的患者需要手术取出。

一、病因和病理

根据异物的来源分为三类：① 外源性异物：多为误吞或故意吞服各种物品。常见的物品有果核（枣核）、鱼骨（或鸡骨）、义齿、发夹、牙签、牙刷和刀片等。② 内源性异物：为小肠蛔虫形成的蛔虫团，或各种果蔬纤维、毛发等形成的小肠结石。③ 医源性异物：如检查后无法排出的胶囊内镜，术中遗漏于肠内的纱布等。

小肠异物周围可出现不同程度的黏膜水肿，局部有炎症细胞浸润。异物在小肠内较长时间的停留或嵌顿后，局部炎症的发展可形成肉芽肿、脓肿、溃疡或穿孔。

二、临床表现

小肠异物临床症状的出现与异位的种类、大小、形状、物品的属性以及异物在小肠内停留的方式（刺入或嵌入肠壁）等有关，能自行排出体外者多数没有临床症状。异物滞留于小肠的部分患者出现腹部不适、腹痛，较大的异物可引起腹痛、腹胀、呕吐、便秘等肠梗阻症状，异物刺入或嵌入肠壁可引起腹痛、便血、发热等症状，严重者引起肠穿孔，出现腹膜炎症状和体征。

三、实验室检查

一般无异常表现。出血者血红蛋白下降，合并脓肿者白细胞升高。

四、影像学检查

对于不透 X 线的异物，腹部 X 线平片即可显示，但准确定位有一定困难。小肠造影可显示可透 X 线的异物，并确定异物的种类、大小、形态和在小肠的位置。临床怀疑伴有小肠梗阻、穿孔、出血的患者，可用水溶性造影剂检查，禁用硫酸钡检查。CT 检查除显示异物的种类及位置外，主要显示是否有肠梗阻、穿孔、有无脓肿及瘘管形成。异物周围的肠壁可有水肿、增厚及异常强化。

小肠镜检查可明确诊断异物，并可进行异物取出。

五、诊断和鉴别诊断

根据吞食异物的病史、体格检查及影像学表现，可做出小肠异物的诊断，病史是消化道异物诊断的重要依据。如果病史不明确，则确定诊断有一定困难，部分小肠异物的临床表现类似胆囊炎、急性阑尾炎、尿路结石及妇科盆腔疾病等急腹症。CT 检查时往往首先观察到的是肠梗阻、肠穿孔和腹膜炎等并发症的表现，而忽略了异物的寻找，容易造成误诊。

第四节　小肠瘘

小肠瘘（small intestinal fistula）是指各种原因引起的小肠肠管之间、小肠与大肠或其他脏器、小肠与体表之间形成的病理性通道。

一、病因和病理

先天性小肠瘘为胚胎发育异常所致，如脐粪瘘。后天性小肠瘘的原因有腹部手术、外伤、腹腔内感染、肠道炎症、肿瘤、憩室穿孔、放射性损伤等。

小肠瘘分为内瘘和外瘘两种。小肠与腹壁相通者称为外瘘，多为手术后腹腔感染、吻合口裂开或外伤引起的小肠破裂。小肠与小肠、大肠、胆道、膀胱等小肠的瘘管称为内瘘，多见于小肠慢性炎症（克罗恩病）和肿瘤放射治疗后。根据肠瘘发生的位置分为高位小肠瘘（十二指肠和空肠）和低位小肠瘘（回肠）。

二、临床表现

术后肠瘘患者有发热、腹痛，腹部切口有肠内容物和气体流出，瘘口皮肤有糜烂，可有水、电解质紊乱。不同部位的肠瘘，流出物的内容有所不同。十二指肠瘘流出物为含有胆汁的肠液，每日流出量较多，对皮肤的刺激和侵蚀明显，脱水、酸中毒、尿毒症等症状明显。空肠瘘流出物为黄色肠液，胆汁少，症状相对较轻。回肠瘘流出物为半稀糊状，有臭味，皮肤及全身症状轻微。

来自炎症性肠病或肿瘤引起的自发性肠内瘘，起病隐匿，多有腹痛、发热、腹泻、腹胀等症状，以及体重下降、营养不良、腹部压痛和包块等体征。

如果与膀胱相通，则出现气尿和粪尿，引起膀胱炎症状。如果肠管与子宫、阴道相通，则阴道出现排气、排粪症状。

放射治疗引起的肠瘘，在肠瘘发生前可有放射性肠炎、放射性膀胱炎、慢性不全肠梗阻等症状和体征。肠瘘发生后出现阴道不能自主地控制排大便，尿液中排出肠内容物，还可有急性盆腔炎及膀胱炎等表现，部分患者出现阴道大出血，严重者出现高热、毒血症、急腹症等表现。

三、实验室检查

实验室检查有贫血、低蛋白血症、电解质紊乱、白细胞数值升高、尿路感染及败血症等。

四、影像学检查

1. 小肠造影　临床怀疑有肠瘘的患者，用水溶性造影剂进行检查。显示病变处肠管异常相通，小肠内造影剂进入相邻小肠、大肠、子宫、膀胱或阴道内。炎症性病变引起的肠瘘，显示肠管狭窄、溃疡等炎症性改变，瘘口处肠管狭窄可引起肠梗阻，近端肠管扩张。肠外瘘，可经瘘口处插管注入造影剂，直观地显示瘘口是否与肠管相通，观察瘘管走行及瘘口大小，以及有无囊腔或脓腔。

2. CT　除显示瘘管外，可见肠壁增厚，肠腔狭窄，病变周围脓肿或积液。膀胱或子宫等腔内出现气体，提示有肠瘘的可能。CT显示引起肠瘘的肠道炎症和肿瘤的征象。

五、内镜检查

小肠瘘的检查方法主要依赖于影像学。内镜检查主要是了解引起肠内瘘的原因是炎症（如克罗恩病），还是肿瘤（如癌和淋巴瘤）等基础疾病，可进行组织活检病理诊断。部分患者内镜下可见瘘管。

六、诊断要点

1. 小肠外瘘　腹部手术或外伤后出现发热和腹痛，腹壁有肠内容物流出，或影像学检查证实肠管内造影剂外漏。

2. 小肠内瘘　主要依据影像学检查进行诊断，小肠造影直观、简便，可显示瘘管的位置、大小、数量、瘘口宽度和长度。

第五节　小肠疝

腹部疝是指腹腔内的脏器或组织离开正常的解剖部位，通过先天或后天形成的薄弱点、缺损或孔隙进入另一部位。腹部疝分为腹外疝和腹内疝。

一、腹股沟小肠疝

腹股沟疝是腹外疝最常见的类型，分为斜疝和直疝，其中斜疝占腹股沟疝的 90%～95%。腹股沟小肠疝是指含有小肠的疝囊经腹股沟的缺损突出于腹股沟区，以斜疝最常见。腹股沟疝人群发病率在 0.4%，男性多于女性，男女比例约为 15∶1，成人腹股沟疝多见于 60 岁以上患者。随着年龄的增加，发病率上升。16～24 岁男性患者的发病率为 11 人/万，而 75 岁以上男性患者的发病率为 200 人/万。腹股沟疝可单侧或双侧发生，以单侧多见，右侧多于左侧。

老年人存在肌肉萎缩、腹壁肌筋膜退化、腹壁薄弱，且腹股沟区血管、精索等穿过，给疝的形成提供了基础，慢性咳嗽、体力劳动、肥胖为腹股沟疝的危险因素。当哮喘、便秘及排尿困难等使腹内压升高时，部分小肠经腹股沟管突向腹股沟内，形成腹股沟小肠疝。

临床表现以腹股沟出现可复性肿块为特征。开始肿块较小，在长期站立、行走、跑步或剧烈咳嗽时出现，平卧或按压可还纳消失。肿块突出时可有腹胀和下坠感。当疝囊不能还纳时则发生嵌顿，引起如腹痛、腹胀、呕吐、停止排气和排便等小肠梗阻的症状。如果嵌顿没有解除，疝囊内小肠发生血运障碍，形成绞窄性疝，出现肠坏死、腹膜炎及感染性休克等。也有腹股沟疝内小肠癌嵌顿的报道。

实验室检查一般无特殊表现。当发生绞窄性疝时出现白细胞升高及电解质紊乱，部分出现肝、肾功能异常等一系列变化。

影像学检查：可复性腹股沟小肠疝，小肠造影立位时可直观地显示部分小肠位置下移至腹股沟区，卧位及按压后可回复至腹、盆腔内。嵌顿疝时一般不做小肠造影或用水溶性造影剂，显示疝囊是否狭窄以及是否伴有肠梗阻征象。

CT 诊断腹股沟疝更全面、更准确，特别适用于肥胖和疝囊较小的患者。诊断的敏感性为 98.3%，特异性为 100%，并可以明确腹股沟疝的类型及与股疝鉴别。腹股沟斜疝的疝囊颈位于腹壁下动脉外侧，疝囊自腹股沟管内环进入腹股沟管，同时伴有腹股沟管内环及腹股沟管的扩大，疝囊从腹股沟韧带上方走行于腹股沟韧带前方。直疝疝囊起自腹壁下动脉内侧，自腹股沟韧带上方的直疝三角向前下方突出，不进入腹股沟管。股疝疝囊起自腹壁下动脉内后下方，自腹股沟韧带下方及股静脉内侧的"影像学股三角"向前下方突出。

二、小肠内疝

腹内疝是指腹腔内容物通过先天或后天的腹内腔隙所引起的疝，发生率不足1%。先天性腹内疝多见于儿童，有小网膜裂孔疝、肠系膜裂孔疝及腹膜隐窝疝等。后天性腹内疝主要见于成人，多为腹部手术、炎症粘连、创伤等原因所致腹内异常腔隙，如系膜裂孔疝及粘连束带引起的腹内疝等。小肠内疝是腹内疝的常见类型。小肠内疝以十二指肠旁疝多见，占腹内疝的50%以上，分为右侧十二指肠旁疝和左侧十二指肠旁疝，以左侧十二指肠旁疝多见，是指肠管进入十二指肠升部左侧隐窝。小肠系膜裂孔疝是由于小肠系膜先天发育异常或医源性原因造成的小肠系膜裂隙。后天性的小肠系膜裂孔疝发病率有逐渐增多的趋势。成人肠系膜裂孔疝约有93%发生于术后数月。由粘连束带所致的小肠内疝称为粘连性小肠内疝，是粘连性肠梗阻的一种特殊类型。

腹内疝的临床表现无特征性，术前诊断非常困难。主要表现为腹痛、恶心、呕吐等肠梗阻症状，腹内疝疝入的小肠容易引起肠管绞窄、缺血、坏死，引起急腹症。小肠系膜裂孔疝较其他类型内疝更易发生肠扭转，从而导致肠绞窄、缺血，甚至坏疽，剧烈腹痛是最常见的临床症状，致死率高。成人小肠系膜裂孔疝和粘连性小肠内疝常常有腹部手术病史，或有外伤史。体格检查可见腹部膨隆、肠型及蠕动波，按压后固定性压痛或深压痛，坏死穿孔引起腹膜炎者有反跳痛，部分患者可触及腹部包块，可闻及肠鸣音亢进和气过水声。

实验室检查一般无特殊表现。当发生绞窄性疝时出现白细胞升高、电解质紊乱、酸中毒等一系列变化。

小肠造影用水溶性造影剂，表现为肠梗阻和肠粘连，肠管局部狭窄或造影剂通过受阻，近端肠管扩张、积气、积液，疝囊内的肠管形成扩张的肠袢，局部肠管位置固定。

CT扫描可见以下征象：① 团块状肠袢聚集，输入和输出肠段狭窄，疝囊内肠管扩张、积液。② 增强扫描显示疝入的肠管、肠系膜和相应血管呈"集束"样改变。③ 肠壁水肿增厚、分层样强化。④ 肠系膜或腹膜脂肪移位，水肿增厚，密度增高。⑤ 梗阻肠袢发生肠扭转，可见"闭袢征"、系膜血管"扭曲征"及"旋涡征"。⑥ 部分患者出现腹腔积液。⑦ 小肠系膜疝表现为扩张聚集的小肠袢，直接与前腹壁相邻，两者间无网膜覆盖，即在扩张的小肠壁和腹壁间没有脂肪组织存在。

病例介绍

病例1　男，59岁。

病史：患者10天前无明显诱因出现黑便，7天前排大量黑便后晕厥。急诊查血红蛋白下降（57 g/L）给予禁食水、补液、输血治疗，1天前出现腹胀。体格检查：体温36.1 ℃，脉搏94次/分，呼吸19次/分，血压110/71 mmHg。急性病容，表情痛苦，心、肺无异常，腹部膨隆、腹软，无压痛及反跳痛。实验室检查：白细胞升高（12.76×10⁹/L），血红蛋白下降（62 g/L）。大便潜血试验阳性。凝血酶原时间延长（19 s），凝血酶原活动度下降（46%），国际标准化比值升高（1.78），纤维蛋白原下降（1.38 g/L），白蛋白下降（15.9 g/L）。辅助检查：小肠造影诊断十二指肠多发憩室。CT诊断十二指肠憩室（图10-1）。胃镜提示慢性浅表性胃炎。行开腹探查，十二指肠切开止血，十二指肠憩室内翻缝合术。术中见小肠和结肠内红色液体填充，十二指肠降部系膜缘憩室，大小3.5 cm，十二指肠降部与水平部交界处憩室，大小4.7 cm。术中胃十二指肠镜检查可见降部憩室远端有血性液体流出，探查十二指肠降部水平部交界处憩室黏膜，可见搏动性小动脉出血。缝扎止血，探查降部憩室，未见出血，壁薄，将该憩室

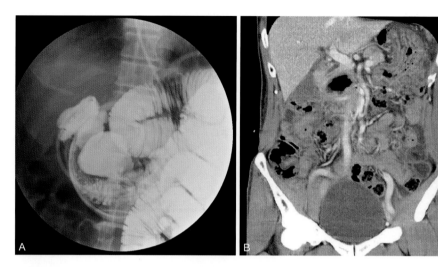

图 10-1 十二指肠多发憩室。A. 小肠造影显示十二指肠降部见椭圆形囊袋状影突向腔外，边缘不光滑，水平部见较大类圆形囊袋状影凸向腔外，边缘光滑，口部较窄，右侧可见小钡点。B. CT 显示十二指肠水平部囊袋样含气膨出

内翻缝合。探查十二指肠和空肠未见出血。

病例 2 男，64 岁。

病史：患者 8 年前自觉进食或饮水后出现腹胀，伴排气增多，排气后腹胀缓解。近 3 年症状加重，伴乏力。体格检查：体温 37 ℃，脉搏 70 次 / 分，呼吸 20 次 / 分，血压 120/80 mmHg。无异常体征。实验室检查：未见异常。辅助检查：小肠造影诊断十二指肠及空肠多发憩室。CT 提示肠管广泛积气，略扩张，多发含气、液囊袋样膨出（图 10-2 ）。

病例 3 男，44 岁。

病史：患者 1 年前无明显诱因出现腹胀、腹痛，伴停止排气、排便，急诊诊断为"肠梗阻"，行灌肠、通便治疗后好转。2 周前再发腹胀、腹痛。体格检查：体温 36.1 ℃，脉搏 70 次 / 分，呼吸 14 次 / 分，血压 160/90 mmHg。无异常体征。实验室检查：血常规正常。大便潜血试验阴性，球菌 / 杆菌为 1：6，革兰氏细菌总数 3200/ 油镜视野，革兰氏阳性杆菌占 45%，革兰氏阴性杆菌占 40%，革兰氏阳性球菌占 10%，革兰氏阴性球菌占 5%。辅助检

查：小肠造影诊断小肠多发憩室，憩室炎可能（图 10-3 ）。

病例 4 男，73 岁。

病史：患者 3 年前无明显诱因出现黑便，伴头晕、心悸、黑蒙、一过性意识丧失，无腹痛、恶心、呕吐，无反酸、烧心。外院给予对症治疗，症状好转。后反复出现上述黑便等症状。5 个月前再次出现黑便 3 次，每次量约 200 ml，伴呕血 1 次，为暗红色胃内容物，约 100 ml，晕厥 1 次。既往史：患高血压 20 年，药物治疗。3 年前出现心肌梗死，给予支架置入治疗，服用抗凝药物。患脑梗病史 3 年，糖尿病 2 年。体格检查：体温 36.8 ℃，脉搏 52 次 / 分，呼吸 17 次 / 分，血压 150/78 mmHg。无异常体征。实验室检查：血红蛋白下降（108 g/L），大便潜血试验阳性。血糖升高（7.8 mmol/L），糖化血红蛋白升高（7.5%），尿糖（++++），尿酮体（－）。血清白蛋白降低（38.4 g/L）。辅助检查：CT 提示十二指肠病变。胃肠造影诊断十二指肠壁内憩室。胃镜提示十二指肠降部隆起性病变（图 10-4 ）。

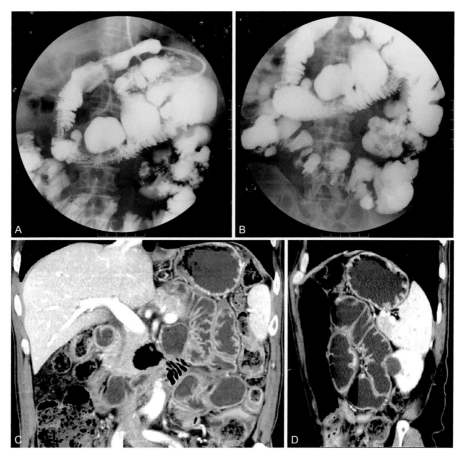

图 10-2　十二指肠及空肠多发憩室。A、B. 小肠造影显示十二指肠、空肠多发大小不等的囊袋状影突向腔外，沿着一侧肠壁分布，最大直径 5 cm，部分口部较窄，边缘较光滑。C、D. CT 提示十二指肠、空肠见多发含气、液囊袋样膨出

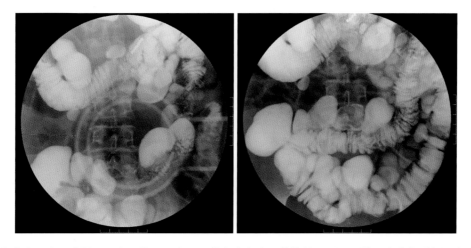

图 10-3　小肠多发憩室。小肠造影显示十二指肠及空肠见数十个大小不等的椭圆形、哑铃形囊袋状影突向腔外，部分边缘不光滑，十二指肠大者 5.6 cm，空肠大者 6 cm，沿着一侧肠壁密集分布，肠管蠕动较弱

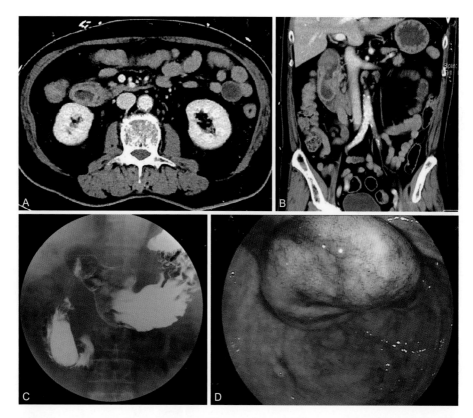

图 10-4　十二指肠壁内憩室。A、B. CT 提示十二指肠降部腔内见同心圆样改变。增强扫描腔内可见肠壁样强化，未见系膜结构。C. 上消化道造影显示十二指肠降部腔内见约 9.5 cm×3 cm 囊袋状影，腔内充满钡剂，边缘光滑、柔软，随着肠管蠕动形态可变。D. 内镜可见十二指肠降部半球形隆起，表面黏膜同周围，触之软，肠道蠕动后隆起可消失

病例 5　男，30 岁。

病史：半年前无明显诱因出现左上腹疼痛，为持续性隐痛，腹痛有时放射至下腹部，7 天前腹痛加剧，伴出汗，与进食无关，夜间较重。体格检查：生命体征平稳。左下腹压痛，无反跳痛。实验室检查：未见异常。辅助检查：小肠造影诊断小肠蛔虫（图 10-5 ）。

病例 6　女，27 岁。

病史：腹痛半个月。小肠造影诊断小肠蛔虫（图 10-6 ）。

病例 7　男，24 岁。

病史：患者 6 周前无明显诱因出现阵发性上腹部疼痛，为绞痛，持续 1~2 h，餐后加重，与体位

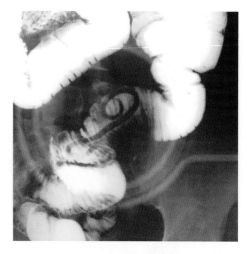

图 10-5　小肠蛔虫。小肠造影显示左下腹回肠内见长条形蚯蚓状充盈缺损，动态观察可活动

无关，可自行缓解。后上腹疼痛反复发作，伴食欲减退，近 1 个月体重下降 4 kg。体格检查：体温

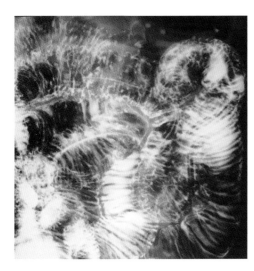

图 10-6 小肠蛔虫。小肠造影显示小肠腔内长条状影,中心显示细线状影(为虫体吞钡)

36.2 ℃,脉搏 72 次/分,呼吸 18 次/分,血压 175/57 mmHg。无异常体征。实验室检查:血嗜酸性粒细胞百分数升高(45.9%),嗜酸性粒细胞绝对值增高(2.43×10⁹/L)。大便潜血试验阳性。涂片找结核分枝杆菌、细菌、真菌阴性,苏丹Ⅲ染色阴性。免疫球蛋白 IgG 下降(6.11 g/L),IgE 升高

(400.7 IU/ml),补体 C3 下降(0.63 g/L)。辅助检查:小肠造影提示回肠黏膜病变。胃镜提示慢性浅表性胃炎。活检病理提示十二指肠降部及胃底黏膜固有层及黏膜肌层较多嗜酸性粒细胞浸润。小肠镜提示肠道寄生虫(图 10-7)。

病例 8 男,62 岁。

病史:患者 7 个月前无明显诱因出现上腹部隐痛不适,食欲减退。4 个月前出现间断黑便,每日 2~3 次,每次 100~300 ml,为成形黑便或黑色稀便,伴头晕、乏力、纳差,有晕厥史,体重下降 5 kg。体格检查:体温 37.4 ℃,脉搏 80 次/分,呼吸 20 次/分,血压 130/70 mmHg。营养中等,结膜苍白。心、肺及腹部无异常体征。实验室检查:血红蛋白下降(71 g/L),嗜酸性粒细胞百分数升高(19.4%),嗜酸性粒细胞绝对值升高(1.46×10⁹/L)。大便潜血试验阴性,未见虫卵或阿米巴等。辅助检查:小肠造影未见病变。胃镜提示慢性浅表性胃炎,十二指肠寄生虫,钩虫可能。活检病理提示十二指肠黏膜慢性炎症,胃窦较多中性粒细胞和嗜酸性粒细胞浸润(图 10-8)。

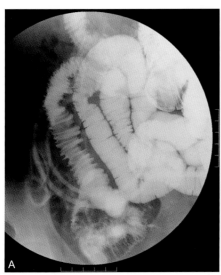
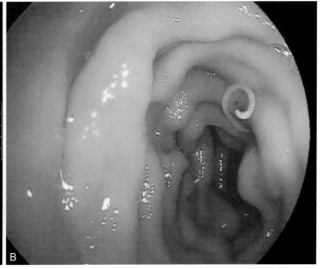

图 10-7 小肠寄生虫,嗜酸细胞性胃肠炎。A. 小肠造影显示回肠中下段肠管轻度狭窄,肠壁边缘不整,呈锯齿状改变,黏膜皱襞增宽。B. 小肠镜下回肠距回盲瓣约 1.1 m 处见一白色蠕虫,长约 1 cm,见其蠕动

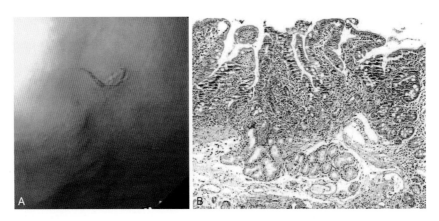

图 10-8 肠道寄生虫。A. 内镜检查十二指肠，见一长约 0.5 cm 红色虫体，并见其蠕动。B. 病理示十二指肠降部黏膜慢性炎症，固有层内可见较多嗜酸性粒细胞浸润（约 50 个 /HPF），上皮内见少数嗜酸性粒细胞浸润（HE 染色）

病例 9 男，56 岁。

病史：患者 9 个月前不慎将义齿吞入，未诊治。体格检查：体温 36.1 ℃，脉搏 78 次 / 分，呼吸 20 次 / 分，血压 130/95 mmHg，心、肺及腹部无异常体征。实验室检查：未见异常。辅助检查：腹部

X 线平片提示右上腹异物影。小肠造影提示空肠上段异物。CT 提示空肠上段肠管内不规则条状金属异物影，肠壁无增厚。小肠镜提示屈氏韧带下 20 cm 处义齿（图 10-9）。

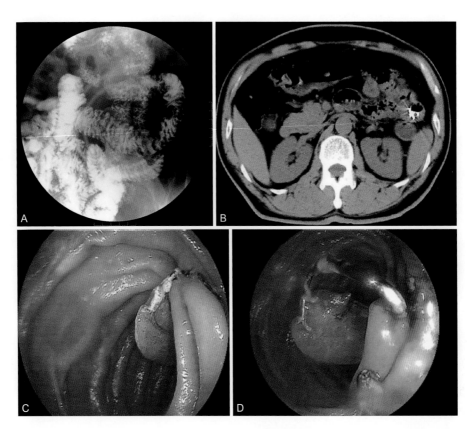

图 10-9 小肠异物（义齿）。A. 小肠造影显示空肠上段不规则环形金属丝异物影。B. CT 显示左上腹空肠上段腔内可见不规则金属异物影。C、D. 内镜检查屈氏韧带下 20 cm 处见一义齿，其上可见金属钩外露，且钩在小肠黏膜上

病例 10 女，53 岁。

病史：患者 2 周前无明显诱因出现腹痛，伴恶心、便血，为暗红色血便，每天 4～5 次，每次量 30～50 ml。既往史：4 个月前因"肠梗阻"行结肠全切除术。体格检查：体温 36.5 ℃，脉搏 96 次 / 分，呼吸 14 次 / 分，血压 112/77 mmHg。左侧腹部见纵行手术瘢痕，腹部有压痛，无反跳痛。实验室检查：大便潜血试验呈弱阳性。尿酸升高（496 μmol/L），总胆固醇升高（6.28 mmol/L）。辅助检查：胶囊内镜提示回肠狭窄，检查后未见胶囊内镜排出。小肠造影提示回肠中段多发狭窄，伴胶囊内镜滞留，盆腔内小肠粘连可能。CT 提示盆腔内肠管术后，盆腔内小肠见金属影（图 10-10）。行开腹探查，粘连松解，部分小肠切除。术中见部分小肠粘连于原切口下方，腹腔少量黄色腹水，小肠 - 小肠间、小肠与盆底腹膜间广泛致密粘连。松解粘连，滞留胶囊内镜的远近端小肠多发肠壁增厚、肠腔狭窄，切除小肠 20 cm。术后病理：小肠环形狭窄处黏膜灶状糜烂，固有层多量嗜酸性粒细胞浸润，局部淋巴细胞聚集，黏膜下层水肿，血管扩张，嗜酸性粒细胞和浆细胞浸润，未见血栓。浆膜面见纤维瘢痕及异物巨细胞。

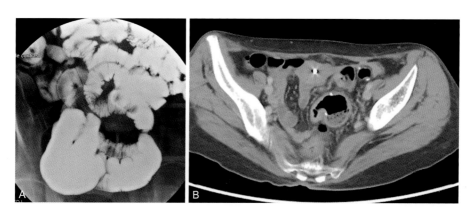

图 10-10 小肠狭窄，伴异物（胶囊内镜滞留）。A. 小肠造影显示回肠胶囊内镜滞留，远端肠管环形狭窄，盆腔内肠管聚集、重叠。B. CT 显示盆腔小肠内见金属异物影

病例 11 女，49 岁。

病史：患者 4 年前无明显诱因出现右下腹疼痛，当地诊断为"急性化脓性阑尾炎"，行手术治疗。术后 1 个月出现肠梗阻，保守治疗后好转。术后间断出现腹痛，为脐周隐痛。11 个月前再次出现右下腹疼痛，伴局部皮肤红、肿、热、痛，外院诊断为"克罗恩病，伴肠瘘及腹部感染"，行脓肿切开引流，出院后口服美沙拉嗪治疗，右下腹引流口一直未愈合，间断有肠内容物排出。近半年体重减轻 10 kg。体格检查：体温、脉搏、呼吸、血压正常。右下腹见引流口，周围水肿及色素沉着，皮温稍高，右下腹有压痛，无反跳痛，未及包块。实验室检查：血红蛋白略下降（114 g/L）。ESR 加快（30 mm/h），CRP 升加（31.5 mg/L），血清白蛋白降低（38.2 g/L），肌酐降低（48 μmol/L）。辅助检查：CT 诊断回盲部炎症改变，右下腹壁瘘管形成。小肠造影提示回盲部溃疡，回盲部 - 空肠瘘，回盲部 - 皮肤瘘，肠粘连。行开腹探查，粘连松解，右半结肠切除，小肠部分切除（2 段），腹壁窦道切除。术中见回盲部与腹壁粘连，松解粘连，回盲部为肠外瘘内口，距离屈氏韧带 70 cm 和 150 cm 两处肠管分别与外瘘内口处肠壁粘连，其中一处可见内瘘瘘口。术后病理提示结肠及小肠组织黏膜局灶隐窝变形，偶见幽门腺化生，肠壁粘连区域肌层纤维化，皮肤形成深达皮下脂肪的溃疡，周围慢性炎症反应伴肉芽组织增生和瘢痕。结合病史，考虑既往手术后局部粘连继发反应性改变（图 10-11）。出院诊断：肠外瘘，肠内瘘。

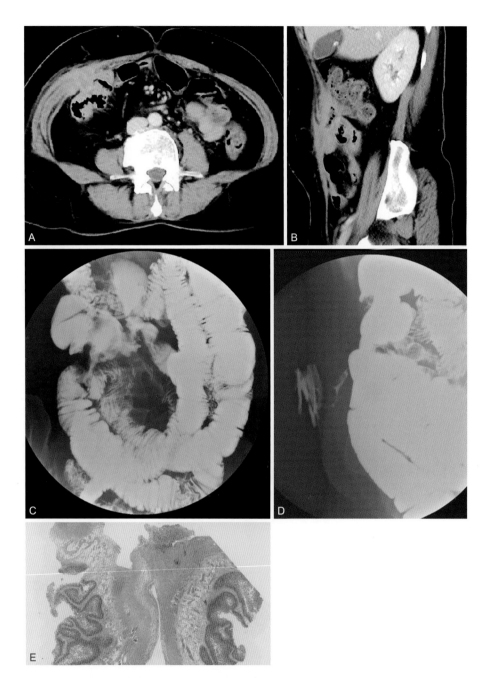

图 10-11　回盲部 – 小肠瘘，肠管 – 皮肤瘘。A、B. CT 显示右下腹肠壁增厚，与腹壁粘连，可见瘘管形成，其内可见气体密度影。C、D. 小肠造影显示右下腹小肠与回盲部形成瘘管，回盲部肠管变形、盲肠短缩，肠管位置固定，侧位回盲部钡剂向皮肤外漏，瘘管边缘不规则。E. 病理示肠内瘘，小肠两段肠管粘连，瘘管形成（HE 染色）

病例 12　男，38 岁。

病史：患者 10 余年前无明显诱因出现中上腹部疼痛，与进食无关，寒冷时加重。在当地医院行胃镜检查，诊断为"十二指肠溃疡"，服用雷尼替丁治疗后症状好转。2 年前出现反酸，口有臭味。1 年前出现进食后腹泻，每日排便 10 ~ 20 次，呈泡沫样，可见未消化食物，伴腹胀，1 年内体重下降 10 kg。体格检查：体温、脉搏、呼吸、血压正常，无异常体征。实验室检查：血红蛋白略下降（119 g/L），大便常规呈黑色稀便，大量脂肪滴，大便潜血试验阴性，苏丹Ⅲ染色阳性。ESR 加快（16 mm/h），血清白蛋白下降（37.5 g/L），葡萄糖降低（3.8 mmol/L），

血钠降低（134 mmol/L）。辅助检查：胃镜提示十二指肠 - 结肠瘘，慢性浅表性胃炎。小肠造影提示十二指肠 - 结肠瘘。CT 诊断十二指肠 - 结肠瘘（图 10-12）。

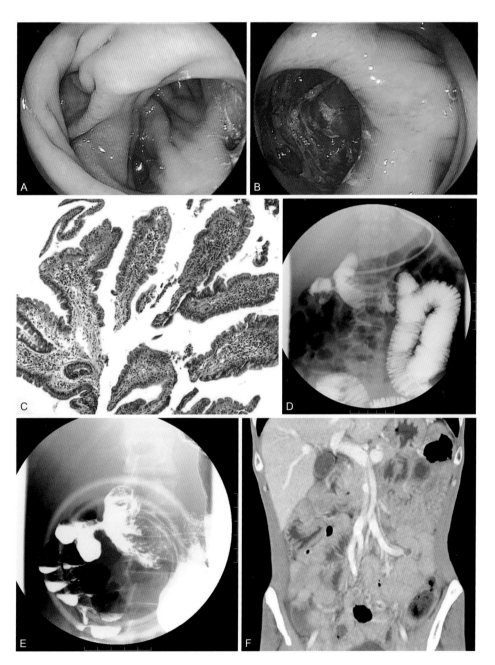

图 10-12　十二指肠 - 结肠瘘。A、B. 内镜检查十二指肠外侧壁见一瘘口，内镜可以通过，进入结肠，表面光滑，未见龛影及充盈缺损。C. 病理提示十二指肠 - 结肠瘘周边黏膜轻度活动性炎症（HE 染色）。D、E. 小肠造影显示十二指肠降部造影剂外漏，进入结肠肝曲，瘘口宽约 0.8 cm。F. CT 显示十二指肠降部与结肠肝曲之间见瘘管，结肠肝曲肠壁不规则增厚

病例 13 女，35 岁。

病史：患者 20 个月前无明显诱因出现间断脐周疼痛，每日发作 2~3 次，为绞痛，可耐受，与进食无关，持续数秒钟可自行缓解，伴腹泻，每日 2~3 次，为黄色稀便，每次量约 100 g。1 年前腹痛加重，为脐周绞痛，排便后略有缓解，伴腹胀、腹泻，大便每日 3 次，为黄色稀便，每日 1 次，量约 100 ml。2 周前腹痛加重，为持续绞痛，进食后加重。体格检查：体温、脉搏、呼吸、血压正常，无异常体征。实验室检查：血红蛋白下降（101 g/L）。铁蛋白降低（9.2 μg/L，血清铁下降（3.86 μmol/L）。血清白蛋白降低（32.6 g/L），高密度脂蛋白降低（0.88 mmol/L）。辅助检查：CT 提示回肠肠壁不均匀增厚，可疑内瘘形成，见多发肿大淋巴结，符合克罗恩病。小肠造影提示回肠下段病变，回肠 - 回肠瘘，肠粘连，克罗恩病可能（图 10-13）。肠镜提示末端回肠多发溃疡，性质待定。活检病理提示回肠末段局灶性慢性活动性炎症，伴溃疡形成，隐窝排列不规则，偶见隐窝分支，不除外炎性肠瘘。

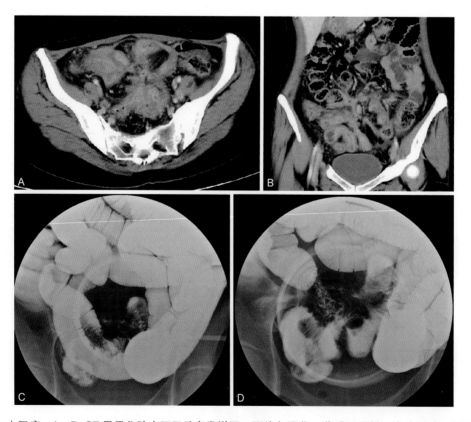

图 10-13　小肠 – 小肠瘘。A、B. CT 显示盆腔小肠肠壁多发增厚，不均匀强化，浆膜面毛糙，内瘘形成，周围见多发肿大淋巴结影。C、D. 小肠造影显示回肠下段肠管聚集，位置固定，肠管狭窄，黏膜皱襞紊乱，肠管之间瘘管形成

病例 14 女，51 岁。

病史：患者 19 年前无明显诱因出现腹泻，每天 10 余次，为暗红色稀水样便，少量黏液，伴下腹部持续绞痛，便后可缓解，诊断为"溃疡型结肠炎，全结肠型"，用激素等药物治疗后腹泻、便血好转，但仍为不成形便，每天 5～6 次，间断出现血便。3 年前腹泻、便血加重，伴双侧膝关节、踝关节及右手第二掌指关节疼痛，诊断为"肠病性关节炎"，多次入院药物治疗，关节疼痛缓解。1 个月前腹泻、便血加重，为鲜血便，每天 7～8 次，间断腹痛，便后缓解，伴发热，体温最高 39 ℃，伴纳差、乏力、头晕。体格检查：体温、脉搏、呼吸、血压正常，心、肺正常，左下腹可及直径 8 cm 肿块，质地硬，活动度差，无压痛。实验室检查：白细胞升高（15.37×10⁹/L），中性粒细胞百分比升高（88.2%），血红蛋白下降（67 g/L）。肿瘤标志物：神经元特异性烯醇化酶升高（26.1 μg/L），CEA 略升高（7.01 ng/ml）。血清白蛋白降低（27.6 g/L）。辅助检查：CT 诊断乙状结肠癌可能，左侧盆壁及左侧输尿管受侵，肝转移瘤。小肠造影提示回肠 - 乙状结肠瘘，结肠癌可能。肠镜可见全结肠弥漫短缩，散在瘢痕，多发息肉，大小 0.8～1.5 cm，乙状结肠巨大肿物，环周浸润，表面结节不平，散在溃疡，质脆、易出血，中部见开口，持续开放。诊断：乙结肠癌可能，伴瘘管？溃疡性结肠炎，结肠多发息肉。活检病理提示乙状结肠鳞癌（图 10-14）。行腹腔镜探查，回肠双腔造瘘术。术中见腹腔内少量腹水，网膜与下腹壁广泛粘连，肝 S4 段白色结节（转移癌），巨大肿瘤位于乙状结肠，并与末段回肠（距离回盲瓣 30 cm 处）粘连紧密，为内瘘形成之处。内瘘近端 15 cm 处造口。

病例 15 男，27 岁。

病史：患者 10 个月前无明显诱因出现腹泻，为稀水便，开始每日 4～5 次，之后排便次数逐渐增多，每小时 1 次，偶有便血，自觉发热，服用黄连素（小檗碱）等止泻药效果不明显。7 个月前发现腹部包块，

有压痛。6 个月前肠镜提示直肠与乙状结肠交界处肿物，恶性可能。病理诊断非霍奇金淋巴瘤，肠病相关性 T 细胞淋巴瘤，Ⅱ型。体格检查：体温 36.3 ℃，脉搏 80 次 / 分，呼吸 20 次 / 分，血压 120/80 mmHg。全身浅表淋巴结无肿大，心、肺无异常，下腹部膨隆，可触及包块，边界不清，有压痛，无反跳痛。实验室检查：白细胞下降（2.42×10⁹/L），红细胞下降（3.83×10¹²/L），血红蛋白下降（112 g/L），血小板正常（261×10⁹/L）。大便潜血试验阴性。辅助检查：CT 诊断盆腔巨大占位，淋巴瘤不除外。化疗过程中（7 个周期）复查 PET-CT：盆腔病变明显缩小，可疑小肠 - 直肠瘘。小肠造影提示小肠 - 直肠瘘（图 10-15）。

病例 16 女，52 岁。

病史：宫颈癌术后 6 年，阴道排便 6 个月。患者因宫颈癌在外院行手术治疗，术后辅助放化疗，规律复查。近半年阴道内出现大便，有食物残渣，大便次数增多，每日 3～5 次，量不多。体格检查：体温、脉搏、呼吸、血压正常，心、肺及腹部未见异常。阴道可见淡黄色分泌物，有粪臭味。实验室检查：未见异常。辅助检查：肠镜检查未见异常。CT 检查阴道内见气体影，阴道残端与乙状结肠界限不清，阴道 - 乙状结肠瘘可能。小肠造影提示小肠 - 阴道瘘，局部肠粘连（图 10-16）。行腹腔镜探查，粘连松解，末段回肠造瘘术。手术中见小肠与盆腔粘连难以分离，为避免损伤，行瘘口近端肠管双腔造瘘。

病例 17 女，72 岁。

病史：患者 12 天前无明显诱因停止排气、排便，无腹痛、腹胀，未特殊处理。5 天前进冷食后出现腹痛，为上腹部胀痛，持续发作，间断加重，伴恶心、呕吐，呕吐胃内容物。既往史：15 年前有腹部外伤史（刀刺），结肠破裂，行结肠修补术。患高血压 4 年余，未规律服药。患糖尿病 3 年，药物治

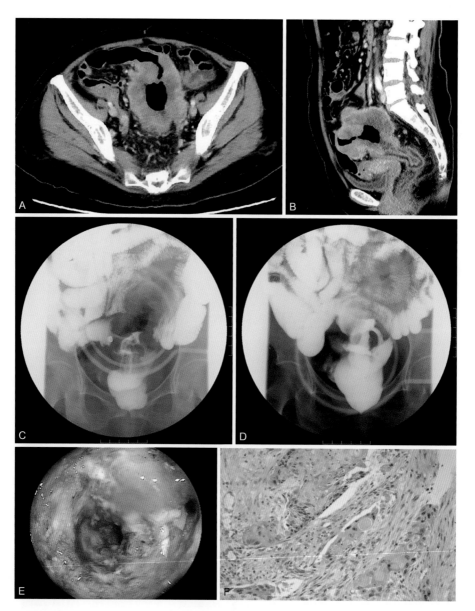

图 10-14　乙状结肠癌，回肠–乙状结肠瘘。A、B. CT 显示乙状结肠肠壁不规则增厚，不均匀强化，与邻近小肠界限不清，肠瘘形成。C、D. 小肠造影显示回肠下段，造影剂外漏，与乙状结肠相通，乙状结肠不规则狭窄，肠壁僵硬，显示"果核征"，局部肠管固定。E. 内镜检查乙状结肠见一巨大环周肿物，表面结节不平，散在溃疡，覆污秽苔，质脆，偏于肠腔一侧见一开口，始终开放。F. 病理瘘口处活检可见鳞状细胞癌巢伴角化（HE 染色）

疗。体格检查：体温 36.5 ℃，脉搏 80 次 / 分，呼吸 16 次 / 分，血压 143/71 mmHg。心、肺无异常。腹部膨隆，未见明显胃肠型及蠕动波。左上腹可及 6 cm 直径半球形肿物，较柔软，无压痛，活动可，与腹压增加无关，右下腹见 20 cm 手术瘢痕。中上腹有轻压痛，腹壁张力较高，无反跳痛及肌紧张，

叩诊鼓音，肠鸣音减弱（2 次 / 分），偶可闻及气过水声。实验室检查：血红蛋白下降（108 g/L），血糖升高（15 mmol/L），肌酐升高（165 μmol/L）。辅助检查：腹部 X 线平片提示肠管积气。CT 诊断不全肠梗阻，腹、盆腔积液。经小肠减压管注入造影剂行小肠造影，提示空肠梗阻。行开腹探查，粘连松解，

图 10-15 肠病相关性 T 细胞淋巴瘤，小肠 – 直肠瘘。A、B. 内镜距肛门 8 ~ 25 cm 见一巨大肿物，局部结节不平，可见深溃疡形成，似火山口样，难以靠近窥及底部。C. CT 可见直肠、回肠肠壁增厚，肠瘘形成，周围渗出。D. 小肠造影显示造影剂到达盆腔内小肠时部分造影剂进入直肠，瘘口宽 0.7 cm，局部小肠固定

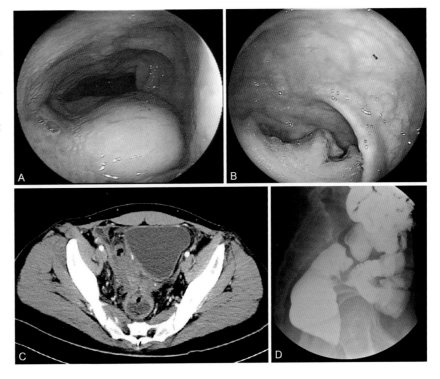

图 10-16 小肠 – 阴道瘘。A、B. CT 显示盆腔子宫缺如，阴道内见多发气体影，阴道残端与小肠界限不清，局部肠壁及阴道残端不规则中度强化，可见瘘管形成，周围脂肪间隙见条索影。C、D. 小肠造影显示盆腔内小肠造影剂外漏进入阴道，小肠 – 阴道瘘口宽约 0.6 cm，局部肠管固定

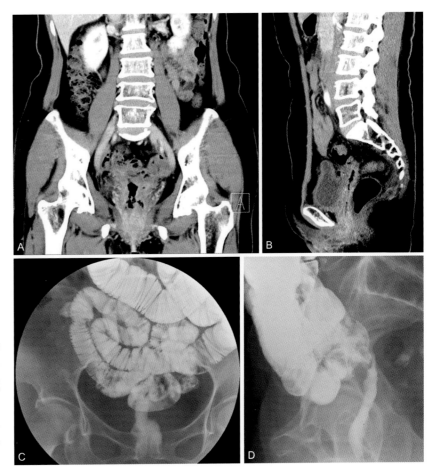

小肠部分切除，肠管排列术。术中见小肠与腹壁粘连严重，粘连于腹壁切开下方的肠管距离回盲瓣15 cm处肠管肠壁水肿明显，部分浆膜破裂。距离屈氏韧带50 cm处空肠与附近肠系膜粘连形成卡压环，部分远端小肠疝入卡压环，卡压环近端小肠扩张明显，小肠减压管位于卡压环近端小肠内。其余小肠之间也形成广泛粘连，松解粘连，解除环形卡压，切除浆膜破溃的末段回肠，长度20 cm。行肠管排列术。病理提示浆膜纤维结缔组织增生（图10-17）。

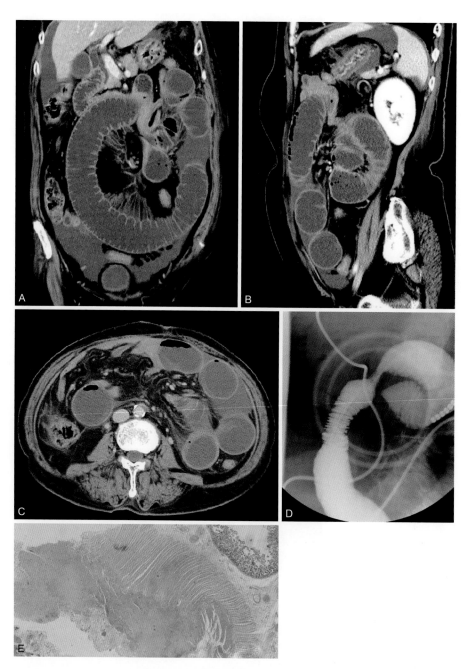

图10-17　肠梗阻，小肠内疝。A-C. CT示空肠部分肠管明显扩张，积液、积气，局部系膜聚拢、渗出、积液。D. 小肠造影显示左上腹空肠肠管狭窄，相邻肠管呈鸟嘴样改变，造影剂通过受阻，两段狭窄之间肠管迂曲，形成固定肠襻，肠管扩张。E. 病理提示浆膜纤维结缔组织增生（HE染色）

病例 18 男，78 岁。

病史：患者半个月前体检发现大便潜血试验阳性。胃镜提示十二指肠球溃疡 S2 期，慢性萎缩性胃炎，食管孤立静脉瘤。结肠镜提示结肠多发息肉，多发憩室。为行结肠息肉 EMR 术收入院。既往史：发现右侧腹股沟斜疝 50 年，未治疗。阑尾术后 50 年；高血压病史 20 余年，药物治疗；前列腺增生 10 余年，药物治疗；患高血脂症 5 年，药物治疗。体格检查：体温 36.2 ℃，脉搏 60 次 / 分，呼吸 16 次 / 分，血压 135/70 mmHg。二尖瓣听诊区可闻及收缩期 2/6 级吹风样杂音。下腹部见手术瘢痕。立位腹股沟可触及 5 cm×5 cm 包块，质软，卧位可回纳，无压痛。实验室检查：无异常。辅助检查：小肠造影诊断右侧腹股沟小肠疝，滑动型。CT 诊断右侧腹股沟疝（图 10-18）。

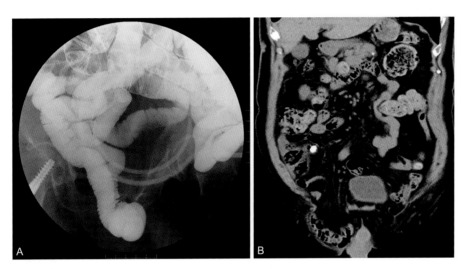

图 10-18 右侧腹股沟斜疝。A. 小肠造影显示右侧部分小肠降至右侧腹股沟区，管腔无狭窄及扩张，向上推压，动态观察见肠管上移至盆腔内。B. CT 显示右侧腹股沟区可见肠管疝入

病例 19 男，65 岁。

病史：3 年前无明显诱因双侧腹股沟区出现肿物，质地柔软，无疼痛感，逐渐增大，可回复。无腹痛、腹胀。既往史：糖尿病 3 年。体格检查：生命体征平稳，心、肺无异常。腹部柔软，无压痛及反跳痛，双侧腹股沟区可及 6 cm×6 cm 肿物，质地柔软，无压痛，平卧后肿物消失。立位活动后重复出现。实验室检查：血糖升高（7.0 mmol/L）。辅助检查：小肠造影提示双侧腹股沟小肠疝，滑动性（图 10-19）。行双侧疝修补术，术后诊断：双侧腹股沟直疝。

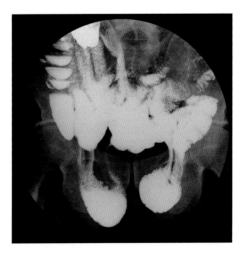

图 10-19 双侧腹股沟疝。小肠造影显示回肠下段向下分别疝入双侧腹股沟区

参考文献

[1] Hoskin S, MacKenzie D, Osman M, et al. Enterolithiasis as a complication of a jejunal diverticulum: an unusual case of small bowel obstruction. ANZ J Surg, 2019, 89(4): e156-e157.

[2] Gachabayov M, Orujova L, Kubachev K. Traction diverticulum of the small bowel with enterolith as a cause of intestinal obstruction. Clin Med & Res, 2018, 16(3-4): 92-94.

[3] Sugimoto H, Fujikawa A, Kishida A. A rare complication of the duodenal diverticulum. Front Gastroenterol, 2019, 11(1): 81-82.

[4] Aispuro IO, Yazzie NP. Diverticulitis of isolated jejunal diverticulum complicated by small bowel obstruction secondary to de novo enterolith formation. J Surgl Case Rep, 2019, 5: 1-3.

[5] Ietsugu K, Nakashima H, Kosugi M, et al. Multiple ileal diverticula causing an ileovesical fistula: report of a case. Surg Today, 2002, 32(10): 916-918.

[6] 谯秋建, 樊超强, 廖忠莉, 等. 单气囊小肠镜诊断近段空肠多发憩室一例. 中华消化内镜杂志, 2015, 32(6): 416.

[7] 肖勇, 余保平, 赵梦, 等. 双气囊小肠镜诊断小肠憩室18例临床分析. 中国内镜杂志, 2010, 16(5): 499-504.

[8] 石长清, 金正明, 李汝昌, 等. 小肠憩室病的临床及病理特点 (附33例报告). 中国实用外科杂志, 2002, 22(8): 481-483.

[9] 王浩, 管文贤. 小肠憩室的诊断特点及外科治疗: 附39例报告. 中华普通外科学文献(电子版), 2017, 11(4): 239-242.

[10] 耿兴东, 单秀红, 胡慧, 等. 并发肠梗阻的小肠憩室病变的CT表现. 实用放射学杂志, 2016, 32(12): 1894-1897.

[11] 莫剑忠, 江石湖, 萧树东. 江绍基胃肠病学2版. 上海: 上海科学技术出版社, 2014: 613-633.

[12] Pullan RL, Smith JL, Jasrasaria R, et al. Global numbers of infection and disease burden of soil transmitted helminth infections in 2010. Parasit Vectors, 2014, 7: 37.

[13] Aegerter H, Smole U, Heyndrickx I, et al. Charcot-Leyden crystals and other protein crystals driving type 2 immunity and allergy. Current opinion in immunology, 2021, 72: 72-78.

[14] Matsumoto N, Tsubouchi H, Setoguchi K, et al. Clinico-Radiologic Characteristics of pulmonary visceral larva migrans caused by ascaris suum. Intern Med, 2021, 60(18): 2899-2903.

[15] Lamberton PH, Jourdan PM. Human ascariasis: diagnostics update. Curr Trop Med Rep, 2015, 2(4): 189-200.

[16] 王小鹏, 朱才松. MSCT三维重建诊断消化道异物的价值. 医学影像学杂志, 2018, 28(12): 2059-2063.

[17] 黄琦, 刘黎明, 刘中砚, 等. 枣核致成人肠穿孔17例诊治分析. 中华胃肠外科杂志, 2017, 20(11): 94-96.

[18] 周宇, 乔唐, 陈平等. 小肠异物误诊肠套叠一例. 中华普通外科杂志, 2016, 31(2): 125.

[19] 陈国平, 闫昆. MSCT对消化道枣核异物的诊断价值. 医学影像学杂志, 2016, 26(3): 449-452.

[20] 何剑, 胡红杰, 彭巍. 多层螺旋CT对小肠鱼刺异物的临床应用价值. 临床放射学杂志, 2019, 38(5): 856-858.

[21] 吕富靖, 冀明, 张澍田, 等. 结肠镜与腹腔镜双镜联合取小肠异物一例. 中华消化内镜杂志, 2010, 27(6): 290.

[22] 林胜红. 小肠异物穿孔误诊为急性阑尾炎12例. 中国肛肠病杂志, 2011, 31(1): 71.

[23] Zong Y, Zhao H, Sun C, et al. Differences between intentional and accidental ingestion of foreign body in China. BMC Gastroenterology, 2020, 20(1): 90.

[24] Goh BKP, Chow PKH, Quah HM, et al. Perforation of the gastrointestinal tract secondary to ingestion of foreign bodies. World J Surg, 2006, 30(3): 372-377.

[25] Hamzah AA, Keow CK, Mallhi TH, et al. Mushroom Bezoar causing small bowel obstruction. J Coll Physic Surgs Pak, 2017, 27(3): S13-S15.

[26] Yeo S, Lee J, Kim H, et al. Small bowel perforation due to Fish Bone Intake: a case report. Gut & Live, 2019, 13(6): 181-182.

[27] Ikenberry SO, Jue TL, Anderson MA, et a1. Management of ingested foreign bodies and food impactions. Gastrointest Endoscopy, 2011, 73(6): 1085-1091.

[28] Lin XK, Wu DZH, Lin XF, et al. Intestinal perforation secondary to ingested foreign bodies: a single-center experience with 38 cases. Pediatric Surgery International, 2017, 33(5): 605-608.

[29] Ma T, Zheng W, An B, et al. Small bowel perforation secondary to foreign body ingestion mimicking acute appendicitis: case report. Medicine, 2019, 98(30): e16489.

[30] 邵冰峰, 蒋松琪, 张素青, 等. 放射性肠瘘的诊断及外科治疗. 中国实用外科杂志, 2005, 25(5): 282-283.

[31] 张晓兰. 宫颈癌放射治疗致小肠瘘2例. 中国实用妇科与产科杂志, 2010, 26(3): 221.

[32] Hakoda H, Mishima H, Habu H, et al. Laparoscopic treatment of a vesicointestinal fistula due to a Meckel's diverticulum: a case report and review of the literature. Clin J Gastroenterol, 2018, 11(6): 476-480.

[33] Ietsugu K, Nakashima H, Kosugi M, et al. Multiple ileal diverticula causing an ileovesical fistula: report of a case. Surg Today, 2002, 32(10): 916-918.

[34] Zhuang N, Zhu Q, Li WB, et al. Rare intestinal fistula caused by primary lymphoma of the gastrointestinal tract. Two case reports and literature review. Medicine, 2018, 97: 27(e11407).

[35] Matsumoto Y, Matsumoto T, Nakamura S, et al. Endoscopic diagnosis of malignant enterocolic fistula caused by ileal lymphoma. Gastrointest Endosc, 2000, 51(4): 508-509.

[36] 朱止平, 窦文广, 岳军艳, 等. 成人腹股沟斜疝与直疝和股疝的多排螺旋CT检查影像学特征. 中华消化外科杂志, 2018, 17(11): 1127-1133.

[37] 缪小芬, 陆健, 石甜甜, 等. 腹股沟及其周围疝所致肠梗阻CT诊断. 中国医学影像学杂志, 2012, 20(6): 409-411.

[38] 刘再毅, 王瑛, 梁长虹. 腹内疝的影像学诊断. 中华普通外科杂志, 2007, 22(5): 350-352.

[39] 金玉莲, 李葆青, 陈巨坤. 螺旋CT诊断腹部疝的临床应用价值. 中国医学影像学杂志, 2010, 18(2): 123-126.

[40] 纪建松, 章士正, 邵初晓. 螺旋CT对小肠内疝的诊断价值. 中华放射学杂志, 2007, 41(6): 619-622.

[41] 王颢, 孟荣贵, 张兆明, 等. 粘连性小肠内疝的早期诊断与治疗. 第二军医大学学报, 2005, 26(11): 1317-1318.

[42] 钟杰, 罗文志, 唐志标. 多排螺旋CT对腹部疝的诊断帮助. 现代医用影像学, 2017, 26(6): 1721-1723.

[43] Baik J, Lee Y. Reduction en-mass of inguinal hernia with oncarcerated bowel: report of a rare case. Am J Case Rep, 2019, 20: 1562-1565.

[44] Kame N, Otsubo T, Koizumi S, et al. Prone "computed tomography hernia study" for the diagnosis of inguinal hernia. Surg Tod, 2019, 49(11): 936-941.

[45] Purkayastha S, Chow A, Athanasiou T, et al. Inguinal hernia. BMJ Clinical Evidence, 2008, 07: 412.

[46] Kawai H, Haruki K, Takada N, et al. Small bowel adenocarcinoma incarcerated within an inguinal hernia. Surg Case Rep, 2019, 5: 205-208.

[47] Sahu KK, Sherif AA, Mishra A, et al. Intestinal obstruction secondary to ventral hernia. Balkan Med J, 2019, 36(3): 198-199.

[48] Halligan S, Parker SG, Plumb AAO, et al. Use of imaging for pre-and post-operative characterisation of ventral hernia: systematic review. Br J Radiol, 2018, 91: 20170954.

[49] Sylvia KM, Andrea G, Marco B, et al. Concomitant ventral hernia repair and bariatric surgery: a retrospective analysis from a UK-based bariatric center. Surgl Endosc, 2019, 33(3): 705-710.